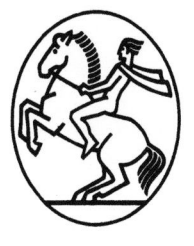

W. Kristoferitsch

# Neuropathien
# bei Lyme-Borreliose

*Mit einer Einleitung
von W. Burgdorfer*

Springer-Verlag Wien New York

Dr. Wolfgang Kristoferitsch
Neurologische Abteilung, Wilhelminenspital, Wien

Das Werk ist urheberrechtlich geschützt.
Die dadurch begründeten Rechte,
insbesondere die der Übersetzung, des Nachdruckes,
der Entnahme von Abbildungen, der Funksendung,
der Wiedergabe auf photomechanischem oder ähnlichem Wege
und der Speicherung in Datenverarbeitungsanlagen,
bleiben, auch bei nur auszugsweiser Verwertung, vorbehalten.

© 1989 by Springer-Verlag, Wien

Die Wiedergabe von Gebrauchsnamen, Handelsnamen, Warenbezeichnungen usw. in diesem Buch berechtigt auch ohne besondere Kennzeichnung nicht zu der Annahme, daß solche Namen im Sinne der Warenzeichen- und Markenschutz-Gesetzgebung als frei zu betrachten wären und daher von jedermann benutzt werden dürften.

**Mit 30 zum Teil farbigen Abbildungen**

Umschlagbild: *Links oben:* Männliche (oben) und weibliche (unten) Ixodes ricinus-Zecke. *Rechts oben:* Borrelia burgdorferi. Rasterelektronenmikroskopische Aufnahme von Borrelien im Mitteldarm einer Ixodes dammini-Zecke. *Links unten:* Florides Erythema migrans. *Rechts unten:* Semidünnschnitt eines Nervenfaszikel bei Acrodermatitis chronica atrophicans-assoziierter Neuropathie. Verlust markhaltiger Nervenfasern. (Die Bilder der oberen Reihe verdanke ich Dr. W. Burgdorfer.)

ISBN-13: 978-3-211-82108-4   e-ISBN-13: 978-3-7091-6937-7
DOI: 10.1007/978-3-7091-6937-7

# *Vorwort*

Mit der ätiologischen Abklärung der amerikanischen Lyme-Krankheit, die 1981 durch Dr. Willy Burgdorfer erfolgte, war auch der Erreger von vier in Europa seit Jahrzehnten bekannten Krankheitsbildern (Erythema chronicum migrans, Meningopolyneuritis Garin-Bujadoux-Bannwarth, Lymphadenosis benigna cutis und Acrodermatitis chronica atrophicans) entdeckt worden. Als Folge setzte ein neues, reges Interesse für diese durch Borrelia burgdorferi hervorgerufenen Krankheiten ein, die nun in ihrer Gesamtheit als Lyme-Borreliose bezeichnet werden. Dies und die Verfügbarkeit serologischer Nachweismöglichkeiten führten teilweise dazu, daß die Anzahl der beobachteten Krankheitsfälle weltweit ständig zunahm und auch zahlreiche andere Erkrankungen und Symptome, die über das ursprünglich bekannte Krankheitsbild hinausgingen, mit mehr oder minder großem Erfolg einer Infektion mit B. burgdorferi zugeschrieben wurden. Dies trifft auch für die neurologischen Manifestationen der Lyme-Borreliose zu. Unter ihnen sind die Erkrankungen des peripheren Nervensystems, die auch Thema dieses Buches sind, am häufigsten anzutreffen. Sie sind sowohl in den frühen als auch in den späten Stadien der Lyme-Borreliose zu beobachten. Die Neuropathie im frühen (zweiten) Stadium wird anhand der Meningipolyneuritis Garin-Bujadoux-Bannwarth, die des späten (dritten) Stadiums anhand der Acrodermatitis chronica atrophicans-assoziierten Neuropathie dargestellt. Neben der Klinik wird auch auf elektroneurographische Befunde, Liquoranalysen und nervenbioptische Untersuchungen eingegangen. Trotz klinischer Unterschiede finden sich pathomorphologische Ähnlichkeiten, die zu einer Betrachtung von gemeinsamen ätio-pathogenetischen Gesichtspunkten aus verleiten. Die Kenntnis der klinischen Krankheitsbilder von peripheren Neuropathien bei Lyme-Borreliose ist nicht zuletzt für den praktizierenden Arzt von Bedeutung, da dadurch eine weitere Erkrankung aus dem großen Komplex der peripheren Neuropathien abgegrenzt und einer adäquaten Therapie zugeführt werden kann.

Die vorliegende Monographie basiert auf einer nahezu 10-jährigen klinischen Erfahrung mit Patienten, die an Meningopolyneuritis Garin-Bujadoux-Bannwarth erkrankt waren, sowie auf der klinischen Untersuchung von 73 Patienten mit Acrodermatitis chronica atrophicans, die von Herrn Prof.Dr.H. Partsch (Dermatologische Abteilung des Wilhelminenspitals der Stadt Wien) und von Frau Dr.Elisabeth Aberer und Herrn Dr.R. Neumann (II. Universitäts-Hautklinik Wien) zugewiesen wurden. Mein besonderer Dank gilt dem Vorstand der Neurologischen Abteilung des Wilhelminenspitals, Frau Prof.Dr.Elfriede Sluga, für ihre wohlwollende Unterstützung, zahlreiche und konstruktive Diskussionen und die Durchführung der nervenbioptischen Untersuchungen. Bei Herrn Dr.M.Graf bedanke ich mich für die Mitarbeit bei den elektroneurographischen Untersuchungen, bei Prof.Dr.A.Mostbeck, Vorstand des Instituts für Nuklearmedizin am Wilhelminenspital, für die geduldige Beratung in statistischen Fragen und bei Herrn Doz.Dr.G. Stanek (Hygiene-Institut der Universität Wien) für die Serodiagnostik. Daß Herr Dr.W. Burgdorfer ein einleitendes Kapitel abgefaßt hat, freut mich ganz besonders.

Wien, im Jänner 1989                                 Dr.W.Kristoferitsch

# Inhaltsverzeichnis

Borrelienforschung - Historische Übersicht
(von W. Burgdorfer) .................................... IX

Einleitung ............................................... 1

Meningopolyneuritis Garin-Bujadoux-Bannwarth .............. 7

    A. Krankengut ........................................ 7
    B. Krankheitsvektor .................................. 11
    C. Erythema migrans .................................. 13
    D. Klinik und Laborbefunde ........................... 15
    E. Krankheitsverlauf ................................. 51

Diskussion ............................................... 69

    A. Prodromi und Stadium I ............................ 69
    B. Klinik ............................................ 71
    C. Liquor cerebrospinalis ............................ 77
    D. Blutbefunde ....................................... 82
    E. Elektrophysiologische Untersuchungen ............... 87
    F. Nervenbiopsien .................................... 88
    G. Pathogenese ....................................... 88
    H. Differentialdiagnose .............................. 90
    I. Krankheitsverlauf ................................. 93

Acrodermatitis chronica atrophicans-assoziierte
Neuropathie .............................................. 96

    A. Krankengut ........................................ 96
    B. Mit Borrelien assoziierte Vorkrankheiten ........... 97
    C. Dermatologisches Krankheitsbild .................... 100
    D. Klinik und Laborbefunde ........................... 102
    E. Vergleich behandelter und unbehandelter Patienten .. 118

Diskussion ............................................... 123

    A. Altersstruktur und Geschlechtsverteilung ........... 123
    B. Mit der Lyme-Borreliose assoziierte Vorkrankheiten . 124
    C. Dermatologisches Krankheitsbild .................... 125
    D. Klinische Symptomatik ............................. 126
    E. Elektroneurographische Untersuchungen .............. 131
    F. Laborbefunde ...................................... 132
    G. Nervenbioptische Untersuchungen .................... 135
    H. Pathogenese ....................................... 136
    I. Differentialdiagnose .............................. 136
    J. Therapie .......................................... 137

Vergleich zwischen Meningopolyneuritis Garin-Bujadoux-
Bannwarth und Acrodermatitis chronica atrophicans-
assoziierter Neuropathie .................................. 139

    A. Klinischer Vergleich ............................. 139
    B. Laborbefunde .................................... 140
    C. Elektroneurographische Befunde .................. 143
    D. Nervenbioptische Untersuchungen ................. 144

Zusammenfassung ........................................... 146

Sachverzeichnis ........................................... 190

# *Borrelienforschung – Historische Übersicht*

Nach Ansicht von Medizinhistorikern gehen die ersten Berichte und Beschreibungen über das durch Läuse übertragene, epidemische Rückfallfieber auf altgriechische Ärzte zurück, die wie Hippokrates von Thasos die Krankheit als "febris ardens" bezeichneten.

Seit dem 15. Jahrhundert sind immer wieder große Epidemien aus vielen Ländern Europas, besonders aus England, Irland, Schottland und Skandinavien, bekannt geworden. Die Krankheit war vor allem in Ländern mit kühlem Klima und schlechten sozio-ökonomischen Verhältnissen anzutreffen, die zu einem starken Befall der Bevölkerung mit Körperläusen (Pediculus humanus humanus) führten.

Der Erreger dieses Typs von Rückfallfieber wurde 1868 in Berlin während einer Epidemie von Dr. Otto Hugo Franz Obermeier durch Zufall entdeckt. Obermeier suchte in Blutproben von Rekurrenskranken zunächst nach Hallier'schen Krankheitserregern, fand aber anstelle von diesen Mikroorganismen, die er 1873 als "fadenförmig, äußerst zart, von der Dicke eines feinen Fibrinfadens, und der Länge von $1\frac{1}{2}$ bis 6 Blutkörperchendurchmesser und darüber" beschrieb.

Obermeier's Vermutung, daß diese Mikroorganismen die Ursache des Rückfallfiebers seien, wurde durch den russischen Arzt Dr. G.N. Munch bestätigt. Munch erkrankte an Rückfallfieber, nachdem er sich am Unterarm mit einer Glaskapillare Blut eines Rückfallfieberpatienten injiziert hatte. Der neu entdeckte Krankheitserreger erhielt zunächst mehrere Namen, einschließlich Spirochaeta obermeieri und S. recurrentis, er wird allerdings nun einheitlich als Borrelia recurrentis bezeichnet.

1881 stellte Flugge die Theorie auf, daß Läuse die Krankheitsüberträger des Rückfallfiebers seien, eine Vermutung, die 1910 durch die französischen Mikrobiologen Sergent und Foley bestätigt werden konnte.

Nach Meinung der Medizinhistoriker waren in der ersten Hälfte dieses Jahrhunderts weltweit mehr als 50 Millionen Menschen von Rückfallfieberepidemien betroffen, wovon mindestens 1 Million Fälle mit einer Letalitätsrate von 5 % während des 2. Weltkrieges aufgetreten seien. Aktive Krankheitsherde finden sich heute noch in Äthiopien und im Sudan.

Das durch Läuse übertragene Rückfallfieber wurde in Nordamerika erstmals 1844 in Philadelphia beobachtet. Die Krankheit wurde vermutlich von Immigranten aus Liverpool eingeschleppt. Weitere Krankheitsausbrüche, die das Ausmaß von Epidemien erreichten, ereigneten sich in New York und 1874 unter chinesischen Arbeitern in Kalifornien. Die Krankheit verschwand allerdings innerhalb von 30 Jahren nach ihrer Einschleppung und derzeit sind in den Vereinigten Staaten keine aktiven Herde bekannt.

Zwischen 1903 und 1905 konnten die im Kongo tätigen britischen Ärzte Dutton und Todd sowie unabhängig davon Ross und Milne in Uganda nachweisen, daß eine bereits von Livingston 1857 als "human tick disease" beschriebene Krankheit ebenfalls durch eine Spirochäte verursacht und durch die afrikanische Zeckenart Ornithodoros moubata übertragen wird. Von diesen Untersuchungsergebnissen hatte Robert Koch, der sich in Ostafrika mit Rückfallfieber beschäftigte, noch keine Kenntnis erhalten. Auch er konnte nachweisen, daß O. moubata der Überträger einer Spirochäte ist und daß dieser Mikroorganismus, der später B. duttonii benannt wurde, transovariell, d.h. über Eier infizierter weiblicher Zecken an deren Nachkommengeneration weitergegeben wird.

Durch Zecken übertragenes Rückfallfieber kommt im Gegensatz zu dem durch Läuse übertragenen Krankheitstyp ausschließlich endemisch vor. Es wird auf Menschen durch Lederzecken der Gattung Ornithodoros übertragen. Wie aus Tabelle 1 ersichtlich, werden

Tabelle 1 - Charakteristika und Verbreitung der durch Arthropoden übertragenen Borrelien

| Borrelia sp. | Überträger | Keimreservoir | Verbreitung | Erkrankung |
|---|---|---|---|---|
| B.recurrentis (syn. B. obermeieri, B.novyi) | P.humanus humanus | Mensch | weltweit | epidem. Rückfallfieber |
| B. duttonii | O. moubata | Mensch | Afrika | endem. Rückfallfieber |
| B. hispanica | O. erraticus | Nager | S-W-Europa N-W-Afrika | hispano-afrikanisches Rückfallfieber |
| B.crocidurae, B. merionesi, B.microti, B. dipodilli | O.erraticus | Nager | N-Afrika, Iran, Türkei, Senegal, Kenya | nordafrikanisches Rückfallfieber |
| B.persica | O. tholozani, O. crossi ? | Nager | West-China bis Ägypten, Indien, USSR | asiatisches-afrikanisches Rückfallfieber |
| B. caucasica | O. verrucosus | Nager | Kaukasus bis Irak | kaukas. Rückfallfieber |
| B. latyschewii | O. tartakowskyi | Nager | Iran, Zentralasien | kaukas. Rückfallfieber |
| B. hermsii | O. hermsi | Nager | westliche USA | amerik. Rückfallfieber |
| B. turicatae | O. turicata | Nager | südwestl. USA | amerik. Rückfallfieber |
| B. parkeri | O. parkeri | Nager | westliche USA | amerik. Rückfallfieber |
| B. mazzottii | O. talaje, O. dugesi? | Nager | USA bis S-Amerika | amerik. Rückfallfieber |
| B. venezuelensis | O. rudis | Nager | Zentr.-u.S-Amerika | amerik. Rückfallfieber |
| B. burgdorferi | I. dammini | Nager | östliche USA | Lyme-Borreliose |
| | I. pacificus | Nager | westliche USA | Lyme-Borreliose |
| | I. ricinus | Nager | Europa | Lyme-Borreliose |
| | I. persulcatus | Nager | Asien | Lyme-Borreliose |
| | mögl.andere Arthropoden | mögl.andere Reservoirs | weltweit ? | |
| B. coriaceae | O.coriaceus | Nager,Rotwild? | westliche USA | epizoot.Abortus d.Rinder |
| B. theileri | Rhipicephalus spp. Boophilus spp. | Rinder, Pferde, Schafe ? | weltweit | bovine Borreliose |
| B. anserina | Argas spp., Milben? | Geflügel | weltweit | aviäre Borreliose |

mindestens 12 Zeckenarten als für den Menschen effiziente Überträger angeführt. Die Zecken wiederum akquirieren Spirochäten hauptsächlich von Nagetieren. Nicht so ist dies allerdings bei B. recurrentis und B. duttonii, denn für beide Arten konnten im natürlichen Kreislauf bisher keine Vertebraten als Wirtstiere nachgewiesen werden. Für diese Arten scheint somit der Mensch das einzige Infektionsreservoir zu sein. Da das durch Zecken übertragene Rückfallfieber nur sporadisch auftritt, ist wenig über seine weltweite Prävalenz bekannt.

Seit nachgewiesen wurde, daß die Körperlaus P.humanus humanus und die afrikanische Zeckenart O.moubata die Überträger der Rückfallfieberspirochäten B.recurrentis bzw. B.duttonii sind, wurden die Entwicklung dieser Spirochäten in ihren Überträgern und der Übertragungsmodus auf den Menschen intensiv erforscht. So untersuchten 1912 Charles Nicolle und Mitarbeiter das Verhalten eines nordafrikanischen B. recurrentis-Stammes in Läusen und beobachteten, daß bereits 24 Stunden nach ihrer Ingestion die Spirochäten im Mitteldarm nicht mehr nachweisbar waren und zunächst nicht auffindbar blieben. Erst 6 bis 8 Tage später konnten sie in der Körperflüssigkeit wieder beobachtet werden.

Dutton und Todd, Leishman, Fantham und Hindle, später auch Hatt sowie Nicolle und Mitarbeiter beobachteten bei der Zeckenart O. moubata eine ähnliche "negative Phase" nach der Ingestion von B. duttonii. Die Autoren vertraten die Ansicht, daß die mit der infizierten Blutnahrung aufgenommenen Spirochäten in das Darmepithel einwandern, dort ihre Beweglichkeit verlieren und nach 3 bis 4 Tagen Blasen oder "Gemmen" bilden, die eine unterschiedliche Anzahl von Granula oder Chromatinkörperchen enthalten. Nach Dutton und Todd entwickeln sich diese "Gemmen" aus Ausstülpungen (Aneurysmen) der periplasmatischen Membran und können an beliebigen Stellen entlang der Spirochäte entstehen. Im Laufe ihrer Entwicklung platzen sie und geben die Granula frei. Zehn Tage nach Aufnahme der mit Spirochäten infizierten Blutnahrung konnten Dutton und Todd in den verschiedenen untersuchten Geweben dieser Zecken zwar nicht morphologisch typische Spirochäten, wohl aber massenhaft Granula, aus denen sich bei gleichbleibenden Temperaturen von über 25 ° C schließlich Spirochäten entwickelten, finden.

Hindle (1911) berichtete über ähnliche Beobachtungen. Bei konstanter Temperatur von 21 ° C waren Spirochäten am zehnten Tag nach ihrer Ingestion im Mitteldarm der Zecken nicht mehr anzutreffen. Sie waren auch in allen übrigen untersuchten Geweben nicht auffindbar. Allerdings konnten durch Injektionen von zerriebenem Material dieser Zecken Mäuse infiziert werden. Auch bewirkte eine Temperaturerhöhung auf 35 ° C das Wiederauftreten morphologisch typischer Spirochäten. Diese "Granulationstheorie" erhielt durch Hampp (1950) eine wichtige Bekräftigung. Hampp konnte in gefärbten Abstrichen sowie mit Dunkelfeld und elektronenmikroskopischen Techniken nachweisen, daß orale Treponemen und Borrelia vincenti in Kulturen Bläschen und Granula bildeten, die für mögliche "germinative" Einheiten gehalten wurden. Seine Hypothese wurde auch durch die Beobachtung unterstützt, daß nach der Übertragung von 31 Monate alten Kulturen in frisches Medium, die ausschließlich Granula enthielten, typische Spirochäten konstant auftraten.

Im Gegensatz dazu gab es viele Forscher, darunter Wittrock (1913), Kleine und Eckard (1913), Kleine und Krause (1932), Feng und Chung (1936) und Burgdorfer (1951), die dynamische Untersuchungen über die Entwicklung verschiedener Borrelienarten in Läusen oder Zecken durchführten und keinerlei Beweise für eine "negative Phase" fanden. Obwohl die meisten hier erwähnten Gegner der "Granulationstheorie" die Existenz von Bläschen oder "Gemmen" an Spirochäten nachwiesen, hielten sie diese für "Degenerationsprodukte". Zum selben Schluß kamen auch Pillot, Dupouey und Ryter (1964) anhand ausführlicher elektronenmikroskopischer Untersuchungen der Kulturen von Treponema pallidum, B. duttonii, B. hispanica und Leptospira icterohaemorrhagiae.

Die Frage nach einem komplexen Entwicklungszyklus für Borrelien schien somit beantwortet zu sein und es wurde allgemein anerkannt, daß B. recurrentis von der Körperlaus P. humanus humanus mit Patientenblut aufgenommen wird und in den Mitteldarm gelangt, wo ein Großteil der Borrelien zugrundegeht. Diejenigen Borrelien, die überleben, passieren innerhalb weniger Stunden nach ihrer Aufnahme die Darmwand und gelangen in die Hämolymphe, wo sie sich durch Querteilung massiv vermehren. Dies führt bereits 8 bis 10 Tage nach der Spirochätenaufnahme zu großen Spirochätenkonzentrationen in der die verschiedenen Gewebe umgebenden Hämolymphe. Es soll hier in Erinnerung gerufen werden, daß die Übertragung von B. recurrentis auf den Menschen nicht durch einen Biß und über den Speichel, sondern eher durch die Verunreinigung der Bißwunde mit infektiöser Hämolymphe von Läusen erfolgt, die bei Kratzbewegungen des Patienten zerdrückt oder verletzt wurden.

Auch O. moubata und andere mit Rückfallfieber assoziierte Zeckenarten nehmen während der nur 10 bis 30 Minuten dauernden Ingestionsphase Spirochäten über Pharynx und Ösophagus in den Mitteldarm auf, wo sie bis zu 14 Tage in allmählich abnehmender Anzahl nachzuweisen sind. Nachdem sich die Zecken mit infizierter Blutnahrung vollgesogen haben, werden Spirochäten innerhalb von Stunden in großer Zahl in den Intrazellularräumen des Darmepithels angetroffen, von wo aus sie bereits 24 Stunden nach ihrer Aufnahme die Basalmembran penetrieren, in den Körper eindringen und sich durch Querteilung massiv vermehren.

Nachdem nachgewiesen wurde, daß O. moubata der Überträger der Rückfallfieberspirochäte ist, konnte in umfassenden Feldstudien an Zecken und Spirochäten in Afrika, Asien und Nordamerika zusätzliche Zusammenhänge zwischen anderen Ornithodoros- und Borrelienarten gefunden werden (Tabelle 1). Dies führte zur Errichtung von Zentren, in denen die Beziehungen zwischen Rückfallfieberspirochäten und ihren Zeckenvektoren untersucht wurden. So hatte z.B. im Rocky Mountain Laboratory in Hamilton, Montana, USA, Dr.Gordon E.Davis 35 Spirochätenstämme, die 14 Borrelienarten repräsentierten, gezüchtet. Eines seiner Forschungsprojekte diente zur besseren Klassifizierung und Identifizierung von Spirochäten und basierte auf deren Verhalten in Zecken und verschiedenen Labortieren, insbesondere Mäusen, Ratten, Meerschweinchen und Kaninchen. Davis konnte anhand seiner Studien an den nordamerikanischen Rückfallfieberspirochäten B. hermsii, B. turicatae und B. parkeri zeigen, daß jede Ornithodorosart ausschließlich von einer für sie spezifischen Spirochäte befallen wird. O. hermsi, O. turicata oder O.

parkeri werden niemals eine Spirochäte, die aus einer der beiden anderen Zeckenarten gewonnen wurde, übertragen. Diese Überträgerspezifität gestattet die Identifizierung der nordamerikanischen Spirochäten durch Xenodiagnose. Obwohl diese Überträgerspezifität für Nordamerika mit wenigen Ausnahmen gültig blieb, war dies nicht für Spirochäten aus Asien oder Afrika der Fall. So kann zum Beispiel O. tholozani einer Region des Iran eine B. persica eines anderen Landesteiles nicht übertragen.

Zu anderen Zentren, die die Beziehungen von Borrelien zu ihren Zeckenvektoren oder ihren Wirtstieren erforschten, zählten:
das Pasteur-Institut in Teheran, wo Dr. Balazard in Zusammenarbeit mit Dr. Gordon E. Davis nicht sehr erfolgreich versucht hatte, die Klassifizierungsprobleme mit Hilfe der Pathogenität von Spirochäten für Babymäuse und andere neugeborene Tiere zu lösen;
das Schweizer Tropeninstitut in Basel, in dem sein Direktor Prof. Geigy und Studenten die Entwicklung von B. duttonii in ihrem Vektor O. moubata und dessen Fähigkeit, Spirochäten transovarial an die Folgegeneration zu übertragen, untersucht hatten. Im Zusammenhang mit diesen Untersuchungen konnte auch gezeigt werden, daß eine kontinuierlich transovariale Passage ohne gelegentliche Reaktivierung in einem Wirt zu einem partiellen oder sogar vollständigen Verlust der Pathogenität der Spirochäten führen kann. Dieses Phänomen wurde für das Verschwinden von Rückfallfieber in einigen afrikanischen Regionen verantwortlich gemacht;
die Londoner Schule für Tropenmedizin und Hygiene, wo Dr. Varma die Übertragungsmechanismen von Ornithodoros-Zecken erforscht hatte;
schließlich einige Laboratorien in der UDSSR, in denen Forscher wie Dr. Pospolova-Shtrom ausführlich O. tholozani und O. tartakowskyi und ihre zugehörigen Spirochäten B. persica und B. latyschewii untersucht hatten.

Mitte der Fünfzigerjahre kamen jedoch die amerikanischen Gesundheitsbehörden zu der Erkenntnis, daß sich das durch Zecken übertragene Rückfallfieber nicht, wie ursprünglich behauptet, über die gesamten Vereinigten Staaten ausgebreitet hatte, sondern nur auf einige Regionen im Westen beschränkt blieb. Sie wiesen daher darauf hin, daß eine weitere finanzielle Unterstützung zur Erforschung einer Erkrankung, die jedes Jahr nur wenige Personen betraf und erfolgreich mit Antibiotika zu behandeln war, nicht gerechtfertigt sei.

Wegen mangelnder finanzieller Unterstützung wurden daher die Forschungen auf dem Gebiet des Rückfallfiebers sowohl in den amerikanischen als auch in vielen Laboratorien anderer Länder eingestellt oder auf Lehr- bzw. Demonstrationszwecke eingeschränkt.

Die fortschreitende Entwicklung immunochemischer und molekularbiologischer Techniken erweckte in der Mitte der Sechzigerjahre neues Interesse für die Rückfallfieberforschung, denn neue technische Methoden standen nun zur Abklärung der Immunmechanismen, die dem charakteristischen Rückfallmuster zugrunde lagen, zur Verfügung. Dieses hatte schon lange das Interesse von Immunologen und Bakteriologen erregt, die annahmen, daß sich Borrelien mit Hilfe von in Phasen auftretenden Veränderungen ihres Antigenmusters der Immunabwehr des Wirtes immer wieder entziehen. Die meisten der nun folgenden und sich auf die Antigenveränderungen der Spirochäten beziehenden Untersuchungen hätten nicht ohne das von Dr. Kelly entwickelte Kulurmedium (Kelly's Medium), das kontinuierliche Passagen bestimmter durch Zecken übertragener Spirochäten, wie B. hermsii, ermöglichte, erfolgen können. Mit Hilfe von Kelly's Medium standen nun große Mengen an Spirochäten sowohl für immunologische, molekularbiologische und genetische Analysen als auch für serodiagnostische Verfahren zur Verfügung. Ihre Entwicklung scheiterte bis dahin an Schwierigkeiten, größere Spirochätenmengen aus infizierten Tieren zu gewinnen. Coffee und Evelund konnten mit Immunfluoreszenzuntersuchungen Antigenvariationen von B. hermsii in Ratten untersuchen und vier Serotypen identifizieren: eine davon (0) wird als "Attacken"-Serotyp und drei (A, B, C) werden als "Rückfall"-Serotypen bezeichnet.

Ähnliche Untersuchungen wurden anhand einer B. hermsii-Infektion von Mäusen von Stoenner und Mitarbeiter durchgeführt.

Diese konnten mindestens 25 Serotypen identifizieren, die von einer einzigen B. hermsii-Spirochäte abstammten. Sie konnten weiters zeigen, daß sich aus jeder dieser 25 Serotypen sieben oder mehr zusätzliche Serotypen entwickelten. Die Umwandlungen erfolgten konstant und unabhängig von Rückfällen. In einer molekularbiologischen Folgeuntersuchung, die von Barbour geleitet wurde, konnte gezeigt werden, daß jeder Serotyp ein spezifisches Protein von unterschiedlichem Molekulargewicht besitzt, und es wurde daraus zunächst abgeleitet und später bewiesen, daß der Wechsel von einem spezifischen Protein zu einem anderen die Grundlage für die Antigenänderungen der Spirochäten im Krankheitsverlauf darstellt.

Unsere im Herbst 1981 erfolgte Entdeckung einer durch Zecken übertragenen Spirochäte, die nun als B. burgdorferi bekannt ist und die damit verbundene ätiologische Abklärung der amerikanischen Lyme-Krankheit und mit ihr verwandter europäischer Erkrankungen signalisiert den Anfang einer neuen Ära in der Erforschung der durch Zecken übertragenen Borrelien und Borreliosen. Plötzlich begannen sich Kliniker, Mikrobiologen, Epidemiologen, Ökologen, Entomologen und das öffentliche Gesundheitswesen neuerlich für dieses Forschungsgebiet zu interessieren. Denn die von uns entdeckte Borrelie verursacht

1. eine sich zentrifugal ausbreitende Hautrötung, die in Europa seit Beginn dieses Jahrhunderts als Erythema chronicum migrans (ECM) bekannt ist;
2. Neurologische Erkrankungen, wie aseptische Meningitis, Enzephalitis, Neuritis und Hirnnervenparesen, die ebenfalls in Europa seit 1922 als durch Zecken übertragene Meningopolyneuritis oder Bannwarth-Syndrom bekannt sind;
3. Schmerzen im Muskel- und Skelettsystem, die wenige Wochen bis zu zwei Jahre nach Krankheitsbeginn auftreten und eine Arthritis mit Gelenksschwellungen, die meistens Monate nach Krankheitsbeginn einsetzt und durch intermittierende Attakken vor allem im Bereich der Kniegelenke gekennzeichnet ist;
4. Atrioventrikuläre Reizleitungsstörungen verschiedenen Grades, akute Myokarditis, ventrikuläre Dysfunktion und Kardiomegalie bei etwa 10 % der Patienten mit Lyme-Krankheit;

5. Lymphozytom (Lymphadenitis benigna cutis) sowie Acrodermatitis chronica atrophicans;
6. Fehlgeburten und Herzfehler als Folge eines diaplazentaren Spirochätenbefalls fetaler Organe.

Zahlreiche dieser klinischen Manifestationen sind seit Jahren in Europa beobachtet und als Krankheitseinheiten beschrieben worden. Ihr Erreger blieb allerdings bis 1981, als im Mitteldarm der Schildzecke I. dammini Spirochäten entdeckt worden waren, unbekannt. Dieser Durchbruch war ebenso wie die 1868 durch Obermeier erfolgte Entdeckung der durch Läuse übertragenen Rückfallfieberspirochäte einem glücklichen Zufall zu verdanken. Sie erfolgte während einer Feldstudie über den Rickettsienbefall von Zecken auf Long Island, New York, wo jährlich zahlreiche Fälle von Fleckfieber verzeichnet werden. Keine einzige von mehreren hundert I. dammini Zecken war mit Rickettsia rickettsii, dem Erreger des Fleckfiebers, infiziert. Allerdings enthielten zwei weibliche Zecken in ihrer Hämolymphe zahlreiche Mikrofilarien. Um festzustellen, ob diese Nematoden auch in anderen Geweben vorhanden waren, wurden beide Zecken seziert und das Gewebe untersucht. Zwar konnten keine zusätzlichen Mikrofilarien nachgewiesen werden, dafür fanden sich allerdings in den Divertikeln des Mitteldarms einzelne zart gefärbte Spirochäten.

Seit der Entdeckung von B. burgdorferi wurden die klinischen, epidemiologischen, ökologischen und sero-bakteriologischen Aspekte der Lyme-Krankheit und der mit ihr verwandten Borreliosen intensiv beforscht und über diese Themen wurden Hunderte von Publikationen veröffentlicht.

Im Gegensatz zu den durch Zecken übertragenen Rückfallfieberborrelien, die alle mit Lederzecken der Gattung Ornithodorus assoziiert sind, wird die die Lyme-Krankheit auslösende Borrelie von Schildzecken des I. ricinus Komplexes übertragen. Zu diesen zählen I. ricinus in Europa, I. persulcatus in asiatischen Ländern einschließlich Japan und China, I. dammini im Nordosten und Mittelwesten, I. pacificus im Westen und sehr wahrscheinlich auch I. scapularis im Süden der Vereinigten

Staaten. In weiteren Schildzeckenarten wurden ebenfalls Spirochäten angetroffen, ihre Rolle als Vektor muß allerdings noch wissenschaftlich ausgewertet werden. Auch finden sich verläßliche Anhaltspunkte, daß Kaninchenzecken wie I. dentatus und Haemaphysalis leporispalustris für die Übertragung von B. burgdorferi auf verschiedene Hasenarten verantwortlich sind.

Die Ausbreitung von B. burgdorferi in ihren Zeckenvektoren ist ungewöhnlich. Dies mag mitverantwortlich dafür gewesen sein, daß B. burgdorferi erst rund ein Jahrhundert nach der klinischen Erstbeschreibung durch sie hervorgerufener Krankheitsfälle entdeckt wurde. Anders als die durch Zecken übertragenen Rückfallfieberspirochäten, die bereits kurze Zeit nach ihrer Aufnahme den Mitteldarm penetrieren und eine systemische Infektion ihres Überträgers hervorrufen, verbleibt B. burgdorferi im Mitteldarm. Diese Borrelien aggregieren in der Nähe des mikrovillären Bürstensaums und in den Intrazellulärspalten des Darmepithels. Bei 5 bis 10 % der adulten Zecken können auch systemische Infektionen gefunden werden. Dies unterstützt die Hypothese, daß Spirochäten, während die Zecken Nahrung aufnehmen, die Darmwand penetrieren und über die Hämolymphe in das Gewebe, vor allem in das der Speicheldrüsen eindringen können, von wo aus während der späten Saugphase die Übertragung erfolgt. Die Krankheitsübertragung soll aber auch durch Regurgitation möglich sein.

In systemisch mit B. burgdorferi infizierten adulten I. dammini Zecken rufen Borrelien trotz ihrer massiven Anwesenheit im Mitteldarm nur milde Infektionen im die verschiedenen Organe umgebenden Bindegewebe hervor. B. burgdorferi wird nur selten in der Hämolymphe angetroffen, die im Gegensatz zu den Verhältnissen bei Überträgern der Rückfallfieberspirochäten kein optimales Entwicklungsmedium darstellt. Gelegentlich werden ausgedehnte Spirochäteninfektionen in den Ovarialgeweben vollgesogener Weibchen, die die Eiablage verabsäumt oder nur kleine Mengen unentwickelter Eier produziert hatten, angetroffen. Elektronenmikroskopische Untersuchungen von Ovarialgewebe dieser Zecken zeigen eine massive Spirochäteninvasion sowohl des Gewebes als auch der heranreifenden Oozyten. Diese erlangen allerdings nicht ihre volle Reife, da die Spirochäten die mikrovillären Fortsätze, die zwischen Dotter und Oozytenmembran liegen und für die Entwicklung des Eihäutchens verantwortlich sind, beständig zerstören. Da es jedoch Beweise für eine transovariale oder vertikale Infektionsübertragung gibt, kann vermutet werden, daß eine milde Spirocheteninfektion der Oozyten die volle Ausreifung von Eiern nicht verhindern wird. Zur Zeit finden quantitative Untersuchungen über die Bedeutung der transovarialen Erregerausbreitung in der Ökologie von B. burgdorferi statt.

Die Entdeckung des Erregers der Lyme-Krankheit hatte eine "Renaissance" der Borrelienforschung zur Folge. Spirochäten der Gattung Borrelia wurden wieder ein erstrangiges Forschungsziel. Während ihre biologische Charakterisierung in der Vergangenheit mit Hilfe von spezifischen oder unspezifischen Krankheitsvektoren, der Infektionsanfälligkeit verschiedener Tiere etc. erfolgte, haben nun die technischen Fortschritte in der Biochemie, Immunchemie, Molekularbiologie und Genetik das Tor zum besseren Verständnis für die biologischen Prozesse dieser Mikroorganismen geöffnet.

Mit den Fortschritten in der Lyme-Borreliose-Forschung fallen immer mehr Ähnlichkeiten zwischen dem Verhalten von B. burgdorferi und dem der Rückfallfieberspirochäten auf. Allerdings ist noch immer wenig über die Infektionsdynamik und Pathogenität von B. burgdorferi bekannt. Tierexperimentelle Untersuchungen an Mäusen (Peromyscus leucopus) und weißen Neuseelandkaninchen zeigen, daß die Spirochäten-Wirt-Beziehungen bei B. burgdorferi ähnlich wie bei den Rückfallfieberborrelien ablaufen. Obwohl B. burgdorferi im peripheren Blut mikroskopisch nicht zu beobachten ist, werden trotzdem durch verschieden hohe Spirochätenkonzentrationen mehr oder minder lang anhaltende Spirochätämien hervorgerufen (Burgdorfer, unpublizierte Beobachtung). Das verleitet zur Vermutung, daß die Lyme-Borreliose eine Rückfallfieber-ähnliche Krankheit darstellt.

Unter Berücksichtigung klinischer Beobachtungen erscheint die Behauptung berechtigt, daß gewisse Isolate von B. burgdorferi -

ähnlich wie gewisse Isolate von B. duttonii - das Nervensystem befallen und ein breites Spektrum von akuten, chronischen oder progredienten Erkrankungen des zentralen oder peripheren Nervensystems hervorrufen. Daß Rückfallfieberspirochäten in Gehirnen von Patienten überleben können, ist gut dokumentiert. Neurologischen Erkrankungen kommt daher im Krankheitskomplex der Lyme-Borreliose ein immer größerer Stellenwert zu. Ihr klinisches Spektrum erweitert sich seit der Entdeckung von B. burgdorferi zunehmend und wird immer vielfältiger, so daß umfassende und vergleichende Untersuchungen, wie sie in dieser Monographie für das periphere Nervensystem vorliegen, an Bedeutung gewinnen.


## WEITERFÜHRENDE LITERATUR


Barbour, A.G., Tessier, S.L., Stoenner, H.G.: Variable Major Proteins of Borrelia hermsii. J.Exp.Med. 156: 1312-1324 (1982).

Benach, J.L., Bosler, E.M. (eds.): Lyme Disease and Related Disorders. Volume 539. Ann. N. Y. Acad. Sci. 1988.

Burgdorfer, W.: Analyse des Infektionsverlaufes bei Ornithodorus moubata (Murray) und der natürlichen Übertragung von Spirochaeta duttoni. Acta Tropica 8: 193-262 (1951).

Burgdorfer, W., Barbour, A.G., Hayes, S.F., Benach, J.L., Grunwaldt, E., Davis, J.P.: Lyme Disease - a Tick-Borne Spirochetosis ? Science 216: 1317-1319 (1982).

Davis, G.E.: Species Unity or Plurality of the Relapsing Fever Spirochetes. Am.Ass.Advncmt.Science, Publ. 18: 41-47 (1942).

Felsenfeld, O.: Borrelia, Strains, Vectors, Human and Animal Borreliosis. St. Louis, Missouri: Warren H. Green, Inc., 1971.

Felsenfeld, O.: Borreliae, Human Relapsing Fever, and Parasite-Vector-Host Relationships. Bact.Rev. 29: 46-74 (1965).

Geigy, R., Aeschlimann, A.: Langfristige Beobachtungen über transovarielle Übertragung von Borrelia duttoni durch Ornithodorus moubata. Acta Tropica 21: 87-91 (1964).

Hampp, E.G.: Morphologic Characteristics of Smaller Oral Treponemes and Borrelia vincenti as Revealed by Stained Smear, Darkfield and Electron Microscopic Technics. J.Am.Dent.Assoc. 40: 1-11 (1950).

Kelly, R.: Cultivation of Borrelia hermsii. Science 173: 443 (1971).

Nicolle, C., Blaizot, L., Conseil, E.: Conditions de transmission de la fièvre récurrente par le pou. C.R.Acad.Sci. 155: 481-484 (1912).

Obermeier, O.: Vorkommen feinster, eine Eigenbewegung zeigender Fäden im Blute von Recurrenskranken. Zbl. Med.Wiss. 11: 145-147 (1873).

Pillot, J., Dupouey, P., Ryter, A.: La signification des formes atypiques et la notion de cycle évolutif chez les spirochètes. Ann. Inst.Pasteur (Paris) 107: 484-502, 663-677 (1964).

Scott, H.H.: A History of Tropical Medicine. Vol. 2. Baltimore: The Williams and Wilkins Co. 1939.

Sergent, E., Foley, H.: Recherches sur la fièvre récurrente et son mode de transmission dans une épidemie algérienne. Ann. Inst. Pasteur (Paris) 24: 337-375 (1910).

Southern, P.M.Jr., Sanford, J.P.: Relapsing Fever. A Clinical and Microbiological Review. Medicine 48: 129-149 (1969).

Stoenner, H.G., Dodd, T., Larsen, C.: Antigenic Variation of Borrelia hermsii. J.Exp.Med. 156: 1297-1311 (1982).

W. Burgdorfer, Ph.D., M.D.
National Institutes of Health
Rocky Mountain Laboratories
Hamilton, Montana, USA

# *Einleitung*

Eine schmerzhafte, nach Zeckenstich und Hautrötung auftretende Meningoradikulitis wurde erstmals 1922 von den französischen Neurologen Garin und Bujadoux (93) beschrieben. Das bereits von den Erstbeschreibern erwähnte Erythem konnte 1930 von Hellerström (123) als Erythema migrans (EM) identifiziert werden. Das EM imponiert als eine zunächst meist homogene Hautrötung, die sich von der Stelle des Zeckenstiches zentrifugal ausbreitet, große Hautareale einnehmen kann, schließlich vom Zentrum her abblaßt und ringförmig erscheint (Abb. 1, 2 [Farbtafel I, S. 149]). Histologisch liegt der Entzündung eine mononukleäre, überwiegend perivaskulär angeordnete Zellinfiltration der mittleren und oberen Dermis zugrunde. Das EM wurde erstmals 1909 vom schwedischen Dermatologen Afzelius (9) beobachtet, der bereits den Zusammenhang mit einem vorausgegangenen Zeckenstich erkannt hatte. Der Wiener Dermatologe Lipschütz (191) machte 1913 auf den chronischen Verlauf mancher Fälle aufmerksam und führte die Bezeichnung Erythema chronicum migrans ein. Schaltenbrand (295, 296) hat anhand eines größeren Patientengutes das von Garin und Bujadoux erstmals beobachtete Krankheitsbild als "Fränkische Meningomyeloradikulitis" bezeichnet und von der ebenfalls von der Schildzecke Ixodes ricinus übertragenen "Frühsommermeningoenzephalitis" (FSME) klinisch abgegrenzt. Bammer und Schenk (26), Schaltenbrand (296), Erbslöh und Kohlmeyer (81), Bonduelle et al. (49), Reisner (283), Wolf (415) sowie Hörstrup und Ackermann (131) erarbeiteten schrittweise eine nosologische Einheit, "bei der nach festen zeitlichen Gesetzen einander Zeckenbiß, Erythem, sensible Reizerscheinungen mit lang anhaltenden Schmerzen, eine lymphozytäre Meningitis mit allenfalls leichter meningealer Symptomatik und in den meisten Fällen asymmetrisch angeordnete Ausfälle von Seiten des peripheren Nervensystems" folgen (131). Diese klinische Symptomatik entsprach einem Krankheitsbild, das Bannwarth 1941 (27) bzw. 1944 (28, 29) mit dem Begriff "chronische lymphozytäre Meningitis mit dem klinischen Syndrom der Neuralgie bzw. Neuritis" versehen und irrtümlicherweise dem Rheumatismus zugeordnet hatte. In Erinnerung an die Erstbeschreiber haben Hörstrup und Ackermann (131) die Benennung "durch Zecken übertragene Meningopolyneuritis (Garin-Bujadoux, Bannwarth)" (MPN-GBB) vorgeschlagen. Sie wird auch von uns verwendet werden, da sich eine einheitliche Benennung dieses neurologischen Krankheitsbildes bisher nicht durchsetzen konnte (216).

Die Neuropathie bei Acrodermatitis chronica atrophicans (ACA) hingegen verläuft klinisch different von der meistens nach wenigen Monaten selbst limitierenden MPN-GBB. Die ACA ist eine Hautkrankheit, die erstmals 1883 von Buchwald (55) beschrieben wurde. Ihre Charakteristika wurden 1902 von Herxheimer und Hartmann (126) zusammengefaßt. Meist an der Streckseite der Extremitäten entwickeln sich rote, fleckförmige Effloreszenzen, die sich in der Regel von distal nach proximal ausbreiten, livid-rot verfärben und ödematös geschwollen sein können. Dieses infiltrative Stadium geht im Laufe des chronischen Krankheitsprozesses in ein Stadium atrophicans über, in welchem die entzündlichen Veränderungen zu einer Atrophie von Dermis und Epidermis führen. Die Haut läßt sich "wie zerknittertes Zigarettenpapier" falten, und die darunter liegenden Strukturen wie Sehnen und Venen werden deutlich sichtbar (Abb. 3, 4 [Farbtafel I, S. 149]). Histologisch finden sich Teleangiektasien in Kombination mit einer fleckförmigen oder interstitiellen, lymphozytären Infiltration mit einem mäßigen bis ausgeprägten Plasmazellanteil in der Dermis und manchmal auch im subkutanen Fettgewebe (13, 77). Als Vektor der ACA wurde die Schildzecke Ixodes ricinus, von der bereits bekannt war, daß sie das EM überträgt, vermutet (121, 122). Nach einer Reihe von älteren Fallberichten über neurologische Symptome bei ACA (zit. bei 136) unternahm Hopf 1966 (136) als erster eine systematische neurologische Untersuchung von 92 Patienten mit ACA. Er fand bei etwa 40 % dieser Fälle klinische Zeichen einer Neuropathie und gewann die Überzeugung, daß "ein enger wie auch immer gearteter Zusammenhang zwischen der Acrodermatitis chronica atrophicans und den dabei beobachteten peripheren Nervenschädigungen besteht". Leider wurde diese Arbeit, abgesehen von einer von Hopf veranlaßten Dissertation (153) und einer abschließenden zusammenfassenden Übersicht (137), nicht mehr fortgesetzt, und "das Problem, ob es sich hier (bei Neuropathien und ACA) um eine (mit der MPN-GBB) verwandte Krankheit oder um eine besondere Manifestationsform derselben Infektion" (296) handelt, blieb zunächst ungeklärt. Beeinflußt von Erfahrungen, die bei der Abklärung der ebenfalls von Ixodes ricinus übertragenen FSME gewonnenen worden waren, setzte sich bei vielen Neurologen etwa ab 1960 die Ansicht durch, daß der MPN-GBB eine Infektion mit einem Virus - allerdings von anderer Art als das FSME-Virus - zugrunde liege (26, 81, 131, 273, 284, 296, 415). Von der Mehrzahl der Dermatologen hingegen wurden das EM, die ACA sowie die ebenfalls mit Zeckenstichen in Verbindung gebrachte Lymphadenosis benigna cutis Bäfverstedt (LABC) (22) für bakterielle Infektionskrankheiten gehalten. Diese Annahme stützte sich auf den allgemein anerkannt therapeutischen Effekt von Penicillin bei ACA (352, 356), EM (135) und LABC (45). Eine günstige Wirkung von Penicillin bei Meningitis nach EM war vereinzelt beobachtet worden (135). Für eine bakterielle Infektionserkrankung sprachen auch die Resultate von inter- und intrahumanen Übertragungsversuchen bei ACA (100, 101), EM (47) und LABC (251 - 254). Die unterschiedlichen Ansichten von Neurologen und Dermatologen trugen sicherlich dazu bei, daß bis auf wenige Ausnahmen (380, 381) die MPN-GBB und die ACA zunächst nicht als Manifestation ein- und derselben bakteriellen Infektionskrankheit aufgefaßt wurde.

1977 wurde von Steere et al. (339) eine in den Gemeinden Lyme, Old Lyme und East Haddon in Neuengland endemisch aufgetretene Arthritis von der rheumatoiden Arthritis abgegrenzt und Lyme-Arthritis bezeichnet. Eine der Erkrankung häufig vorausgegangene Hautrötung wurde bald danach als EM, das in den Vereinigten Staaten erstmals 1969 beobachtet wurde (306), identifiziert (338). Epidemiologische Studien zeigten, daß die Lyme-Arthritis von der Zecke Ixodes dammini übertragen wurde (330, 336, 377). In weiteren prospektiven Untersuchungen wurde nach Beobachtung zusätzlicher kardialer und neurologischer Erkrankungen - letztere gleichen oft der MPN-GBB - der systemische Charakter der Lyme-Arthritis erkannt und die umfassendere Bezeichnung Lyme-Krankheit eingeführt (281, 329). Im Herbst 1981 fand Burgdorfer (57) im Mitteldarm von Ixodes dammini-Zecken aus Shelter Island, in denen er ursprünglich Rickettsien suchte, Spirochätazeen, die später als neue Borrelienart die Bezeichnung Borrelia burgdorferi erhielten (148). Burgdorfer nahm an, durch Zufall den Erreger der Lyme-Krankheit gefunden zu haben, zumal Seren von Patienten mit Lyme-Krankheit eine positive Reaktion mit B. burgdorferi im indirekten Immunfluoreszenztest (IIFT) zeigten (57). Durch die Isolierung von B. burgdorferi aus Blut und Liquor von Patienten mit Lyme-Krankheit, die 1983 von Benach et al. (41) und Steere et al. (333) erfolgte, wurde die ätiologische Abklärung der Lyme-Krankheit abgeschlossen.

Aufgrund der zahlreichen Parallelen zwischen der Lyme-Krankheit und den in Europa beobachteten Fällen von EM, MPN-GBB, LABC und ACA war es naheliegend, als Ursache für diese Krankheiten einen mit B.burgdorferi verwandten oder identen Erreger anzunehmen (3, 7, 174, 281, 314, 382, 416). Dessen Nachweis gelang in den folgenden Jahren durch serologische Untersuchungen von Patienten mit MPN-GBB (6, 174, 292), EM (6, 14, 58), ACA (4, 16, 232) und LABC (59, 232, 389). Weiters konnten Borrelien aus dem Blut von Patienten mit EM (6), aus dem Liquor bei MPN-GBB (268, 270, 322) sowie aus der Haut von Patienten mit EM (14, 327) und ACA (16, 269) gezüchtet werden. Trotz regionaler Unterschiede der klinischen Symptomatik (7, 53, 134, 226, 260, 281, 288, 301, 383), die möglicherweise auf ultrastrukturelle Varianten (140, 141) bzw. auf eine Antigenvariabilität (32-34, 326, 406-409) des Krankheitserregers zurückzuführen sind, überwiegen die Gemeinsamkeiten (73, 128, 184, 246, 261, 385), so daß seit dem 2. Internationalen Symposium über "Lyme-Disease and Related Disorders", das 1985 in Wien abgehalten wurde, der umfassende Begriff Lyme-Borreliose Verwendung findet. Steere und Mitarbeiter (328, 337) haben 1984 und 1986 versucht, die bisher beobachteten Einzelerkrankungen zusammenzufassen und die Lyme-Borreliose in Stadien einzuteilen (Tabelle 1).

Seit B.burgdorferi als Erreger der MPN-GBB und der ACA identifiziert wurde, müssen beide Erkrankungen unter gemeinsamen

Tabelle 1 - Klinische Manifestation der Lyme-Borreliose (modifiziert nach Steere et al. 1986)

---

Stadium I: bis zu 1 Monat nach Infektion
----------

|  |  |
|---|---|
| Haut: | Erythema migrans, multiple anuläre Sekundärerythemata, diffuses Erythem, Urtikaria |
| Allgemeinsymptome: | Fieber, Müdigkeit, Krankheitsgefühl |
| Bewegungs-, Stützapparat: | Myalgien, Arthralgien |
| Nervensystem: | Kopfschmerz, milder Meningismus |
| Augen: | Conjunktivitis |
| Respirationstrakt: | Pharyngitis, Tracheobronchitis |
| Innere Organe: | Hepatomegalie, SGOT-Erhöhung, Mikrohämaturie, Proteinurie |
| Lymphsystem: | regionale oder generalisierte Lymphadenopatnie |

Stadium II: 1-4 Monate nach Krankheitsbeginn
-----------

|  |  |
|---|---|
| Nervensystem: | Radikuloneuritis, Hirnnervenneuritis, Radikulomyelitis, Meningitis, Meningoenzephalitis, Meningopolyneuritis Garin-Bujadoux-Bannwarth |
| Herz: | A-V Block, Myoperikarditis, Pankarditis |
| Bewegungs-, Stützapparat: | Arthralgien, kurzdauernde Arthritiden |
| Augen: | Iritis, Panophthalmie |

Stadium III: mehr als 4 Monate nach Krankheitsbeginn
------------

|  |  |
|---|---|
| Gelenke: | intermittierende oligoartikuläre Arthritis, symmetrische Polyarthritis oder chronische Arthritis |
| Nervensystem: | chronische Myelitis, "MS-ähnliche Syndrome", chronische Enzephalopathien, Neuropathien |
| Haut: | Acrodermatitis chronica atrophicans |

---

Gesichtspunkten betrachtet werden. Unsere Untersuchungen sollen eine Fortsetzung der von Hopf (136) und Schaltenbrand (295, 296) begonnenen grundsätzlichen Arbeiten darstellen. Durch die ätiologische Abklärung der Lyme-Krankheit und ihrer europäischen Varianten kann die seinerzeit erhobene Frage (296), ob es sich bei MPN-GBB bzw. bei ACA-assoziierter Neuropathie "um eine verwandte Krankheit oder um eine besondere Manifestationsform der selben Infektion" handelt, nun beantwortet werden.

In der folgenden Arbeit sollen Neuropathien in einem frühen Stadium der Lyme-Borreliose am Beispiel der MPN-GBB und in einem späten Stadium anhand der ACA-assoziierten Neuropathie ausführlich beschrieben, miteinander verglichen und bisherigen Veröffentlichungen gegenübergestellt werden. Weiters soll der Frage nachgegangen werden, ob, abgesehen vom bereits bekannten gemeinsamen Erreger, zusätzliche Parallelen existieren, die es ermöglichen, beide Erkrankungen als Varianten des selben neurologischen Krankheitsprozesses zu sehen.

# *Meningopolyneuritis Garin-Bujadoux-Bannwarth*

A. Krankengut

Die Auswahl der Patienten mit Neuropathien im Stadium II der Lyme-Borreliose, also Patienten mit MPN-GBB, erfolgte nach zwei Richtlinien: Patienten, die vor der Verfügbarkeit einer serologischen Diagnosemöglichkeit untersucht wurden - dies war bis Herbst 1983 der Fall -, hatten folgende vier Kriterien zu erfüllen (Tab. 2):

Tabelle 2 - Kriterien zur Diagnose der Meningopolyneuritis Garin-Bujadoux-Bannwarth (MPN-GBB) und der Acrodermatitis chronica atrophicans (ACA).

Meningopolyneuritis GARIN-BUJADOUX-BANNWARTH

| bis 1983 | ab 1983 |
|---|---|
| 1. Zecken- bzw. Insektenstich und/oder Erythema migrans | 1. positive Serologie |
| 2. Schmerzen und/oder Paresen | |
| 3. Liquor-Pleozytose | |
| 4. Ausschluß einer FSME | |

Acrodermatitis chronica atrophicans

1. Dermatologische Diagnose
2. positive Serologie

1. Ein Zeckenstich und/oder ein EM mußten in einem Intervall bis zu drei Monaten vor Auftreten der neurologischen Sympto-

matik beobachtet worden sein. Andere Insektenstiche anstelle von Zeckenstichen wurden nur dann als Aufnahmskriterium anerkannt, wenn diesen ein typisches EM oder zumindest ein Erythem, das eine übliche kutane Insektenstichreaktion übertraf, folgte.

2. Periphere Paresen und/oder ortständige oder migratorische Schmerzen von mindestens einwöchiger Dauer.

3. Eine Liquorpleozytose mit einer Vermehrung von Lymphozyten und Plasmazellen.

4. Serologischer Ausschluß einer FSME.

Zusätzlich fand sich in serologischen Untersuchungen, die an allen Patienten durchgeführt wurden, kein Anhaltspunkt für folgende Virusinfektionen:
Bicorna, Coxsackie, lymphozytäre Choriomeningitis, Mumps, Masern, Herpes simplex, Varizella-Zoster, Zytomegalie, Grippe A, Grippe B, Adeno, und Epstein-Barr. Weiters wurde nach Mykoplasma pneumoniae- und Ornithose-Virus-Antikörpern gefahndet. Bei allen Patienten wurde der VDRL- und TPHA-Test durchgeführt. Eine rezente Infektion mit den erwähnten Krankheitserregern konnte nicht nachgewiesen werden. Die Gültigkeit dieser Kriterien wurde von Steere retrospektiv bestätigt, der im Frühjahr 1983 14 bzw. 11 tiefgefrorene Serum- und Liquorproben, die von acht dieser Patienten im floriden Krankheitsstadium gewonnen worden waren, untersuchte (174). In den Seren aller Patienten konnten im IIFT Titerwerte von mehr als 1:128 für IgG und/oder IgM nachgewiesen werden, wie dies bei 98 % der von Steere et al. 1983 (333) untersuchten Patienten mit Lyme-Krankheit der Fall war.

Ab September 1983 bestand am Hygiene-Institut der Universität Wien die Möglichkeit zu serologischen Untersuchungen von Borrelieninfektionen (325). Es wurden daher die Einschlußkriterien modifiziert. Ab Herbst 1983 waren Arthropodenstich und/oder ein EM für die Diagnose einer MPN-GBB nicht unbedingt erforderlich. Fünf der 25 Patienten, die nach September 1983 untersucht wurden, hatten weder einen Zecken- bzw. einen Arthropodenstich noch ein EM wahrgenommen. In allen 25 Fällen wurde die Borrelieninfektion serologisch bestätigt. Einzelheiten über die serologischen Untersuchungsmethoden sind in einem späteren Abschnitt angeführt. Falsch-positive serologische Befunde wurden bei Syphilis und anderen Spirochätosen, bei Tuberkulose, Mononukleose und Varizella-Zoster-Meningoenzephalitis beschrieben (35, 66, 67, 202, 215, 290, 333, 347, 402, 403). Um diese Möglichkeiten auszuschließen, wurden bei allen Patienten ein VDRL- und TPHA-Test sowie die vorher erwähnten virologisch serologischen Untersuchungen durchgeführt. Doppelinfektionen mit FSME-Virus (37, 175, 233) wurden durch einen FSME-ELISA ausgeschlossen (132). Eine Tuberkulose war klinisch nie nachzuweisen gewesen.

Wir haben unsere Kriterien eng gesetzt und bewußt neben der Serodiagnostik das klinische Bild und die Liquorbefunde miteinbezogen, da die Interpretation der serologischen Untersuchungsergebnisse bei Lyme-Borreliose mit Problemen behaftet ist (110, 213, 224). Falsch-positive sind ebenso wie falsch-negative serologische Befunde beobachtet worden, letztere vor allem bei Erkrankungen des Stadiums I sowie in der Frühphase der MPN-GBB (144, 345, 346). Auch bestehen regionale Unterschiede in der Häufigkeit positiver serologischer Befunde bei klinisch gesunden Personen (8, 95, 225, 255, 256, 293, 302, 342, 405). Sensiblere und aussagekräftigere serologische Testmethoden sind in Entwicklung (63, 115, 379). Durch Western-blot-Analysen von simultan gewonnen Liquor- und Serumproben kann die Testspezifität bei neurologischen Erkrankungen erhöht werden (86, 229, 410).

50 Patienten aus den Jahren 1979 bis 1987, die die Kriterien zur Diagnose einer MPN-GBB erfüllt hatten, wurden in die Studie aufgenommen. Zwei Patienten mit einer isolierten Meningitis, ein weiterer Patient mit zusätzlichen umschriebenen cerebralen Herden sowie eine Patientin, bei der die MPN-GBB unter einer zytostatischen Therapie aufgetreten war, wurden nicht berücksichtigt. Dies traf auch für einen Fall mit einer chronischen Radikulomyelitis sowie für eine Patienten mit einer zusätzlichen FSME-Virusinfektion (175) zu.

Das Lebensalter der Patienten mit MPN-GBB lag zwischen 6 und 78 (Median 51,5) Jahren (Tab. 3). Es waren mehr Frauen als Männer (33/17) betroffen. Die Erkrankung trat bevorzugt in der zweiten Lebenshälfte auf (Abb. 5), wie dies auch von anderen Autoren beobachtet wurde (110, 300, 396). Kinder und Jugendliche erkranken eher an milde verlaufenden Meningitiden und Hirnnervenparesen (62, 262).

Tabelle 3 - Lebensalter der Patienten mit MPN-GBB (der Gesamtgruppe wie auch der Subgruppen I-IV).

| Gesamtgruppe | n | min. | max. | $\overline{x}$ | s | Median |
|---|---|---|---|---|---|---|
| | | | Lebensalter (Jahre) | | | |
| alle Patienten | 50 | 6 | 78 | 48.5 | 19.6 | 51.5 |

| Subgruppen | n | min. | max. | $\overline{x}$ | s | Median |
|---|---|---|---|---|---|---|
| | | | Lebensalter (Jahre) | | | |
| Spontanverlauf (I) | 23 | 14 | 70 | 50 | 17 | 51 |
| Penicillin-Therapie (II) | 13 | 7 | 75 | 44 | 23 | 47 |
| Ceftriaxon-Therapie (III) | 7 | 6 | 78 | 45 | 28 | 52 |
| Sonstige (IV) | 7 | 40 | 67 | 55 | 10 | 51 |

F*= 0.527 (n.s.)

* Prüfgröße Varianzanalyse

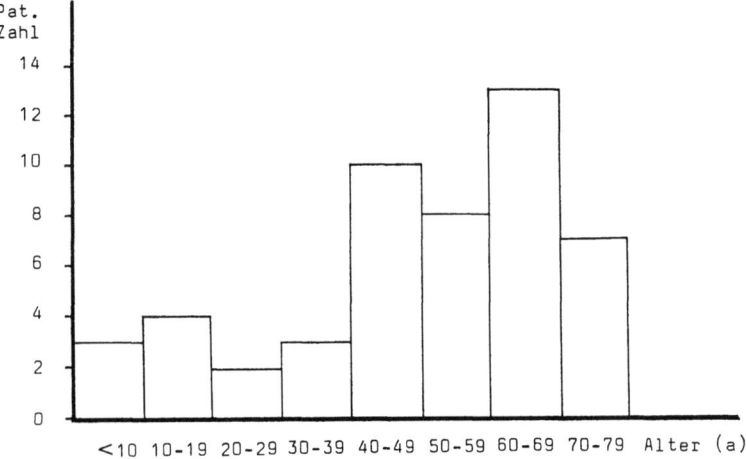

Abb. 5 - Lebensalter der 50 Patienten mit MPN-GBB (Histogramm).

Die 50 Patienten wurden in vier Gruppen eingeteilt:

Gruppe I: 23 Patienten, deren MPN-GBB nicht mit Antibiotika oder Kortikosteroiden behandelt wurde;

Gruppe II: 13 Patienten, die mit Infusionen von 2 x 10 Millionen I.E. Natrium-Penicillin G täglich über 10 Tage behandelt wurden.

Die sieben Patienten der Gruppe III erhielten 2 g Ceftriaxon i.v. täglich durch 14 Tage.

Sieben Patienten (Gruppe IV) wurden uneinheitlich in verschiedener Dosierung und Applikationsform mit Penicillin, Ceftriaxon, Doxycyclin oder Prednisolon behandelt. Zwischen den vier Gruppen bestanden keinerlei Unterschiede bezüglich des mittleren Lebensalters der Patienten (Tab. 3). Sämtliche Patienten wurden persönlich untersucht.


B. Krankheitsvektor


23 (46 %) Patienten mit MPN-GBB konnten sich an einen Zeckenstich erinnern, der wegen des folgenden EM oder aufgrund des zeitlichen Intervalls zur neurologischen Symptomatik als Infektionsursache angesehen wurde. 11 Patienten (22 %) erwähnten im selben Zusammenhang den Biß oder Stich eines fliegenden Insekts, das nicht eindeutig identifiziert werden konnte. Einige dieser Patienten sprachen von einem "bremsenartigen Dreiecksflügler".

Der Arthropodenstich erfolgte bei 32 Patienten in Wien, Niederösterreich oder im Burgenland, bei einem Patienten im Saarland, bei einem weiteren in Dänemark. Zwei Patienten berichteten über wiederholte, weitere zwei Patienten über mehrfache Zeckenstiche. Ohne Berücksichtigung der Patienten mit wiederholten Zeckenstichen konnten 29 Patienten einen annähernd genauen

Zeitpunkt des Stiches angeben. Die Arthropodenstiche erfolgten gehäuft in den Monaten Juli und August (Abb. 6). Der neurologische Krankheitsbeginn lag bei der Mehrzahl der Patienten zwischen Juli und November (Abb. 7). Berücksichtigt man nur die 25 Patienten, zu deren Diagnose auch serologische Untersuchungen beigezogen wurden und denen ein Zeckenstich und/oder EM nicht unbedingt bekannt sein mußte, so war ein Arthropodenstich 16 (64 %) Patienten dieser Gruppe erinnerlich.

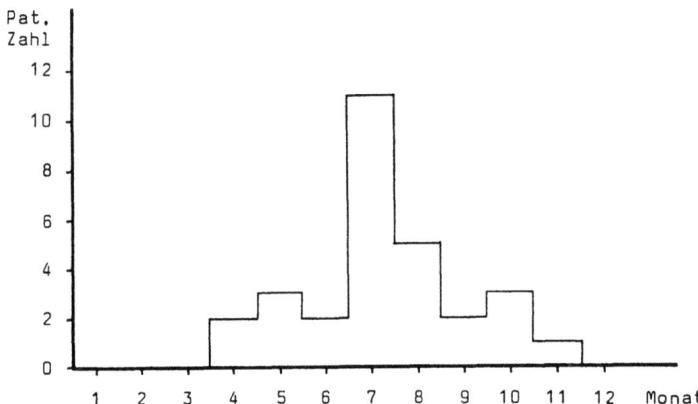

Abb. 6 - Vermutlicher Infektionszeitpunkt (Arthropodenstich) bei 29 Patienten mit MPN-GBB (Histogramm). Abszisse: Monate des Kalenderjahres.

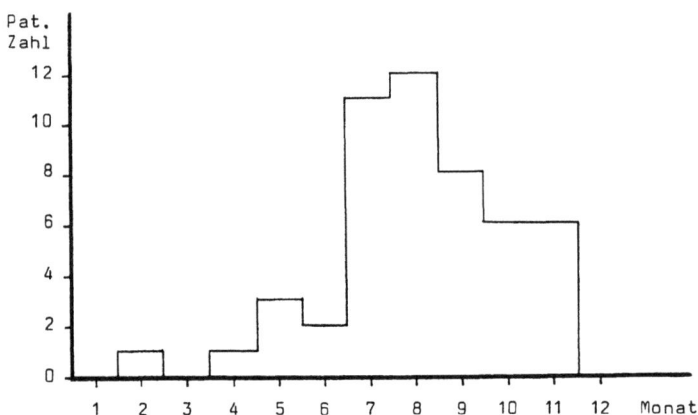

Abb. 7 - Beginn der neurologischen Symptomatik bei 50 Patienten mit MPN-GBB (Histogramm). Abszisse: Monate des Kalenderjahres.

C. Erythema migrans


a. Häufigkeit der Erythema migrans-Symptomatik

35 Patienten hatten vor oder während der Manifestation ihrer neurologischen Symptome eine Hautrötung beobachtet. Bei 10 Patienten war diese zum Zeitpunkt unserer Untersuchung noch vorhanden und konnte als typisches EM diagnostiziert werden. In drei anderen Fällen waren entsprechende dermatologische Vorbefunde erhoben worden, alle drei Patienten hatten jedoch verabsäumt, die vom Dermatologen empfohlenen Antibiotika einzunehmen. 11 weitere Patienten beschrieben in typischer Weise alle klinischen Merkmale des EM-Verlaufs. Die übrigen 11 Patienten hatten eine Hautrötung beobachtet, deren Ausmaß und Ablauf über eine gewöhnliche Arthropodenstichreaktion eindeutig hinausging, so daß auch bei ihnen das Vorliegen eines EM angenommen wurde. Alle Patienten mit EM, die sich nicht an einen Arthropodenstich erinnerten, vermuteten als Ursache ihrer Hautveränderungen einen Insektenstich.

15 von 25 (60 %) der ab 1983 untersuchten Patienten, für deren Diagnose ein Zeckenstich und/oder EM nicht obligatorisch waren, hatten Hautveränderungen, die mit einem EM in Einklang standen (Tab. 4). Fünf weitere dieser 25 Patienten konnten sich wohl an einen Zeckenstich, nicht aber an ein Erythem erinnern. Dies war nicht in allen Fällen durch mangelnde Selbstbeobachtung erklär-

Tabelle 4 - Absolute und relative Häufigkeit von Arthropoden-Stichen (AS) und Erythema migrans (EM)-Symptomatik bei 50 Patienten mit MPN-GBB.

|  | n | AS pos. EM pos. | AS pos. EM neg. | AS neg. EM pos. | AS neg. EM neg. |
|---|---|---|---|---|---|
| Diagnose vor Herbst 1983 | 25 | 13 (52%) | 5 (20%) | 7 (28%) | - ( 0%) |
| Diagnose ab Herbst 1983 | 25 | 11 (44%) | 5 (20%) | 4 (16%) | 5 (20%) |

bar. Ein EM ist nicht Voraussetzung für die Manifestation einer MPN-GBB.


b. Lokalisation des Erythema migrans

Bei zwei Patienten wurden multiple Erythemata beobachtet, einmal nach einem singulären, einmal nach multiplen Zeckenstichen. Diese zweite Patientin war im Juni 1981 gleichzeitig von fünf Zecken gestochen worden. Drei Wochen später trat ein typisches EM thorakal im Bereich einer der fünf Stichstellen auf, das nach drei Wochen abklang. Im September desselben Jahres wurde die Patientin wegen einer beidseitigen Abducensparese an der Neurologischen Klinik aufgenommen. Einen Monat später - der Höhepunkt der neurologischen Symptomatik war bereits überschritten - trat im Abstand von einer Woche jeweils ein EM im Bereich des linken Unterschenkels und des rechten Knies auf. Es waren dies zwei weitere der fünf ursprünglichen Stichstellen. Eine neuerliche Exazerbation der neurologischen Symptomatik war nicht zu beobachten.

Bei den übrigen 33 Patienten traten singuläre Erythemata auf, die sich um die, soweit bekannten, Stichstellen entwickelten. Bei einem unbehandelten Patienten konnte ein rezidivierendes, singuläres Erythema chronicum migrans beobachtet werden. Singuläre EM waren am häufigsten im Bereiche der unteren Extremitäten lokalisiert (Tab. 5).


Tabelle 5 - Lokalisation der singulären EM bei 33 Patienten mit MPN-GBB.

| | |
|---|---|
| Ohr | 1 |
| Schulter | 3 |
| Arm | 2 |
| Thorax | 4 |
| Abdomen | 2 |
| Leiste | 5 |
| Gesäß | 1 |
| Bein | 15 |

c. Intervall Zeckenstich - Erythema migrans-Symptomatik

Von denjenigen Patienten, die einen lokalen Zusammenhang zwischen einem einmaligen Arthropodenstich und einem Erythem beobachtet hatten, konnten 22 verwertbare Angaben über das Intervall zwischen Arthropodenstich und Auftreten des Erythems machen. Demnach trat das Erythem bei 19 (86 %) dieser Patienten innerhalb der ersten zwei Wochen nach dem Arthropodenstich auf. Die längste beobachtete Latenzzeit betrug 16 Wochen.

d. Erythema migrans und Erythema chronicum migrans

Weber (385, 386, 388) hat wiederholt empfohlen, Erythemata, die bis zu 4 Wochen anhalten, als EM und solche mit längerer Verlaufsdauer als Erythema chronicum migrans zu bezeichnen. Ohne Berücksichtigung der beiden Patienten mit multiplen Erythemata konnten von 24 Patienten, deren Erythem zum Zeitpunkt einer allfälligen antibiotischen Therapie bereits abgeklungen oder schon länger als vier Wochen bestanden hatte, verwertbare Angaben über die Dauer des EM erhalten werden. Demnach beobachteten nur fünf unserer Patienten ein Erythema chronicum migrans, das bei vier Patienten zum Zeitpunkt unserer Erstuntersuchung nur noch blaß erkennbar und knapp über vier Wochen alt war. Diesen zeitlichen Angaben kommt aber nur eine eingeschränkte Wertigkeit zu, da nahezu ein Viertel unserer Patienten das EM nicht vor Schmerzbeginn wahrgenommen hatten. Das EM könnte in diesen Fällen schon länger bestanden haben und erst durch eine schmerzbedingte genauere Selbstbeobachtung entdeckt worden sein.

D. Klinik und Laborbefunde der Meningopolyneuritis Garin-Bujadoux-Bannwarth

a. Schmerz

Schmerzen zählen zu den Hauptcharakteristika der MPN-GBB. Dies wurde bereits von Bannwarth (27-29) betont, der den Begriff der "chronischen lymphozytären Meningitis mit dem klinischen Syndrom der Neuralgie bzw. Neuritis" geprägt hat. Bei zehn unserer 50 Fälle, darunter drei der 23 unbehandelt gebliebenen, war die Schmerzsymptomatik sogar isoliert und ohne begleitende motorische oder sensible Ausfälle aufgetreten (Tab. 6). Radiku-

Tabelle 6 - Neurologische Symptomatik bei 50 Patienten mit MPN-GBB.

|  | n | keine sensiblen Ausfälle | sensible Ausfälle Extremit. | sensible Ausfälle Rumpf |
|---|---|---|---|---|
| Schmerzen (isoliert, keine Paresen) | 11 | 10 | - | 1 |
| Schmerzen + Hirnnervenparesen | 13 | 13 | - | - |
| Schmerzen + Extremitätenparesen | 13 | 5 | 8 | - |
| Schmerzen + Rumpfparesen | 1 | - | - | 1 |
| Schmerzen + Hirnnerven- und Extremitätenparesen | 9 | 6 | 3 | - |
| Schmerzen + Hirnnerven- und Rumpfparesen | 1 | 1 | - | - |
| Schmerzen + Hirnnerven-, Extremitäten- und Rumpfparesen | 2 | 1 | - | 1 |

läre oder meningiale Schmerzen - sie traten 1 bis 18 (Median 3) Wochen nach dem vermeintlichen Infektionszeitpunkt auf - waren in allen Fällen das neurologische Erstsymptom der MPN-GBB.

Bei näherer Analyse der Angaben der Patienten konnten verschiedene Schmerztypen abgegrenzt werden:

# 1. Schmerzen mit primär neurologischen Ursachen

## 1.1. Radikulärer Schmerz

Im Vordergrund der MPN-GBB und als eines ihrer Leitsymptome steht ein äußerst intensiver Schmerz, der von 47 der 50 Patienten angegeben und in ähnlicher Weise beschrieben wurde.

### 1.1.1. Schmerzcharakter

Nahezu alle Patienten berichteten über heftige brennende, ziehende oder reißende, meist an die Oberfläche lokalisierte Schmerzen, häufig aber auch über bohrende, in die Muskulatur oder Gelenke lokalisierte Tiefenschmerzen. Diese wurden immer als sehr intensiv und unerträglich geschildert. Beschreibungen wie "auf Glasscherben zu liegen", "von tausend Nadeln gestochen", "das Fleisch wird vom Körper gerissen" und ähnliches waren häufig zu hören. Eine Patientin, die Jahre vorher an einer Zoster-Radikulitis gelitten hatte, vermutete bei Ausbruch der MPN-GBB, zunächst an einem Zosterrezidiv erkrankt zu sein. Hyperpathien, Hyperästhesien und Dysästhesien, die als "Überempfindlichkeit und Brennen der Haut" beschrieben werden, sind regelmäßig anzutreffende Symptome. Waren mehrere thorakale Wurzeln betroffen, bereitete schon die Berührung der Kleidung oder der Druck der Bettdecke quälende Schmerzen. Dies galt auch für Patienten, die überwiegend an Kopfschmerzen litten. So schilderten zwei Patienten ein brennendes unangenehmes Gefühl bei leichter Berührung der behaarten Kopfhaut; einem anderen, bei dem keinerlei Hinweise für einen Meningismus vorlagen, bereitete schon der Druck des Kopfpolsters Schmerzen. Ziehende und reißende, retroaurikulär bzw. in das Ohr lokalisierte Schmerzen gingen häufig der Manifestation von Facialisparesen voraus. Tiefenparästhesien, als äußerst unangenehmes "Eingeschnürtsein" empfunden, wurden in fünf Fällen angegeben. Ein sehr charakteristisches Merkmal, das von allen Patienten mit radikulären Schmerzen geschildert wurde, war eine nächtliche Zunahme der Symptomatik. "Die Nächte sind unerträglich" war eine oft zu hörende Klage. Während des Beginns oder gegen Ende der Erkrankung hatten die Patienten häufig tagsüber nur noch minimale Schmerzen, während diese in der Nacht exazerbierten. Die Mehrzahl dieser angeführten Merkmale entspricht in typischer Weise einem Schmerz, wie er bei Irritation von Nervenwurzeln, Spinalganglien oder wurzelnaher Nervenstrukturen angegeben wird.


1.1.2. Lokalisation und Ausbreitung

Die beschriebenen Schmerzen sind hinsichtlich Lokalisation und Ausbreitung sehr variabel. Manchmal lassen sie sich zwanglos in ein oder wenige radikuläre Dermatome lokalisieren. Andere Patienten klagen über großflächige Schmerzen, die ganze Körperabschnitte betreffen. Oft sind die Schmerzen zunächst auf wenige Dermatome begrenzt und ändern sich später zu migratorischen Schmerzen, die innerhalb von Tagesabständen verschiedene Körperregionen großflächig befallen. Die Patienten beschreiben dies meist als ein "Wandern des Schmerzes". Eine segmentale Zuordnung ist in diesen Fällen nur schwer möglich, da die "fließenden" Schmerzen nur unscharf und verschwommen abgegrenzt werden können. Aufgrund der raschen und überwiegend symmetrischen Ausbreitung, die den Rumpf miteinbezieht, sind auch die großflächigen migratorischen Schmerzen am ehesten durch eine radikuläre Irritation zu erklären. Häufig ist eine Folge von lokalisierten mono- bis oligoradikulären und migratorischen Schmerzen, wie dies das folgende Fallbeispiel zeigen soll, zu beobachten:


Patient H.J.I., 61 Jahre, weiblich.
Mitte Juli 1982 Insektenstich links inguinal. Zwei Tage später Manifestation eines typischen EM, das nach einer Woche vom Zentrum her abblaßt. In der Nacht vom 15.8. Auftreten von heftigen ziehenden, reißenden Schmerzen über der linken Hüft- und Leistenregion, die die Patientin an Schmerzen, die sechs Jahre vorher nach einem Herpes zoster auftraten, erinnern. Zwei bis drei Tage später Einsetzen derselben Dauerschmerzen in gleicher Höhe auch rechtsseitig, so daß nun ein annähernd gürtelförmiges Schmerzareal mit zusätzlicher Überempfindlichkeit der Haut entsteht. Noch gegen Ende dieser Woche Aufsteigen der Schmerzen und Hyperästhesien über den gesamten Stamm bis in Höhe der Schulterblätter, dann weiter in die Arme und in die Halsre-

gion. Deutliche nächtliche Exazerbation der Schmerzsymptomatik. Vier Wochen nach Beginn der neurologischen Symptome - die Beschwerden hatten an den oberen Extremitäten, der Halsregion und am Rumpf bereits wieder abgenommen - breiten sich Schmerzen und Hyperpathien über Ober- und Unterschenkel bis in die Füße aus. Nach weiteren zwei Wochen nimmt die Patientin beim Stiegensteigen eine Schwäche im linken und wenige Tage später auch im rechten Bein wahr. Diese nimmt in den folgenden Tagen progredient zu und zwei Wochen später kommt die Patientin, nur noch mit Stockhilfe gehfähig, zur stationären Aufnahme. Bei der Untersuchung findet sich an den unteren Extremitäten eine linksbetonte periphere Paraparese. Ein entzündliches Liquorsyndrom mit 167/3-Zellen, zahlreichen Lymphoid- und Plasmazellen sowie der Nachweis einer intrathekalen IgG- und IgM-Synthese erhärten die Diagnose einer MPN-GBB. Die Patientin wird lediglich mit Physiotherapie und Analgetika behandelt. Antibiotika wurden 1982 - damals war der Erreger der MPN-GBB noch nicht bekannt - nicht verabreicht. Etwa zwei Wochen nach dem stationären Aufenthalt kommt es neuerlich zu einer Exazerbation der Schmerzen, die diesmal vor allem vom Rücken gürtelförmig ausstrahlen. Erst nach einem einmonatigen stationären Aufenthalt kann die Patientin mit mäßigen Schmerzen, aber noch immer ausgeprägten Paresen und auf eine Stockhilfe angewiesen, entlassen werden.

In dem geschilderten Krankheitsverlauf haben die Schmerzen zunächst segmental im topographischen Zusammenhang mit der Erregereintrittsstelle ihren Ausgang genommen, sich dann auf das kontralaterale Segment ausgebreitet, um danach migratorisch großflächige Körperregionen rezidivierend zu erfassen.

Berücksichtigt man nur diejenigen 40 Patienten, die sich an einen singulären Arthropodenstich oder an ein solitäres EM und somit an die vermutliche Eintrittsstelle des Erregers erinnern konnten, so ließ sich bei 30 eine Schmerzsymptomatik in Dermatome oder Extremitätenabschnitte lokalisieren, die der Erregereintrittsstelle zugehörig oder ihr benachbart waren. Bei 28 dieser Patienten erfolgte die Erstmanifestation der Schmerzen in einer mit der Erregereintrittsstelle assoziierten Körperregion. Lag diese im Bereiche einer Extremität, so war die entsprechende Extremität von den Schmerzen betroffen. Lag sie im Schulterbereich, erfolgte die Schmerzausstrahlung in den seitengleichen Oberarm, lag sie axillär, war der Schmerz thorakal oder im Arm lokalisiert; war sie zwischen den Schulterblättern, traten die Schmerzen im Bereiche der Schultern und des Nackens auf. Lag die Erregereintrittsstelle inguinal, fanden sich Schmerzen in der Hüft- und Leistenregion sowie an der Vorderseite des Oberschenkels. Nur zwei Patienten konnten sich an keine weitere Ausbreitung dieser "regionalen radikulären Initialschmerzen" in andere Körperregionen erinnern.

Die Schmerzsymptomatik begann somit in 70 % unserer Fälle in radikulären Segmenten oder Körpergebieten, die topographisch mit dem Arthropodenstich oder dem EM assoziiert werden können.

## 1.2. Meningeale Schmerzen

17 unserer Patienten klagten über Kopfschmerzen. In der Mehrzahl der Fälle handelte es sich allerdings um oberflächlich wahrgenommene Schmerzen, die ihrem Charakter nach dem vorher beschriebenen radikulären Schmerztyp entsprachen, oder aber um Schmerzen, die als Vorläufer einer Facialisparese in die Gegend der Ohren lokalisiert wurden.

Sechs Patienten hingegen litten unter dumpfen, diffusen, in der Stirn- und Nackenregion wahrgenommenen Schmerzen, die an eine Meningitis denken ließen. In vier Fällen war ein Meningismus, der immer nur diskret ausgeprägt war, zu beobachten. Vier Patienten mit Kopfschmerzen erbrachen, eine Patientin klagte über Schmerzen bei Augenbewegungen. Nie fanden wir eine Lichtscheu. Drei Patienten mit Hirnnervenparesen berichteten nur über meningeale und nicht über radikuläre Schmerzen.

## 2. Schmerzen mit primär nicht neurologischen Ursachen

## 2.1. Lokaler Erythemschmerz

Über lokale Schmerzen, die nur auf den Bereich des EM beschränkt waren und die als Brennen und Hitzegefühl geschildert wurden, berichteten acht Patienten, neun weitere erwähnten einen lokalen Juckreiz. Diese Beschwerden sind am ehesten auf die entzündlichen Veränderungen der Dermis und Epidermis zurückzuführen.

## 2.2. Schmerzen im Muskel- und Skelettsystem

Schmerzen im Muskel- und Skelettsystem sind uns während der akuten Phase der MPN-GBB nicht aufgefallen. Wir konnten aber bei fünf Patienten nach Abklingen der MPN-GBB ein chronisch rezidivierendes Schmerzsyndrom beobachten. Dieses entsprach bei einer Patientin migratorischen Arthralgien, wobei die Schmerzen in den Kniegelenken, im Bereiche der Schulter- und Ellbogengelenke sowie an Hand- und Fingergelenken asymmetrisch und migrierend auftraten. Vorübergehend war eine Schwellung eines Kniegelenks als Ausdruck einer intermittierenden Arthritis zu beobachten. Ein Patient klagte seit dem Abklingen der MPN-GBB über immer wieder rezidivierende Schmerzen im Schultergelenk. In zwei weiteren Fällen, die an chronischen Schmerzen im Bereiche der Beine und des Rückens litten, waren die Angaben widersprüchlich, so daß die Schmerzsymptomatik nicht einem Organsystem zugeordnet werden konnte. Bei einem fünften Patienten kam es mit Abklingen der MPN-GBB zum Auftreten tiefsitzender chronischer Kreuzschmerzen und etwa drei Jahre später zu rezidivierenden Schmerzen im Bereich der Ferse. Eine Enthesitis der Achillessehne, die für den Fersenschmerz sowie eine chronische Sacroiliitis, die für den tiefliegenden Kreuzschmerz verantwortlich waren, konnten radiologisch nachgewiesen und das Krankheitsbild einer "reaktiven chronischen Arthritis mit Befall des Achsenskeletts" zugeordnet werden (272).

### b. Paresen

Bei 39 (78 %) aller 50 Patienten bzw. bei 86 % der Patienten ohne antibiotische Therapie wurden Lähmungen des peripheren Nervensystems manifest. Über die Verteilung und Häufigkeit der Paresen informieren Tabelle 6 und 7.

### 1. Extremitätenparesen

Die häufigste Manifestationsart der Extremitätenparesen war die isolierte Lähmung einer unteren Extremität, die zehn Mal beobachtet werden konnte. Fünf Mal bestand eine Paraparese der unteren Extremitäten, während eine Monoparese der oberen Extremität lediglich einmal, eine Paraparese der oberen Extremitäten vier Mal zu beobachten war. Bei vier Patienten waren drei bzw. alle vier Extremitäten von Lähmungen betroffen. Eine Kombination mit Hirnnervenparesen war elf Mal, mit Lähmungen der Bauchmuskulatur zwei Mal anzutreffen (Tab. 6 und 7). Ähnlich

Tabelle 7 - Verteilung der Paresen bei 50 Patienten mit MPN-GBB.
OE = Obere Extremität; UE = Untere Extremität.

| Hirn-nerven-paresen | Extremitäten- und/oder Rumpfparesen | | | | | | | | | |
|---|---|---|---|---|---|---|---|---|---|---|
| | keine | 1 OE | 1 UE | Rumpf | 2 OE | 2 UE | 1 OE+ 1 UE | 2 OE+ 2 UE | 1 OE+ 2 UE+ Rumpf | 2 OE+ 2 UE+ Rumpf |
| keine | 11 | - | 6 | 1 | 3 | 4 | - | - | - | - |
| N. VII | 10 (4*) | 1 | 4 (2*) | 1* | 1* | 1 | 1* | 1 | 1* | 1 |
| N. VII+VI | 1 | - | - | - | - | - | - | - | - | - |
| N. VI | 1* | - | - | - | - | - | - | - | - | - |
| N. III | 1 | - | - | - | - | - | - | - | - | - |
| Summe | 24 | 1 | 10 | 2 | 4 | 5 | 1 | 1 | 1 | 1 |

\* Patienten mit beidseitigen Hirnnerven-Paresen

wie bei den Schmerzen war eine exakte Zuordnung der Paresen zu Nervenwurzeln, besonders wenn mehrere Wurzeln betroffen waren, häufig nicht möglich. Bei 11 Patienten, darunter sieben unbehandelten, breitete sich die Parese auf die analogen Regionen der kontralateralen Extremität aus. Die als erste von der Lähmung befallene Extremität war jedoch stets schwerer betroffen, so daß auch bei den Paraparesen ein asymmetrisches Lähmungsmuster vorherrschte. Bei neun Patienten lagen schwere Paresen vor, die Bewegungsfähigkeit des gelähmten Körperabschnittes gegen die Schwerkraft war in diesen Fällen aufgehoben.

Bei sieben Patienten waren Paresen an den unteren Extremitäten proximal akzentuiert. Drei Mal konnte dabei ein charakteristisches Paresenprofil beobachtet werden, bei dem am Hüftgelenk die Abduktoren und Beuger, am Kniegelenk die Beuger und bei den nur im Hintergrund stehenden distalen Paresen die Strecker stärker als deren Antagonisten betroffen waren.

Isolierte Paresen an Extremitäten, die durch eine Mononeuritis hervorgerufen werden, oder eindeutige Plexusparesen konnten wir in unserem Krankengut nicht abgrenzen. In unseren Fällen könnten jedoch die durch Läsionen der mehr distal gelegenen Nervenabschnitte hervorgerufenen Ausfälle von der dominierenden Wurzelschädigung überlagert worden sein. Bei 10 Patienten fanden sich Muskelatrophien. Bei allen 17 Patienten mit Extremitätenparesen, einschließlich der 10 unbehandelten, die sich an einen singulären Arthropodenstich oder an ein solitäres EM erinnern konnten, begannen die Extremitätenparesen in Körperregionen, die topographisch mit der Erregereintrittsstelle in Zusammenhang standen. Nur bei 3 Patienten dieser Gruppe ging den Extremitätenparesen eine Hirnnervenlähmung voraus. Aufgrund dieses topographischen Zusammenhangs kann in Analogie zum Begriff des radikulären Initialschmerzes von einer "regionalen radikulären Initialparese" gesprochen werden. Dies soll am folgenden Fallbeispiel dargestellt werden:


Patient T.A., 59 Jahre, weiblich.
Bei der stationären Aufnahme an der neurologischen Abteilung des Wilhelminenspitals am 12.2.1985 erinnert sich die Patientin noch genau, am 26.10. 1984 an der Vorderseite des linken Oberschenkels von einer Zecke gestochen worden zu sein. Im Anschluß daran entwickelte sich ein zwei Handflächen großer roter Fleck, der über den ganzen Winter bis Ende Jänner sichtbar war. Am 3.2. 1985 Einsetzen heftiger reißender, "in der Tiefe bohrender" Schmerzen an der Vorderseite des linken Oberschenkels, die in der Nacht zunehmen. Schlaflosigkeit. Kurz vor der stationären Aufnahme sei die Patientin im linken Knie mehrfach eingeknickt. Bei der neurologischen Untersuchung ist der Befund an Hirnnerven und oberen Extremitäten regelrecht, an der linken unteren

Extremität findet sich eine Schwäche für das Beugen im Hüftgelenk und das Strecken im Kniegelenk sowie für die Abduktion im Hüftgelenk. Der PSR ist links nur schwach auslösbar. Distal keine Paresen. Keine sensiblen Ausfälle. Die Diagnose einer Radikulitis mit Schwerpunkt im Bereiche der dritten Lumbalwurzel im Rahmen einer MPN-GBB wurde rasch gestellt und durch eine Lumbalpunktion und positive serologische Befunde bestätigt. Unter einer Behandlung von 2 x 10 Millionen I.E. Natrium-Penicillin G i.v. sistieren die Schmerzen innerhalb weniger Tage, während die Schwäche, vor allem für das Hüftbeugen, noch kurzfristig zunimmt. Die Patientin wird am 26.2. mit einer mäßiggradigen Restparese entlassen.

Dieser Krankheitsverlauf zeigt den topographischen Zusammenhang zwischen Erregereintrittsstelle, Schmerzausbreitung und radikulärer Parese. Dies ist auch aus dem im vorigen Abschnitt geschilderten Krankheitsverlauf H.J.I. ersichtlich, der jedoch aufgrund der fehlenden antibiotischen Therapie einen protrahierten Verlauf nahm.

2. Lähmungen im Rumpfbereich

Bei drei unserer Patienten waren Paresen der Bauchmuskeln festzustellen, wobei die Bauchmuskulatur jeweils beidseits betroffen war. Alle drei Patienten hatten heftige reifenförmige Schmerzen im Bereiche des Abdomens, zwei litten zusätzlich an einem äußerst unangenehmen Bandagengefühl. Bei einer Patientin waren die Bauchmuskelparesen die einzigen motorischen Ausfälle. Bei Auftreten der Bauchmuskelparesen kam es im Stehen zum Vorwölben der Flanken und die Patienten konnten sich ohne Unterstützung der Arme nicht mehr aus dem Liegen aufrichten. Bei einer vierten Patientin mit einem handflächengroßen brennenden und juckenden Erythem über dem linken Schulterblatt und heftigen beidseitigen Schulter-Nacken-Schmerzen wurde röntgenologisch eine rechtsseitige Zwerchfellparese entdeckt. Da die Schmerzsymptomatik in der Höhe der vierten Zervikalsegmente betont war, könnte die Phrenikusparese durch eine C4-Läsion verursacht worden sein, ähnlich wie dies auch bei Zostereffloreszenzen im Bereich zervikaler Dermatome beschrieben wurde (206, 395).

Patient K.L., 46 Jahre, weiblich
9 Wochen nach einem Zeckenstich im Bereiche des linksseitigen Abdomens entwickeln sich zunächst Schmerzen im Nacken- und Halsbereich. Eine Woche danach verlagern sich die Schmerzen nach sakral und strahlen ischialgieform in das linke Bein aus. Nach weiteren 2 Wochen Auftreten eines "pampstigen Gefühls", zunächst rechtsseitig von inguinal bis zur Nabelhöhe, später dann beidseits bis in die Höhe der unteren Thoraxapertur aufsteigend. Zusätzlich zu diesem Taubheitsgefühl habe sie den Eindruck, daß "ein Eisenring den Bauch zusammendrücke". Unabhängig von den Parästhesien würden immer wieder heftige ziehende, brennende Schmerzen bestehen, die sich beidseits auf die Segmente T8 bis L1 erstrecken. Seit Manifestation der Beschwerden schlaflos. Wegen dieser Schmerzen wird die Patientin an zwei chirurgischen Abteilungen untersucht und schließlich am 3.8.1981 einer neurologischen Klinik zugewiesen. Der neurologische Status ist bis auf eine unscharf begrenzte Hypästhesie für Schmerz und Hyperästhesie für Berührung im Bereiche der Segmente T8 bis L1 unauffällig. Im Bereiche der rechten Flanke erkennt man noch die Reste eines EM. Der Liquorbefund - 825/3-Zellen, Eiweiß 192 mg %, erhöhte Werte für Albuminratio und für die IgG- und IgM-Syntheserate - unterstützt die Diagnose einer MPN-GBB. Die Schmerzen werden zunächst mit Analgetika, später mit einer Kombination von Neuro- und Thymoleptika erfolglos behandelt. Kurz nach der stationären Aufnahme fällt der Patientin auf, daß sich die linke Flanke im Stehen vorwölbt. Bei der anschließend durchgeführten neurologischen Untersuchung sind die ursprünglich auslösbaren Bauchhautreflexe nicht mehr nachweisbar. Es besteht eine linksseitig betonte Parese der Abdominalmuskulatur. Diese nimmt in den folgenden Tagen noch zu und die Patientin ist nicht mehr imstande, sich ohne Unterstützung der Arme aus dem Liegen aufzurichten. Es treten keine weiteren Paresen auf. Die intensive Schmerzsymptomatik hält jedoch 20 Wochen an, und auch nach Abklingen der Schmerzen bleibt eine milde Restparese der Bauchmuskulatur nachweisbar.


Lähmungen im Rumpfbereich waren nur selten zu beobachten. Da sie topographisch eher mit Extremitäten- als mit Hirnnervenparesen vergleichbar sind, werden sie in der später angeführten semiquantitativen Graduierung gemeinsam mit den Extremitätenparesen unter der Gruppe "periphere Paresen" abgehandelt.


3. Hirnnervenparesen

Hirnnervenparesen waren bei 25 unserer 50 Patienten, darunter bei 12 (52 %) der 23 unbehandelten zu beobachten (Tab. 7). Vier Mal trat eine einseitige und sechs Mal eine beidseitige Facialisparese als einziges motorisches Ausfallssymptom auf. Sechs Mal fanden wir eine einseitige und sechs Mal eine beidseitige Facialisparese in Kombination mit anderen peripheren Paresen. Einmal war eine Facialisparese mit einer Abducensparese, ein anderes Mal mit einer Phrenikusparese kombiniert. Andere Hirnnervenparesen waren nur sporadisch anzutreffen, darunter einmal die bereits erwähnte Abducensparese in Kombination mit einer Facialisparese, einmal eine beidseitige Abducensparese sowie einmal eine Oculomotorius-Parese. Eine Plegie aller drei Facialisäste wurde insgesamt 11 Mal, darunter vier Mal bei den 12 unbehandelten Patienten, angetroffen. Über eine Störung des Geschmackempfindens klagten fünf Patienten, zwei von diesen und vier weitere hatten heftige Schmerzen im Bereiche des Ohrs oder retroaurikulär auf der von der Facialisparese betroffenen Seite. Einmal war die Facialisparese von Schmerzen im Versorgungsgebiet des N. trigeminus, einmal von einer Hyp- und nicht, wie zu erwarten, Hyperakusis begleitet.


Patient S.R., 19 Jahre, männlich
14 Wochen nach einem Zeckenstich im Bereiche des rechten Unterarms kommt es zum Auftreten eines allgemeinen Krankheitsgefühls mit dumpfen, drückenden bifrontalen Kopfschmerzen. Vier Tage später Einsetzen heftiger ziehender Schmerzen im Bereiche des rechten Ohrs. Am 23.10.1984 nimmt der Patient ein Tieferstehen des rechten Mundwinkels wahr und wird noch am selben Tag an der neurologischen Abteilung des Wilhelminenspitals der Stadt Wien stationär aufgenommen. Bei der neurologischen Untersuchung findet sich eine Lähmung aller drei rechtsseitigen Facialisäste, die Geschmacksempfindung im Bereich der rechten vorderen zwei Drittel der Zunge ist deutlich herabgesetzt. Der übrige neurologische Befund ist unauffällig. Die Lumbalpunktion ergibt eine Zellzahlerhöhung mit 695/3-Zellen, die überwiegend aus Lymphozyten und zu 25 % aus Plasmazellen bestehen. Die IgG- und IgM-Syntheserate ist erhöht, die Borrelienserologie positiv. Kurz vor Beginn der hochdosierten Penicillinbehandlung kommt es zu einem Anfiebern auf 38°. Die Facialisparese bildet sich noch unter der Behandlung komplett zurück, und der Patient wird am 14.11. beschwerdefrei entlassen.


Vermutlich ist in diesem Falle eine weitere Ausbreitung der MPN-GBB durch den frühen Beginn der antibiotischen Behandlung verhindert worden. Unser Patient war zwar bereits 19 Jahre alt, es soll aber trotzdem erwähnt werden, daß von Christen und

Hanefeld (62) und Pfister et al. (262) beobachtet wurde, daß
der Krankheitsverlauf bei Kindern und Jugendlichen gutartiger
ist, meist mit Hirnnervenparesen und seltener mit einer heftigen radikulären Schmerzsymptomatik einhergeht.


c. Sensible Ausfallssymptome

Während, wie bereits erwähnt, sensible Reizsymptome bei der
MPN-GBB nahezu regelmäßig anzutreffen sind, waren sensible
Ausfälle nur bei 14 (28 %) unserer Patienten nachzuweisen (Tab.
6). Bei allen Patienten handelte es sich um mäßige Sensibilitätsausfälle mit Störungen des Schmerz- und Berührungsempfindens. Häufig gingen die hypästhetischen Zonen in Gebiete mit
Hyperästhesie und Hyperpathie über. Ähnlich wie bei den motorischen Ausfällen gelang eine klar begrenzte Zuordnung zu radikulären Dermatomen selten und war nur bei zwei Patienten möglich,
deren Ausfälle auf zwei Wurzeln beschränkt waren. Bei den
weiteren Patienten folgten die Ausfälle nur in groben Zügen
einem radikulären Muster. Sensible Ausfälle im Versorgungsgebiet eines isolierten peripheren Nerven waren nicht zu beobachten. Dies soll am folgenden Fallbeispiel demonstriert werden:


Patient G.B., 71 Jahre, männlich
Anfang Oktober 1985 Auftreten von ziehenden, brennenden
Schmerzen am linken Fußrücken, die sich über den anterola-
teralen Unterschenkel in die Außenseite des Oberschenkels
erstrecken. Im Bereiche des Fußrückens hätte zusätzlich
auch ein Taubheitsgefühl bestanden. Schlaflosigkeit wegen
der vor allem in der Nacht zunehmenden Schmerzsymptomatik.
Da der Patient seit fünf Tagen eine Schwäche für das Fußhe-
ben links wahrgenommen habe, erfolgt am 30.10. an der
neurologischen Abteilung des Wilhelminenspitals der Stadt
Wien die stationäre Aufnahme. Bei der Erstuntersuchung
besteht ein Steppergang, die Dorsalextension des linken
Fußes ist im Liegen gerade noch möglich, die linke Großzehe
kann nicht mehr dorsal extendiert werden. Die grobe Kraft
für die Plantarflexion des Fußes ist deutlich reduziert.
Zusätzlich findet sich auch eine mäßige Schwäche für das
Strecken im Kniegelenk. ASR und PSR links nicht auslösbar.
Bei Prüfung der Sensibilität wird vom Patienten eine Hypästhesie angegeben, die nach proximal nicht scharf abzugrenzen ist, bis etwa L2 reicht und nach distal in eine hyperpathische Zone im Bereiche des lateralen Fußrandes, dem

Segment S1 entsprechend, übergeht. Die Lumbalpunktion ergab
eine Pleozytose von 99/3-Zellen mit überwiegend Lymphozyten
und 13 % Plasmazellen. Die Werte für die Albuminratio und
die IgG- und IgM-Syntheserate waren erhöht. Die Diagnose
einer MPN-GBB konnte serologisch bestätigt werden. Unter
einer Infusionsbehandlung mit 2 x 10 Millionen I.E. Natrium-Penicillin G kam es zu einem Abklingen der Schmerzen,
und der Patient wurde am 25.11. entlassen. Die Paresen
hatten sich zu diesem Zeitpunkt noch nicht gebessert. Die
hyperpathische Zone war nicht mehr nachweisbar. Es bestand
nun eine Hypästhesie mit Betonung im Segment L5, die dis-
kreter auch in den Segmenten S1 und L4 nachzuweisen war.


d. Vegetative Symptome

Die vegetativen Symptome als Ausdruck einer Mitbeteiligung des
autonomen Nervensystems wurden von uns nicht quantifiziert. Bei
einem Patienten trat eine Blasenlähmung auf, zwei Patienten
litten über Wochen an hartnäckigen Obstipationen, die bei den
Kontrolluntersuchungen nicht mehr nachzuweisen waren. Bei einem
weiteren Fall konnte eine umschriebene Hyperhidrose beobachtet
werden. Eine Patientin litt an einem Horner-Syndrom bei einer
gleichzeitigen radikulären Läsion der unteren Zervikalwurzeln.
Sämtliche dieser Symptome können als Ausdruck einer Mitbeteiligung des vegetativen Nervensystems aufgefaßt werden.

e. Psychopathologische Auffälligkeiten

Psychopathologische Auffälligkeiten stehen zwar nicht in unmittelbarem Zusammenhang mit dem peripheren Nervensystem, sie
sollen jedoch kurz erwähnt werden, da sie ein häufiges und
charakteristisches Symptom der MPN-GBB darstellen. Bei 39 (78%)
unserer Patienten fanden wir ausgeprägte Schlafstörungen, die
größtenteils auf die nächtlichen Schmerzexazerbationen zurückzuführen sind. 19 Patienten (38 %) wirkten auch tagsüber ange-
trieben, sehr klagsam, verzweifelt. Zwei weitere Patienten
zeigten keine Antriebssteigerung, sondern waren affektlabil,
depressiv und weinerlich. Bei einem Patienten trat kurzfristig
ein delirantes Zustandsbild auf, eine Patientin litt vorübergehend an Halluzinationen und illusionären Verkennungen. Beide
Patienten hatten allerdings zu diesem Zeitpunkt Thymoleptika
eingenommen. Bei vier unserer Patienten wurde eine testpsy-

chologische Untersuchung durchgeführt, es wurden die Flimmerverschmelzungsfrequenzanalyse zur Bestimmung der Vigilanz, Konzentrationsfähigkeit und psychischen Dauerbelastbarkeit (10), der Demenz-Test nach Arnold und Kohlmann (11) zur Prüfung des verbalen Gedächtnisses und der Rohrschach'sche Formdeuteversuch zur Beurteilung der psychischen Persönlichkeitsstruktur herangezogen. Lediglich bei einer Patientin - die allerdings zum Untersuchungszeitpunkt unter Behandlung mit Neuroleptika stand - fanden sich Hinweise auf ein diffuses psychoorganisches Syndrom mit Störungen im Neugedächtnis, leichter Hirnleistungsschwäche und leicht bis mittelgradig organisch bedingter Verminderung der psychischen Dauerleistung und Dauerbelastbarkeit in der Flimmerfrequenzanalyse. Diese Symptome waren bei einer testpsychologischen Kontrolluntersuchung neun Monate später nur noch grenzwertig nachweisbar.

f. Liquor cerebrospinalis

Neben der typischen Anamnese mit Arthropodenstich und EM und dem klinischen Bild mit Schmerzen und peripheren Extremitäten- und Hirnnervenparesen ist ein chronisch entzündliches Liquorsyndrom, auf das erstmals Bannwarth (27-29) aufmerksam gemacht hat, das dritte diagnostische Leitkriterium für die MPN-GBB.

1. Untersuchungsmethoden

Die Untersuchungen des Liquor cerebrospinalis wurden bis 1983 am Labor der Neurologischen Universitätsklinik Wien und ab 1983 im Zentrallabor des Wilhelminenspitals der Stadt Wien durchgeführt, wobei 1983 die Proben in beiden Labors simultan untersucht wurden und die Vergleichbarkeit der Werte festgestellt werden konnte. Die Gesamtzellzahl wurde mittels der Fuchs-Rosenthal-Kammer ausgezählt und als Drittelwert angegeben. Das Differentialzellbild wurde bis 1981 mit einer Sayk'schen Kammer (294) und ab 1981 mit einer Zytozentrifuge bei 400 U/min (Zytospin 2) bestimmt und nach May-Grünwald-Giemsa gefärbt. Die Zellen wurden nach der Einteilung von Wieczorek et al. (400) klassifiziert. Die Gesamteiweißkonzentration wurde photometrisch gemessen. Albumin und die Immunglobuline G, A und M wurden mittels radialer Immunodiffusion nach Mancini et al. (208) im Liquor auf LC-Partigen-Platten (Behring-Werke, Marburg, BRD) und im parallel dazu gewonnen Serum auf Tri-Partigen-Platten (Behring-Werke, Marburg, BRD) bestimmt. Als Maß für die Permeabilität der Blut-Hirn-Schranke wurde die Albuminratio (Albumin-Liquor/Albumin-Serum) herangezogen, da Albumin nur in der Leber, nicht aber im ZNS synthetisiert wird (75, 357). Unter Berücksichtigung von Albuminratio und IgG-Serumwert kann als Ausdruck der intrathekalen IgG-Synthese der IgG-Index nach Link und Tibbling (189, 190) [(IgG-Liquor/IgG-Serum) : (Albumin-Liquor/Albumin-Serum)] errechnet werden. Analog berechnete IgA- und IgM-Indexwerte sind vor allem bei Vorliegen einer Schrankenfunktionsstörung, wie dies bei unseren Patienten mit MPN-GBB der Fall war, nicht aussagekräftig, da bei gestörter Schrankenpermeabilität IgA und IgM disproportional zum Albumin die Bluthirnschranke passieren (84, 185, 203, 359). Wir haben daher zur Errechnung der intrathekalen Immunglobulinsynthese folgende von Reiber und Felgenhauer (278) empirisch gewonnene Formel, die auch die Selektivität der Bluthirnschranke berücksichtigt, verwendet:

$$Ig_{loc} = [(Ig\text{-Liquor}/Ig\text{-Serum} - a/b \times \sqrt{(Albumin\text{-Liquor}/Albumin\text{-Serum})^2 + b^2} + c) \times Ig\text{-Serum}]$$

Für a, b und c wurden die von Reiber und Felgenhauer (278) empfohlenen Konstanten eingesetzt und das Resultat auf Milligramm pro Deziliter umgerechnet.

Insgesamt wurden 46 der 50 Patienten ohne Vorbehandlung im akuten Krankheitsstadium lumbalpunktiert. Bei drei Patienten lag kein parallel gewonnenes Serum vor, so daß bei insgesamt 43 Patienten die Berechnung der Albuminratio, der Indexwerte und der Ig$_{loc}$-Werte im initial gewonnenen Liquor möglich war. Für IgA und IgM lagen bei 11 bzw. 10 Patienten die gemessenen Werte unter der methodisch bedingten Nachweisbargrenze (0,8 bzw. 1,1 mg/dl). Diese Fälle wurden für die Berechnung der Ig$_{loc}$-Werte nicht berücksichtigt.

Gepaarte Serum- und Liquorproben von 19 unbehandelten und einem antibiotisch bereits behandelten Patienten mit florider MPN-GBB wurden mittels Agarosegel-Elektrophorese untersucht. Der Liquor cerebrospinalis wurde vor der Elektrophorese je nach Eiweißgehalt 20- bis 50-fach mittels einer Minicon-Kammer (Amicon Corp., Dunvers, Mass., USA) eingeengt. Zwei Mikroliter des so konzentrierten Liquors wurden mit einer Maske auf vorgefertigte Agarosegel-Filme (Titan Gel HR, Helena Lab., Beaumont, TX, USA) aufgebracht. Elektrophorese, Fixierung und Färbung erfolgten entsprechend den Angaben von Link und Laurenzi (187). Zur Darstellung der Ig-Klassen wurden Antisera für IgG, IgA, IgM sowie für die Leichtketten Kappa und Lambda (Dakopatts, Kopenhagen, DK) auf Nitrozellulosestreifen (Antisera-Strips, Helena Lab., Beaumont, TX, USA) aufgebracht. Die Immunfixation wurde ebenfalls nach der von Link und Laurenzi (187) angegebenen Methode ausgeführt. Findet eine lokale intrathekale Immunglobulinsynthese statt, wird in der Regel Immunglobulin nur von wenigen Lymphozytenklonen produziert und erscheint auf dem Hintergrund eines durch Transsudation aus dem Blute stammenden zarten polyklonalen Antikörpermusters als deutlich erkennbare Banden. Diese entsprechen Antikörpern eingeschränkter Heterogenität und werden oligoklonale Banden bezeichnet. Waren zwei oder mehrere oligoklonale Banden nur im Liquor und nicht im Serum elektrophoretisch nachweisbar bzw. konnten eine oder mehrere dieser Banden durch die Immunfixation als Immunglobulin identifiziert werden, wurde dies als Beweis für eine intrathekale Immunglobulinsynthese gewertet (183, 193).

2. Liquorveränderungen in der akuten Krankheitsphase

Betrachtet man die Einzelwerte der initial innerhalb der ersten neun Krankheitswochen untersuchten Liquorproben, so findet man keine wesentlichen, von der Krankheitsdauer abhängigen Unterschiede (Abb. 8-11). Sie können daher zu einer Gruppe zusammengefaßt werden, die die Liquorbefunde der akuten Krankheitsphase repräsentiert. Wie aus Tabelle 8 ersichtlich, war der initial gewonnene Liquor cerebrospinalis von Patienten mit MPN-GBB durchwegs pathologisch verändert. Die initiale Lumbalpunktion erfolgte 4 bis 63 (Median 22) Tage nach dem Auftreten neurolo-

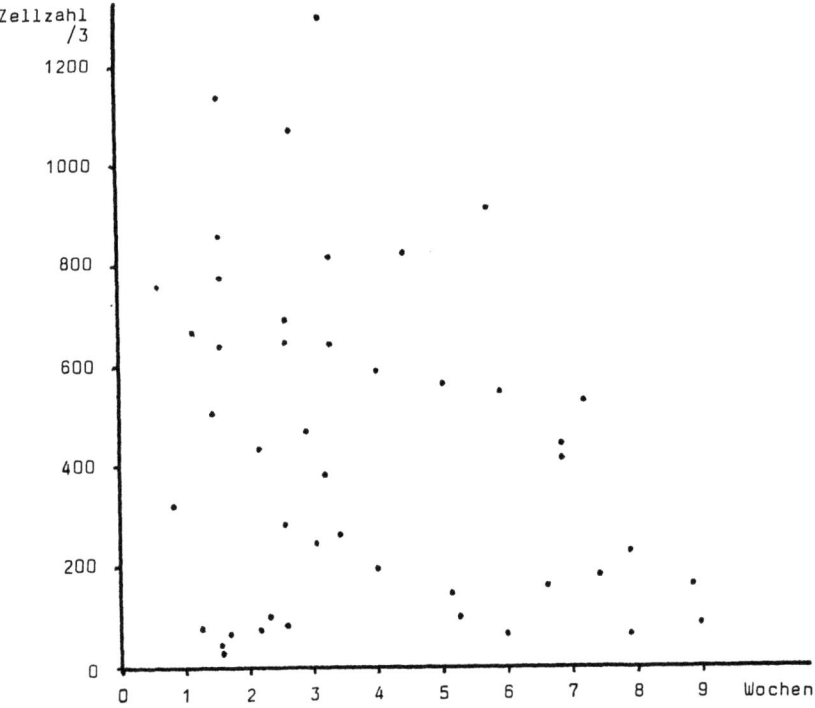

Abb. 8 - Zellzahl im Liquor von 45 unbehandelten Patienten mit MPN-GBB in der 1.-9. Woche nach Krankheitsbeginn. Abszisse: Intervall zwischen Krankheitsbeginn und Lumbalpunktion. Nicht enthalten ist die Zellzahl (3300/3) eines Patienten mit Liquoruntersuchung in der 5. Woche nach Krankheitsbeginn.

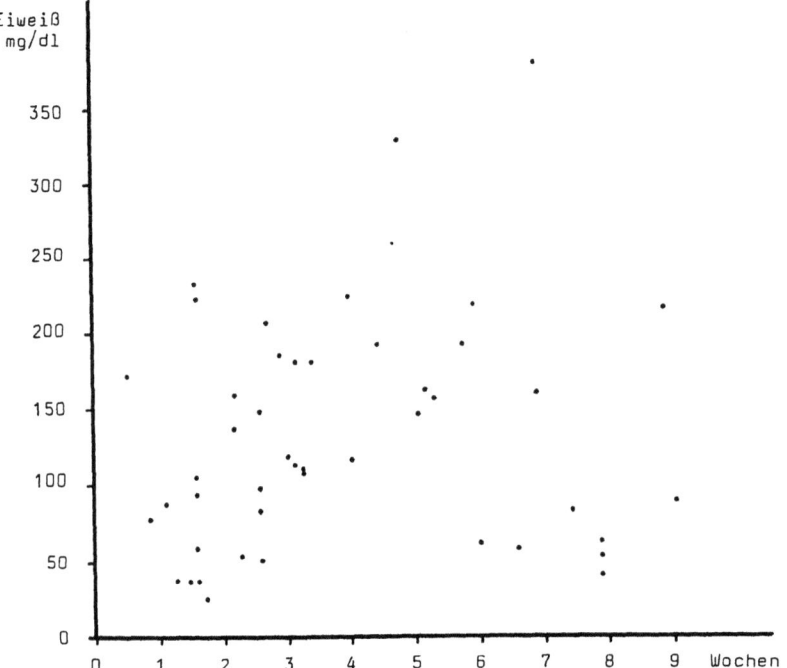

Abb. 9 - Gesamteiweiß im Liquor von 46 unbehandelten Patienten mit MPN-GBB in der 1.-9. Woche nach Krankheitsbeginn. Abszisse: Intervall zwischen Krankheitsbeginn und Lumbalpunktion.

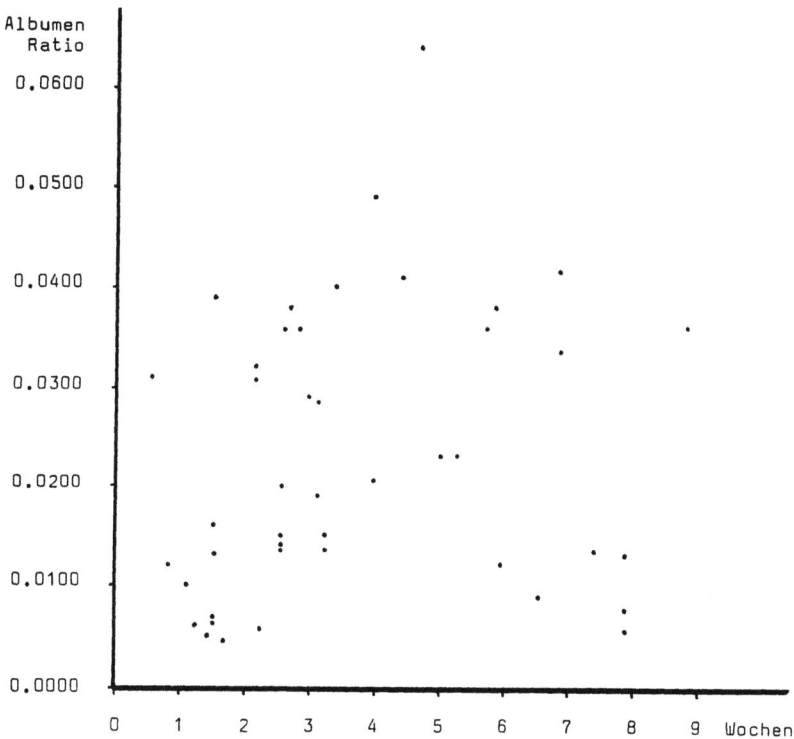

Abb. 10 - Albumin-Ratio im Liquor von 43 unbehandelten Patienten mit MPN-GBB in der 1.-9. Woche nach Krankheitsbeginn. Abszisse: Intervall zwischen Krankheitsbeginn und Lumbalpunktion.

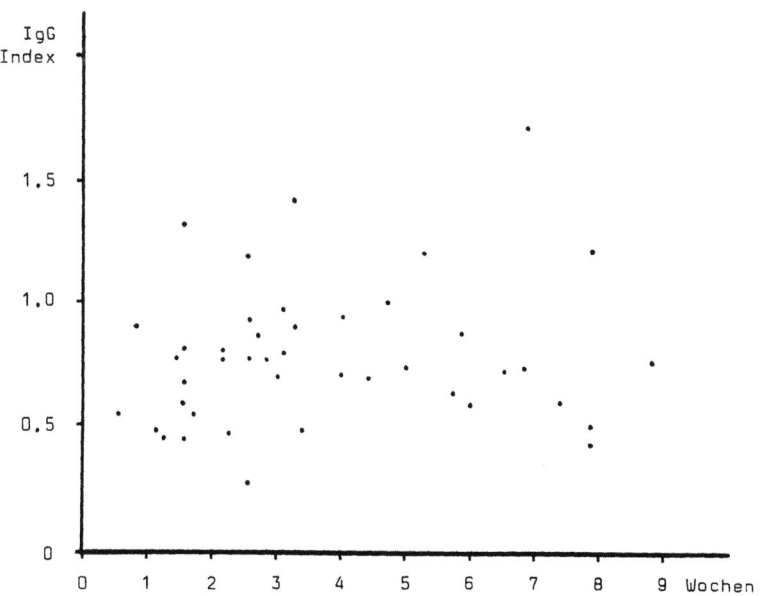

Abb. 11 - IgG-Index im Liquor von 43 unbehandelten Patienten mit MPN-GBB in der 1.-9. Woche nach Krankheitsbeginn. Abszisse: Intervall zwischen Krankheitsbeginn und Lumbalpunktion.

gischer Symptome. Alle Patienten waren zum Zeitpunkt der initialen Liquoruntersuchung floride erkrankt und nicht behandelt.

## 2.1. Zellzahl und Differentialzellbild

Die Zellzahl war in allen Fällen - allerdings in wechselndem Ausmaß - erhöht und variierte zwischen 28/3- und 3.300/3-Zellen (Tab. 8). Alle Patienten zeigten im Differentialzellbild eine

Tabelle 8 - Initiale Liquorbefunde von 46 Patienten mit MPN-GBB. Die Liquores wurden in der 1.-9. Woche nach Erkrankungsbeginn gewonnen, alle Patienten waren bis zur Liquorentnahme unbehandelt.

| Parameter | | | n | np*** | min. | max. | $\bar{x}$ | s | Median |
|---|---|---|---|---|---|---|---|---|---|
| Lebensalter | Jahre | | 46 | - | 6 | 78 | 47.7 | +- 20.2 | 51 |
| Erkr.-Dauer | Tage | | 46 | - | 4 | 63 | 27 | +- 17 | 22 |
| Zellzahl | /3 | | 46 | 46 | 28 | 3300 | 497 | +-535 | 422 |
| Eiweiß | mg/dl | | 46 | 41 | 24.3 | 330.0 | 131.9 | +- 77.7 | 115.0 |
| Albumin | mg/dl | | 46 | 39 | 19.6 | 253.0 | 93.9 | +- 55.6 | 85.8 |
| | Ratio* | | 43 | 37 | 0.0045 | 0.0640 | 0.0225 | +- 0.0143 | 0.0190 |
| IgG | mg/dl | | 46 | 45 | 3.1 | 84.6 | 21.9 | +- 16.8 | 18.6 |
| | Index* | | 43 | 25 | 0.26 | 1.70 | 0.77 | +- 0.29 | 0.75 |
| | loc | mg/dl* | 43 | 23 | 0 | 46.87 | | | 0.14 |
| IgA** | | mg/dl | 46 | 35 | - | 14.3 | | | 1.8 |
| | loc | mg/dl* | 32 | 10 | 0 | 5.82 | | | 0 |
| IgM** | | mg/dl | 46 | 36 | - | 14.8 | | | 3.2 |
| | loc | mg/dl* | 33 | 28 | 0 | 13.50 | | | 2.17 |

* in 3 Fällen lagen keine Serum-Ig-Werte vor, eine Ratio- bzw. Indexberechnung war somit nicht möglich
** die IgA- bzw. IgM-Werte von 11 (bzw. 10) Patienten lagen unterhalb des technisch bedingten Meßbereiches, eine Angabe der Minimalwerte, die Berechnung von $\bar{x}$ +- s sowie die Berechnung der Igloc-Werte war in diesen Fällen nicht sinnvoll bzw. nicht möglich.
*** Zahl der Patienten mit Werten im pathologischen Bereich

überwiegend lymphozytäre Pleozytose mit Lymphozyten, Lymphoid- und Plasmazellen. Nicht selten sah man mehrkernige Plasmazellen und Mitosen (Abb. 12). Der relative Anteil von Lympho- und Monozyten, der normal etwa 60 : 40 (238) beträgt, war in allen Fällen zugunsten der Lymphozyten verschoben. Der Gesamtanteil

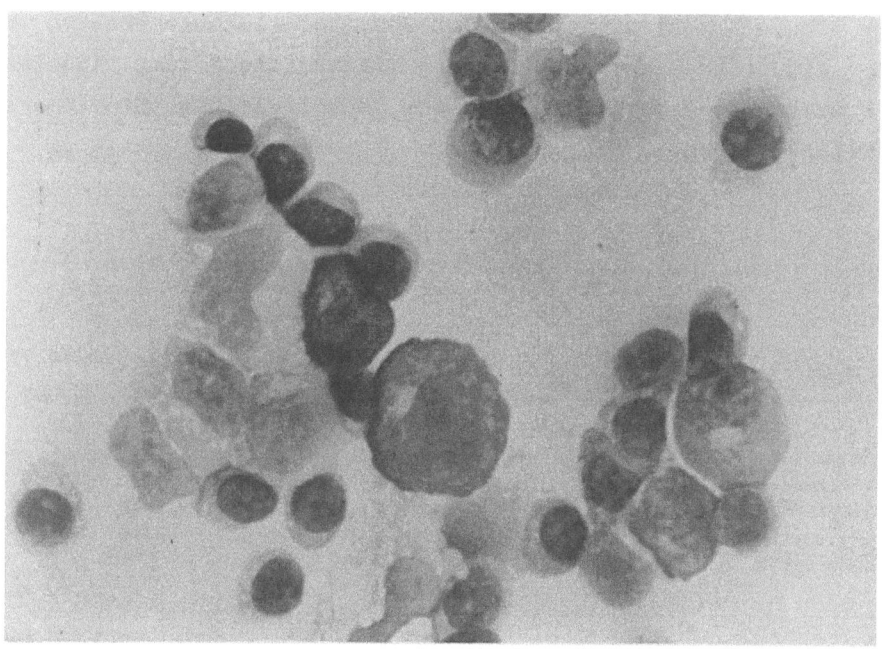

Abb. 12 - Liquorzellbild bei MPN-GBB. Aktiviertes lymphozytäres Zellbild mit Lymphozyten, Lymphoid- und Plasmazellen sowie einigen Monozyten. Zytozentrifuge, May-Grünwald-Giemsa, Vergr. 400:1.

der Lymphozyten einschließlich der Lymphoidzellen schwankte zwischen 48 und 94 % (Median 74,5 %). Plasmazellen wurden zwischen 2 und 30 % (Median 8,5 %) angetroffen. Der Relativanteil der Monozyten war erniedrigt und schwankte zwischen 1 und 29 % (Median 10,5 %). Sie waren häufig aktiviert und hatten Vakuolen oder pseudopodienartige Plasmaausstülpungen. Neutrophile Granulozyten waren bei 85 % der initial gewonnen Liquorproben zu finden. Ihr höchster Prozentanteil betrug 23 %, der Median lag bei 3,5 %. Gelegentlich konnten auch eosinophile, deren Anteil nie über 5 % lag, und sporadisch basophile Granulozyten beobachtet werden (Tab. 9).

## 2.2. Gesamteiweiß und Albuminratio

Die Gesamteiweißkonzentration lag in den initialen Liquorproben bei 89 % der Patienten über dem Normwert von 42,5 mg/dl. Die Werte schwankten zwischen 24 und 330 mg/dl (Tab. 8). Bei vier der fünf Patienten mit normaler Gesamteiweißkonzentration war der Liquor in einem sehr frühen Krankheitsstadium, innerhalb der ersten 12 Tage nach Beginn der neurologischen Symptomatik, gewonnen worden.

Tabelle 9 - Differentialzellbild im Liquor von 46 unbehandelten Patienten mit MPN-GBB in der 1.-9. Woche nach Krankheitsbeginn.

| Zelltyp | min. | max. | $\bar{x}$ | s | Median |
|---|---|---|---|---|---|
| Lymphozyten | 48 | 94 | 73 | 11 | 74.5 |
| Plasmazellen | 2 | 30 | 10 | 6 | 8.5 |
| Monozyten | 1 | 29 | 11 | 6 | 10.5 |
| Granulozyten (neutroph.) | 0 | 23 | 5 | 6 | 3.5 |

Die Albuminratiowerte waren unter Berücksichtigung der Altersabhängigkeit (278) bei 37 (86 %) der 43 untersuchten Patienten erhöht (Tab. 8). Die Liquorproben von vier der sechs Patienten mit normalen Werten waren ebenfalls sehr früh und innerhalb der ersten zwei neurologischen Krankheitswochen gewonnen worden. In der Mehrzahl der Fälle - bei 21 Patienten - war die Schrankenfunktionsstörung gemäß der Klassifikation nach Reiber und Felgenhauer (278) schwer (Albuminratio > 0,02), bei 13 mäßig (Albuminratio 0,01 bis 0,02) und bei drei Patienten nur leicht (Albuminratio < 0,01) ausgeprägt.

2.3. Immunglobuline

Wie bereits aus dem Differentialzellbild mit zahlreichen aktivierten Lymphozyten und Plasmazellen zu erwarten, fand sich bei 36 (84 %) von 43 untersuchten Patienten im initial gewonnenen Liquor eine intrathekale Immunglobulinproduktion. Von den sieben Patienten ohne nachweisbare intrathekale Immunglobulinsynthese wurden vier ein zweites Mal punktiert. Bei zwei dieser Patienten konnte auch im zweiten gewonnenen Liquor - allerdings nach einer antibiotischen Therapie - keine intrathekale Immunglobulinsynthese nachgewiesen werden.

Am häufigsten war in der akuten Krankheitsphase eine intrathekale IgM-Synthese anzutreffen. Bei 28 (85 %) von 33 Patienten, deren Liquordaten die Berechnung einer intrathekalen IgM-Synthese erlaubten, wurden erhöhte IgMloc-Werte gefunden (Tab. 8). Die IgMloc-Werte lagen zwischen 0 und 13,50 (Median 2,17) mg/dl. Berücksichtigt man nur die Patienten mit nachweisbarem IgM, so lag der intrathekal synthetisierte IgM-Anteil zwischen 0,28 und 13,50 (Median 2,81) mg/dl.

Erhöhte IgGloc-Werte fanden wir bei 23 (53 %) von 43 untersuchten initialen Liquorproben. Der IgG-Index war in 25 Fällen (58 %) erhöht. Die zwei Fälle mit pathologischem IgG-Index - er war beide Male nur geringfügig auf 0,72 erhöht - und negativem IgGloc-Wert hatten zusätzlich eine schwere Schrankenfunktionsstörung. In dieser Situation werden Indexberechnungen problematisch (185). Die intrathekale IgG-Syntheserate reichte bis 46,87 mg/dl und betrug im Median 0,14 mg/dl (Tab. 8). Berücksichtigt man nur die pathologischen Befunde, so lag der IgG-Indexwert zwischen 0,72 und 1,70 (Median 0,88) und die intrathekale IgG-Syntheserate zwischen 0,04 und 46,87 (Median 4,08) mg/dl.

Eine intrathekale IgA-Synthese war nur bei zehn der 32 untersuchten Patienten nachzuweisen. Bei diesen zehn Patienten lagen die Werte zwischen 0,11 und 5,82 mg/dl.

Von den drei Patienten ohne ursprünglich nachweisbare intrathekale IgM-Synthese und ohne nachfolgende antibiotische Behandlung wurden zwei wiederholt punktiert. In beiden Fällen war bereits in der zweiten Liquorprobe ein bzw. zwei Wochen nach der initialen Punktion intrathekal synthetisiertes IgM zu beobachten. Das gleiche traf für die unbehandelten Patienten mit initial nicht nachweisbarem intrathekal synthetisiertem IgG zu. Auch bei ihnen konnte bereits im zweiten Liquor, der zwischen 12 und 46 (Median 30) Tagen nach der initialen Liquoruntersuchung gewonnen wurde, intrathekal synthetisiertes IgG nachgewiesen werden. Für IgA war dies nicht immer der Fall. Bei fünf von zehn unbehandelt gebliebenen Patienten ohne initiale intrathekale IgA-Produktion blieb diese auch in ein bis drei weiteren Liquorkontrollen nicht nachweisbar.

## 2.4. Liquorelektrophorese

Bei 14 (74 %) von 19 Patienten konnten in Elektrophoresen des initial gewonnenen Liquor cerebrospinalis oligoklonale Banden nachgewiesen werden, die im gleichzeitig untersuchten Serum nicht aufschienen (Abb. 13). Von den fünf Patienten ohne oligo-

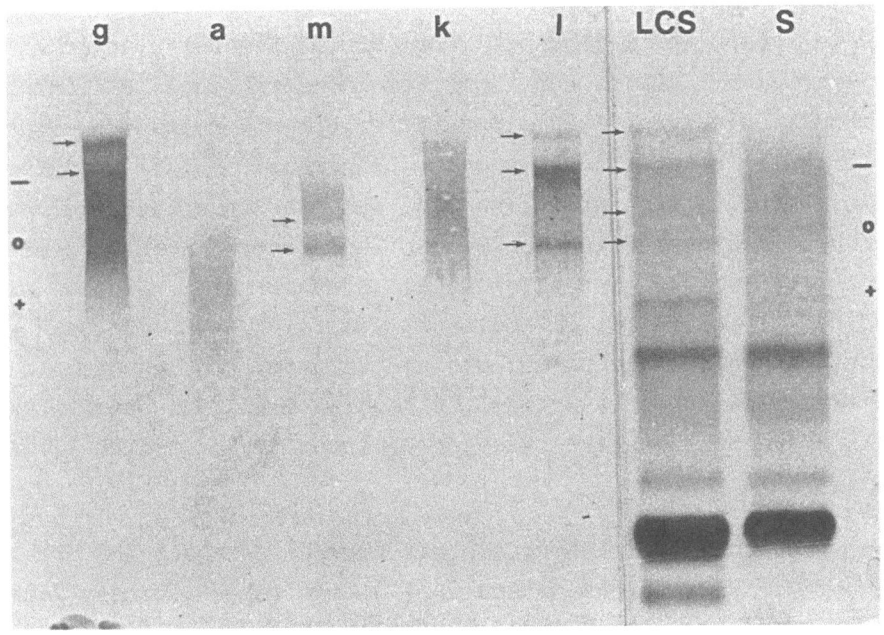

Abb. 13 - Liquor-Elektrophorese bei MPN-GBB. Agarosegel-Elektrophorese von Liquor cerebrospinalis (LCS) und Serum (S). Oligoklonale Antikörper (Pfeile) nur im LCS und nicht im S nachweisbar. Auftragstelle mit Kreis gekennzeichnet. Immunglobulin-Klassen durch Immunfixation als IgG (g) und IgM (m) identifizierbar. Oligoklonales IgA (a) nicht nachweisbar. Leicht-Ketten nur vom Typ Lambda (l), nicht vom Typ Kappa (k). Aus: Kristoferitsch, W., und Lanschützer, H.: Wien. Klin. Wschr. 98: 386-388 (1986).

klonale Banden hatten zwei erhöhte IgG-Index- oder IgGloc-Werte. Durch Immunfixation konnten bei 12 Patienten IgG-Banden und ebenfalls bei 12 Patienten IgM-Banden gefunden werden. IgA-Banden waren in den initial durchgeführten Liquorelektrophoresen nicht nachzuweisen, konnten jedoch in zwei Fällen zu einem späteren Zeitpunkt beobachtet werden. 10 Mal fand sich ein

Überwiegen der Leichtketten vom Typ Lambda, 2 Mal vom Typ Kappa, während 2 Mal das Verhältnis zwischen Kappa und Lambda ausgeglichen war. Während in den einzelnen Liquorelektrophoresen häufig mehrere IgG-Banden nachzuweisen waren, konnten wir jeweils nur eine oder maximal zwei IgM-Banden beobachten. Die Immunglobulinklassen der Banden standen meist, jedoch nicht immer, mit erhöhten IgG-Index- und Igloc-Werten in Übereinstimmung (Tab. 10). Daß dies nicht immer der Fall war, dürfte

Tabelle 10 - Zusammenhänge zwischen Immunglobulin-Werten (IgG-Index, IgGloc, IgMloc) und dem Auftreten oligoklonaler Banden im Liquor von 19 unbehandelten Patienten mit MPN-GBB in der akuten Erkrankungsphase.

| IgG Index | IgGloc mg/dl | IgG OB* | IgMloc mg/dl | IgM OB* |
|---|---|---|---|---|
| 0.41 | 0 | - | 2.14 | + |
| 0.44 | 0 | - | - | - |
| 0.45 | 0 | - | - | - |
| 0.47 | 0 | - | 0.78 | + |
| 0.53 | 0 | - | - | - |
| 0.58 | 0.04 | + | 0.92 | + |
| 0.66 | 0 | + | 7.50 | + |
| 0.68 | 0 | + | 12.21 | + |
| 0.69 | 0 | + | 8.04 | + |
| 0.72 | 0 | + | - | - |
| 0.78 | 1.47 | - | 0 | - |
| 0.80 | 1.76 | + | - | - |
| 0.85 | 3.72 | + | 1.62 | + |
| 0.86 | 4.11 | + | 2.28 | + |
| 0.89 | 2.22 | - | 3.33 | - |
| 0.92 | 4.74 | + | 10.15 | + |
| 1.20 | 8.78 | + | 13.50 | + |
| 1.40 | 13.18 | + | 3.42 | + |
| 1.70 | 46.87 | + | 5.78 | + |

* OB Oligoklonale Banden ( + positiver Nachweis; - nicht nachweisbar bzw. IgM unter dem Referenzbereich gelegen)

teilweise auf die Einengung des Liquors zurückzuführen sein, bei der wir uns nicht nach der Konzentration einer bestimmten Immunglobulinklasse, sondern nach der Gesamteiweißkonzentration gerichtet hatten. Da die Konzentration der verschiedenen Immunglobulinklassen im Liquor unterschiedlich war, ist es durchaus möglich, daß die jeweils am geringsten synthetisierte Ig-Klasse nicht als Bande zur Darstellung kam. Wir konnten zeigen, daß einige der oligoklonalen Banden eines Patienten mit MPN-GBB nach Transfer auf Nitrozellulosestreifen mit B. burgdorferi-Antigen reagierten (176, 229). Sie entsprachen somit intrathekal synthetisierten spezifischen Antikörpern (Abb. 14).

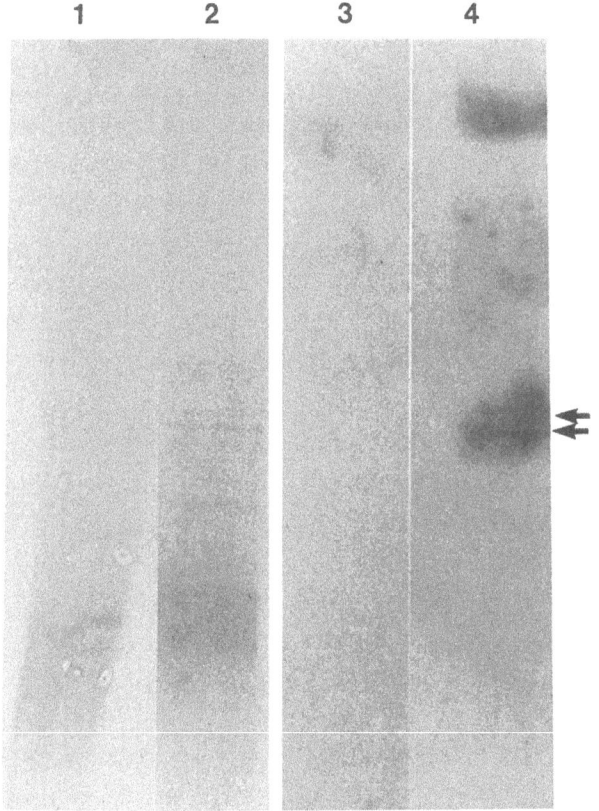

Abb. 14 - Spezifität oligoklonaler Liquor-Antikörper. Oligoklonale IgG-Banden im Liquor eines Patienten (2) mit MPN-GBB (isoelektrische Fokusierung auf Agarosegel, Transfer auf Nitrozellulose und Reaktion mit Peroxydase-konjugiertem antihumanem IgG). Nach Reaktion mit I125-markiertem B. burgdorferi-Lysat und Autoradiographie kommen zwei spezifische Antikörperbanden (Pfeile) zur Darstellung (4), die zwei oligoklonalen IgG-Banden auf Streifen 2 entsprechen. Kontrollpersonen (1,3). Die Streifen 1 und 2 stammen von einem anderen Agarosegel als die Streifen 3 und 4. Dies erklärt die geringen Unterschiede zwischen den Banden auf den Streifen 2 und 4.
Aus: Murray, N., Kristoferitsch, W., et al.: J. Neurol. 233: 224-227 (1986).

## 2.5. Zusammenhänge zwischen Liquorbefunden und Schweregrad der neurologischen Symptomatik

Ein statistisch signifikanter Zusammenhang zwischen den verschiedenen Liquorparametern und dem Schweregrad der neurologischen Symptomatik, der, worauf noch später eingegangen wird, in einer semiquantitativen Graduierung bestimmt wurde, war bei der initialen Liquoruntersuchung unserer in keiner Weise selektionierten Patienten nicht nachzuweisen (Tab. 11, 12).

Tabelle 11 - Zusammenhänge zwischen dem Schweregrad der klinischen Symptomatik (semiquantitativ ermittelter Summenscore) und Liquorbefunden bzw. Serum-Immunglobulinen bei 46 unbehandelten Patienten mit MPN-GBB in der 1.-9. Woche nach Krankheitsbeginn.

| Parameter | | | | | Summenscore | | | | | |
|---|---|---|---|---|---|---|---|---|---|---|
| | | 2 / 3 | | | 4 / 5 | | | 6 - 8 | | |
| | n | x̄ | s | n | x̄ | s | n | x̄ | s | F*** |
| Zellzahl /3 | 21 | 395 | 315 | 16 | 481 | 374 | 9 | 764 | 996 | 1.544 |
| Eiweiß mg/dl | 21 | 121.6 | 85.6 | 16 | 130.7 | 66.2 | 9 | 158.2 | 79.9 | 0.694 |
| Albumin mg/dl | 21 | 84.4 | 54.9 | 16 | 93.7 | 50.9 | 9 | 116.1 | 65.1 | 1.023 |
| Ratio* | 21 | 0.0201 | 0.0138 | 14 | 0.0213 | 0.0124 | 8 | 0.0307 | 0.0175 | 1.715 |
| IgG mg/dl | 21 | 19.6 | 19.0 | 16 | 21.5 | 13.0 | 9 | 27.8 | 17.8 | 0.750 |
| Index* | 21 | 0.72 | 0.30 | 14 | 0.83 | 0.22 | 8 | 0.80 | 0.38 | 0.554 |
| IgA** mg/dl | 15 | 3.7 | 3.5 | 12 | 2.5 | 2.0 | 8 | 3.1 | 1.5 | 0.598 |
| Index* | 15 | 0.61 | 0.34 | 10 | 0.53 | 0.21 | 7 | 0.33 | 0.14 | 2.666 |
| IgM** mg/dl | 14 | 5.2 | 3.6 | 14 | 5.9 | 4.4 | 8 | 5.8 | 3.7 | 0.114 |
| Index* | 14 | 1.21 | 0.93 | 12 | 1.58 | 1.33 | 7 | 0.99 | 1.07 | 0.696 |
| Serum | | | | | | | | | | |
| IgG mg/dl* | 21 | 1265 | 258 | 14 | 1159 | 257 | 8 | 1261 | 441 | 0.589 |
| IgA mg/dl* | 21 | 237 | 136 | 14 | 183 | 88 | 8 | 299 | 186 | 1.946 |
| IgM mg/dl* | 21 | 209 | 101 | 14 | 222 | 129 | 8 | 265 | 203 | 0.519 |

* in 3 Fällen lagen keine Serum-Ig-Werte vor, eine Ratio- bzw. Indexberechnung war somit nicht möglich
** Werte, die unterhalb des technisch bedingten Meßbereiches lagen, wurden zur Ermittlung von x̄ +- s sowie zur Errechnung des IgA (IgM) Index nicht herangezogen
*** Prüfgröße Varianzanalyse, alle Ergebnisse nicht signifikant (n.s.)

Tabelle 12 - Zusammenhänge zwischen dem Schweregrad der klinischen
           Symptomatik (semiquantitativ ermittelter Summenscore) und
           der intrathekalen Immunglobulin-Synthese (Igloc) bei unbe-
           handelten Patienten mit MPN-GBB in der 1.-9. Woche nach
           Krankheitsbeginn.

| Schweregrad der klin. Symptomatik | n | IgGloc (mg/dl) 0 | >0 <=4 | >4 | |
|---|---|---|---|---|---|
| 2 / 3 | 21 | 12 | 5 | 4 | $\chi^2 = 6.272$* n.s. |
| 4 / 5 | 14 | 3 | 7 | 4 | |
| 6 - 8 | 8 | 4 | 1 | 3 | |

| Schweregrad der klin. Symptomatik | n | IgAloc (mg/dl) 0 | >0 | |
|---|---|---|---|---|
| 2 / 3 | 15 | 8 | 7 | $\chi^2 = 4.848$ n.s. |
| 4 / 5 | 10 | 7 | 3 | |
| 6 - 8 | 7 | 7 | 0 | |

| Schweregrad der klin. Symptomatik | n | IgMloc (mg/dl) 0 | >0 <=4 | >4 | |
|---|---|---|---|---|---|
| 2 / 3 | 14 | 2 | 8 | 4 | $\chi^2 = 1.812$ n.s. |
| 4 / 5 | 12 | 1 | 7 | 4 | |
| 6 - 8 | 7 | 2 | 4 | 1 | |

* $\chi^2$-Test

g. Blutuntersuchungen

1. Unspezifische Entzündungsparameter

Von 46 unbehandelten Patienten lag die Gesamtleukozytenzahl aus der akuten neurologischen Krankheitsphase vor. Sie war bei 10 Patienten (22 %) erhöht. Der höchste Einzelwert lag bei 16.000 Zellen/mm$^3$, der Median der 10 erhöhten Werte bei 12.300.

Häufiger, nämlich bei 33 von 42 (79 %) unbehandelten Patienten der akuten Krankheitsphase, wurde eine beschleunigte Blutsenkungsreaktion gefunden. Eine starke Senkungsbeschleunigung (über 90 mm/2 Stunden) war nur bei einem Patienten, eine mittelgradige (50 bis 90 mm/2 Stunden) bei 14 und eine mäßige (20 bis 49 mm/2 Stunden) bei 18 Patienten festzustellen. Serumelektrophoresen wurden bei 19 unbehandelten Patienten in der akuten Krankheitsphase durchgeführt. Sie zeigte bei neun Patienten Normabweichungen mit einer hauptsächlichen Vermehrung der Alpha- und Gammaglobuline. Das C-reaktive Protein als Akutphasen-Protein war bei 7 von 19 Patienten erhöht nachweisbar.

2. Erythrozyten, Lymphozyten, Thrombozyten

Bei 45 Patienten wurden die Erythrozyten-, bei 24 die Thrombozyten- und bei 14 die Lymphozytenzahlen im akuten Krankheitsstadium bestimmt. Sämtliche Patienten waren zum Zeitpunkt der Untersuchung unbehandelt. Die Erythrozytenzahlen waren in drei Fällen vermindert, darunter nur einmal deutlich auf 2,62 Millionen Zellen pro $mm^3$. Die Thrombozyten wurden nur einmal geringfügig vermindert angetroffen. Die Gesamtlymphozytenzahl zeigte keine Abweichungen. Die Analysen der T-Lymphozyten und T-Lymphozyten-Subpopulationen erfolgten mit einem Fluoreszenzaktivierten Zellsorter (FACS 440) unter Verwendung monoklonaler Antikörper der LEU-Serie (316). Der prozentuelle Anteil von T-Lymphozyten an der Gesamtlymphozytenzahl sowie die T-Helfer (TH)- und T-Supressor/zytotoxische (TS/Z)-Subpopulationen zeigten keine wesentliche Abweichung vom Normbereich (394). Die TH:TS/Z-Ratio war nur bei drei Patienten erhöht (316) (Tab. 13).

3. Serumimmunglobuline

Die Immunglobuline G, A und M wurden in der Akutphase in den Seren von 43 unbehandelten Patienten untersucht (Tab. 14). Ihre Mittelwerte (Median) lagen im Normbereich (IgG 800 bis 1.800, IgA 90 bis 450, IgM 60 bis 250 mg/dl für Männer, 70 bis 280 mg/dl für Frauen). Während nur ein einziger Patient einen erhöhten IgG-Wert (2.260 mg/dl) und zwei Patienten erhöhte IgA-Werte (634 und 665 mg/dl) hatten, konnten bei zehn (23 %) der

Patienten erhöhte IgM-Werte zwischen 290 und 676 mg/dl nachgewiesen werden.

4. Komplementfaktoren, zirkulierende Immunkomplexe

Die Komplementfaktoren C3 und C4 wurden mit radialer Immundiffusion auf Partigenplatten (Behring Werke, Marburg, BRD) in den Seren von 17 unbehandelten Patienten in der akuten Krankheitsphase untersucht (Tab. 14). Bei 13 von ihnen wurde zusätzlich

Tabelle 13 - T-Lymphozyten und T-Lymphozyten-Subpopulationen von 11 Patienten mit MPN-GBB ohne antibiotische Medikation. T-H = T-Helfer-Subpopulation; T-S/Z = T-Suppressor/zytotoxische Subpopulation. Angegeben ist der prozentuelle Anteil an den Gesamtlymphozyten bzw. an den T-Lymphozyten.

| Pat. | Leu 4 positive T Lymphozyten (%) | Leu 3 positive T-H Lymphozyten (%) | Leu 2 positive T-S/Z Lymphozyten (%) | T-H:T-S/Z Ratio |
|---|---|---|---|---|
| 1 | 79 | 54 | 15 | 3.6 |
| 2 | 77 | 50 | 25 | 2.0 |
| 3 | 56 | 40 | 18 | 2.2 |
| 4 | 64 | 45 | 19 | 2.4 |
| 5 | 61 | 42 | 22 | 1.9 |
| 6 | 51 | 38 | 13 | 2.9 |
| 7 | 60 | 43 | 18 | 2.4 |
| 8 | 79 | 55 | 43 | 1.3 |
| 9 | 46 | 43 | 12 | 3.6 |
| 10 | 71 | 32 | 20 | 1.6 |
| 11 * | 81 | 71 | 14 | 5.1 |

* Patient stand unter Steroid-Therapie

Tabelle 14 - Serum-Immunglobuline (IgG, IgA und IgM) und Komplementfaktoren (C3, C4) bei 43 bzw. 17 Patienten mit MPN-GBB. Angaben in mg/dl.

| Parameter | n | min. | max. | $\bar{x}$ | s | Median |
|---|---|---|---|---|---|---|
| Serum IgG | 43 | 669 | 2260 | 1230 | +- 295 | 1190 |
| IgA | 43 | 71 | 665 | 231 | +- 137 | 180 |
| IgM | 43 | 78 | 676 | 224 | +- 132 | 176 |
| C3 | 17 | 82 | 346 | 145 | +- 59 | 134 |
| C4 | 17 | 21 | 90 | 47 | +- 20 | 46 |

nach zirkulierenden Immunkomplexen entsprechend der Methode von Migliorini et al. (219) mittels CIC-C1Q-Test (Medac, Hamburg, BRD) gesucht. Nur bei vier von 13 Patienten (31 %) waren zirkulierende Immunkomplexe nachzuweisen. Der Komplementfaktor C3 war bei 13 von 17 Patienten (76 %) auf 125 bis 346 mg/dl erhöht. Auch der Median von C3 lag mit 134 mg/dl bereits im pathologischen Bereich (Normwert 50 bis 120 mg/dl). Der Komplementfaktor C4 (Normalwert 20 bis 50 mg/dl) wurde fünf Mal erhöht zwischen 63 und 90 mg/dl angetroffen, der Median lag bei 46 mg/dl. Eine Verminderung der Komplementfaktoren C3 und C4 unter den Normbereich wurde in keinem Fall beobachtet.

## 5. Autoantikörper

Bei allen 53 Patienten wurde der VDRL-Test durchgeführt und war in keinem Fall positiv. Rheumafaktoren (Waaler-Rose-Test, Original-Latex-Test) waren in den Seren von 20 untersuchten unbehandelten Patienten negativ. Antinukleäre Faktoren wurden mit einem direkten Immunfluoreszenztest in den Seren von 15 unbehandelten Patienten der akuten Krankheitsphase untersucht. Bei 10 Patienten lagen die Antikörpertiter unter der Nachweisbarkeitsgrenze. In vier Fällen waren sie geringgradig (drei Mal 1/20, ein Mal 1/80) erhöht. Bei einer Patientin fand sich allerdings ein hoher Titerwert (1/2.560), Untersuchungen der Anti-DNA-Antikörper sowie von Antikörpern gegen Subfraktionen der nukleären Antigene und die Suche nach zirkulierenden Immunkomplexen ergaben in diesem Falle negative Resultate. Antikörper gegen Myelin wurden von Suchanek et al. (351) in Liquorproben von 20 unserer Patienten in einer signifikant größeren Häufigkeit angetroffen als in Patientengruppen mit nicht entzündlichen bzw. anderen entzündlichen Erkrankungen des Nervensystems oder mit multipler Sklerose.

## 6. Histokompatibilitäts(HLA)-Antigene

Die Alloantigene DR1-DR5 und DR7 wurden bei 16 Patienten mit MPN-GBB untersucht und die Ergebnisse mit den Befunden von 160 gesunden Kontrollpersonen verglichen (Tab. 15). Es konnte keine

Tabelle 15 - Häufigkeit von HLA-DR-Antigenen bei 16 Patienten mit
MPN-GBB und in einer Kontrollgruppe (modifiziert nach
Kristoferitsch und Mayr, J. Neurol. 231: 271-272 (1984)).

|     | Patienten mit MPN-GBB (n = 16) | | Kontrollgruppe (n = 160) | | $\chi_y^2$ | p |
|-----|------|------|------|------|------|------|
|     | pos. | neg. | pos. | neg. |      |      |
| DR1 | 5    | 11   | 32   | 128  | 0.53 | 0.47 |
| DR2 | 3    | 13   | 35   | 125  | 0.00 | 1.00 |
| DR3 | 5    | 11   | 32   | 128  | 0.53 | 0.47 |
| DR4 | 4    | 12   | 42   | 118  | 0.04 | 0.84 |
| DR5 | 8    | 8    | 37   | 123  | 4.20 | 0.04*|
| DR7 | 3    | 13   | 45   | 115  | 0.26 | 0.61 |

*$p_{corr}$ = 0.24; $\chi_y^2$ = $\chi^2$-Wert mit Yates-Korrektur

Assoziation zwischen der MPN-GBB und den untersuchten HLA-DR-Antigenen festgestellt werden (172).

## 7. Serologie der spezifischen Antikörper

Die serologische Bestätigung einer Borrelieninfektion war bei den 25 Patienten, die ab Herbst 1983 an einer MPN-GBB erkrankten, ein Einschlußkriterium für unsere Untersuchung. Es wurden Antikörper gegen Borrelien zunächst mit einem IIFT bestimmt, ab 1985 mit einem ELISA (324). Als Antigen diente B. burgdorferi-Stamm B31. Die Schwellenwerte lagen für den IIFT bei 1/128 bzw. 1/64 für IgG- bzw. IgM-Antikörper. Als Schwellenwerte für ELISA IgG und IgM sind log2 Verdünnungsstufen von 7,5 bzw. 6,5 bestimmt worden. Ab 1987 wurde der ELISA modifiziert und Schwellenwerte von 4,7 für IgG und IgM ermittelt (321). IgM-Antikörper wurden nicht bei allen Patienten bestimmt. Von denjenigen 24 Patienten, in deren Seren spezifisches IgG und IgM in einem IIFT oder einem ELISA untersucht wurden, lagen bei acht Patienten (33 %) die IgG- und IgM-Titerwerte in den initial gewonnenen Serumproben unter dem Schwellenbereich. Diese erste serologische Untersuchung erfolgte innerhalb von 10 bis 35 (Median 16) Tagen nach Beginn der neurologischen Symptomatik. Bereits bei einer zweiten Untersuchung 16 bis 28 (Median 22) Tage später lagen die IgG- und/oder IgM-Titerwerte dieser acht Patienten über dem Schwellenbereich.

Der Nachweis spezifischer Antikörper im Liquor cerebrospinalis ist nur dann von Relevanz, wenn auch deren intrathekale Synthe-

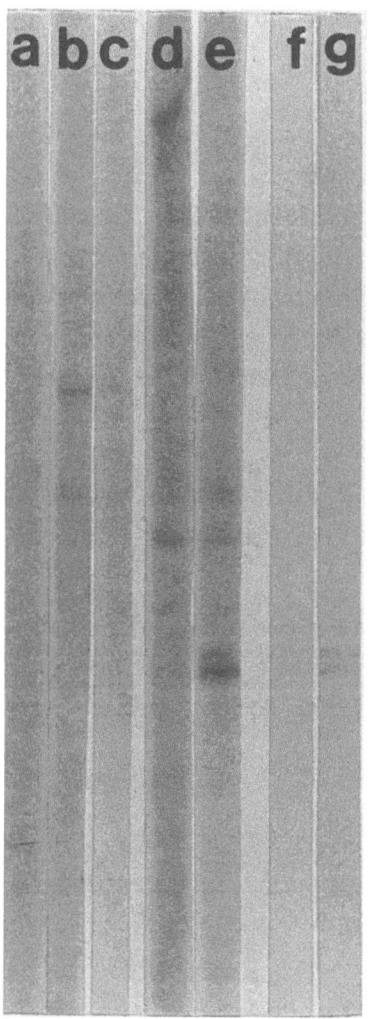

Abb. 15 - Reaktivität von Serum und Liquor mit B. burgdorferi im Western blot. Borrelien-spezifische IgG-Antikörper im Serum (b,d) und Liquor (c,e) von zwei Patienten mit MPN-GBB. Keine IgG-Antikörper im Serum einer Kontrollperson (a). Borrelien-spezifische IgM-Antikörper im Serum (f) und Liquor (g) eines Patienten mit MPN-GBB. Einzelne spezifische Antikörper sind nur im Liquor (e) und nicht im parallel gewonnenen Serum (d) nachzuweisen.
Aus: Murray, N., Kristoferitsch, W., et al.: J. Neurol. 233: 224-227 (1986).

se gesichert ist. Dies erfolgt am verläßlichsten durch den bereits erwähnten Nachweis spezifischer oligoklonaler Banden (Abb. 14) oder durch Antikörperanalysen mittels Western-blot von simultan gewonnenen Serum- und Liquorproben (Abb. 15).

h. Elektrophysiologische Untersuchungen

1. Elektroneurographie

Bei 19 Patienten wurden in der floriden Krankheitsphase elektroneurographische Untersuchungen durchgeführt (Tab. 16). Es wurden 25 Nerven in klinisch betroffenen Regionen sowie 9 Nerven in klinisch nicht betroffenen Regionen untersucht. Ein Patient litt in der klinisch betroffenen Region nur an Schmerzen, während bei allen anderen Schmerzen und Paresen kombiniert waren.

Die motorische Nervenleitgeschwindigkeitsmessung wurde mittels Ableitung und Stimulation mit Oberflächenelektroden und supra-

Tabelle 16 - Relative Häufigkeit pathologischer Neurographie-Befunde an klinisch betroffenen und klinisch nicht betroffenen Extremitäten von 19 Patienten mit MPN-GBB (z.T. wurden an einem Patienten mehrere Extremitäten untersucht).

|             | Extremitäten klinisch betroffen | klinisch nicht betroffen |
|-------------|---------------------------------|--------------------------|
| N. peronäus | 9 / 12                          | 1 / 6                    |
| N. medianus | 5 / 6                           | 0 / 2                    |
| N. ulnaris  | 3 / 3                           | 0 / 0                    |
| N. suralis  | 2 / 3                           | 0 / 1                    |
| N. tibialis | 1 / 1                           | 0 / 0                    |

maximaler Reizung durchgeführt. Zur Ermittlung der sensiblen Nervenleitgeschwindigkeit wurde die nicht-invasive Oberflächentechnik gewählt, wobei die Werte der sensiblen Nervenleitgeschwindigkeit temperaturkontrolliert bzw. -korrigiert wurden.

Für die jeweiligen Nerven wurden typische Ableitepunkte gewählt (195). Die F-Wellen-Latenz wurde nach Stimulation im distalen Nervenabschnitt der jeweiligen Nerven unter Abzug der distalen Latenz gemessen und mit einem Normkollektiv verglichen (156). Das Elektromyogramm wurde mit konzentrischen Nadelelektroden abgeleitet und quantitativ ausgewertet (156, 195, 320).

20 der 25 untersuchten und klinisch betroffenen sowie einer von neun untersuchten und klinisch nicht betroffenen Nerven zeigten abnorme elektroneurographische Befunde (Tab. 16). Betrachtet man die Einzelparameter, die in allen Nerven untersucht wurden, so war von den in größerer Anzahl untersuchten Parametern am häufigsten (50 %) die maximale motorische Nervenleitgeschwindigkeit beeinträchtigt (Tab. 17). Die F-Wellen- Latenz, die nur

Tabelle 17 - Häufigkeit und Art der neurographischen Veränderungen bei 19 Patienten mit MPN-GBB (an einzelnen Patienten wurden mehrere Extremitäten untersucht).
SPA = Summenpotentialamplitude; NLG = Nervenleitgeschwindigkeit; NAP = Nervenaktionspotential.

| Parameter | med. | uln. | peron. | tib. | sur. | Summe (%) |
|---|---|---|---|---|---|---|
| max. mot. NLG | 3/8 | 3/3 | 8/18 | 1/1 | - | 15/30 (50%) |
| SPA | 1/8 | 3/3 | 7/18 | 0/1 | - | 11/30 (37%) |
| distale Latenz | 3/8 | 0/3 | 8/18 | 0/1 | - | 11/30 (37%) |
| F-Wellen-Latenz | 1/1 | - | 5/ 6 | - | - | 6/ 7 |
| sens. NLG | - | - | - | - | 1/4 | 1/ 4 |
| sens. NAP (Ampl.) | - | - | - | - | 2/4 | 2/ 4 |

in sieben Fällen gemessen wurde, war nach Abzug der distalen Latenz fünfmal verlängert und blieb einmal ohne Antwort. Der H-Reflex wurde an vier betroffenen Extremitäten untersucht und war in allen Fällen verlängert. Bei zwei Patienten wurden elektromyographische Untersuchungen in ausschließlich von Schmerzen betroffenen Regionen durchgeführt. Die Ergebnisse waren in einem Fall normal, im zweiten fanden sich Faszikulationspotentiale. Bei vier Patienten erfolgten Elektromyographien in motorisch betroffenen Regionen, bei zwei von diesen waren entsprechende elektroneurographische Untersuchungen unauffällig. Alle vier Patienten zeigten Störungen vom neurogenen Typ mit einer Lichtung des Aktivitätsmusters. In drei Fällen - in zwei davon mit normaler Nervenleitgeschwindigkeit - fanden sich zusätzlich reichlich Fibrillationspotentiale sowie positive scharfe Wellen, die als Hinweis für eine axonale Neuropathie aufzufassen sind.

2. Elektroenzephalographie

Bei 24 Patienten wurden in der initialen Krankheitsphase EEG-Untersuchungen durchgeführt. Es wurde mit einem 16-Kanal-Gerät (21 Elektroden) nach dem internationalen 10-20-System mit longitudinalen, transversalen und referentiellen Montagen in Ruhe, während 3 Minuten Hyperventilation und während Flackerlichtprovokation abgeleitet (46). Bei sechs Patienten waren die Befunde unauffällig. 17 Patienten hatten geringe unspezifische Allgemeinveränderungen wie Grundrhythmusverlangsamung bzw. vermehrt langsame Tätigkeit aus dem Theta- bzw. Deltabereich ohne umschriebene fokale Veränderungen. Lediglich ein Patient zeigte eine herdförmige Verlangsamung (Theta, Delta) ohne klinisches Korrelat. Dieser 63-jährige Patient hatte zusätzlich vaskuläre Risikofaktoren aufgewiesen. Paroxysmale Zeichen waren bei keinem Patienten zu finden.

i. Computertomographie

Bei zehn Patienten wurde eine kraniale Computertomographie durchgeführt. Eine 15-jährige Patientin zeigte in der kranialen CT einen ausgeprägten Hydrocephalus internus. Eine Isotopencisternoszintigraphie wies auf einen Hydrocephalus communicans hin. Die in der akuten Krankheitsphase durchgeführte Computertomographie ergab keinerlei Hinweise auf eine periventrikuläre Dichteminderung. In einer Kernspintomographie fand sich kein Anhaltspunkt für eine erhöhte periventrikuläre Liquorresorption. Auch computertomographische Verlaufskontrollen, die über einen Zeitraum von zwei Jahren mehrmals erfolgten, zeigten keine Änderung der Ventrikelweite. Aufgrund dieser Befunde haben wir bei dieser Patientin die Annahme eines Zusammenhangs zwischen Hydrocephalus und Borrelieninfektion abgelehnt, obwohl hydrozephale Veränderungen in einzelnen Fällen von MPN-GBB (27, 110, 164) und bei der erregerverwandten Lues cerebrospinalis (96, 258) beobachtet wurden. Die übrigen neun Fälle zeigten altersentsprechende Verhältnisse.

E. Krankheitsverlauf der Meningopolyneuritis Garin-Bujadoux-Bannwarth

a. Spontanverlauf

1. Klinisches Bild

Für die Beschreibung des klinischen Spontanverlaufs wurden Beobachtungen an 23 unbehandelten Patienten der Gruppe I herangezogen. Alle Patienten wurden mehrmals während ihres Krankheitsverlaufs sowie nach vollständiger klinischer Heilung oder nach Stabilisierung in einem nur mäßiggradigen Defektsyndrom klinisch untersucht.

16 der 23 Patienten konnten sich an den Zeitpunkt des Zecken- oder Insektenstichs und somit an den vermutlichen Infektionszeitpunkt erinnern. Anhand der kumulativen Häufigkeit der klinischen Symptome dieser 16 Patienten, die in Beziehung zum Infektionszeitpunkt gesetzt wurde, ist der Spontanverlauf der MPN-GBB auf Abbildung 16 dargestellt. Nach einem neurologisch symptomlosen Intervall traten zunächst Schmerzen, gefolgt von peripheren und Hirnnervenparesen, auf. Die Mehrzahl der Patienten litt zwischen der 4. und 9 Woche nach dem Zeckenstich an Schmerzen. Nach der 9. Woche nahm ihre Anzahl schrittweise ab und entsprach am Ende der 15. Woche, sieht man von drei Patienten, bei denen sich ein chronisches Schmerzsyndrom entwickelte, ab, den Verhältnissen ein bis zwei Wochen nach dem Infektionszeitpunkt. Der kumulative Anstieg der Patienten, die auch an Hirnnerven- und peripheren Paresen litten, war zeitlich von der Schmerzsymptomatik deutlich abgesetzt. Der Schmerz war in allen Fällen das neurologische Erstsymptom. Es ist allerdings

hier nochmals zu erwähnen, daß es sich dabei nicht immer um einen radikulären Initialschmerz gehandelt hatte. In wenigen Fällen, die später an Hirnnervenparesen erkrankten, bestand ein

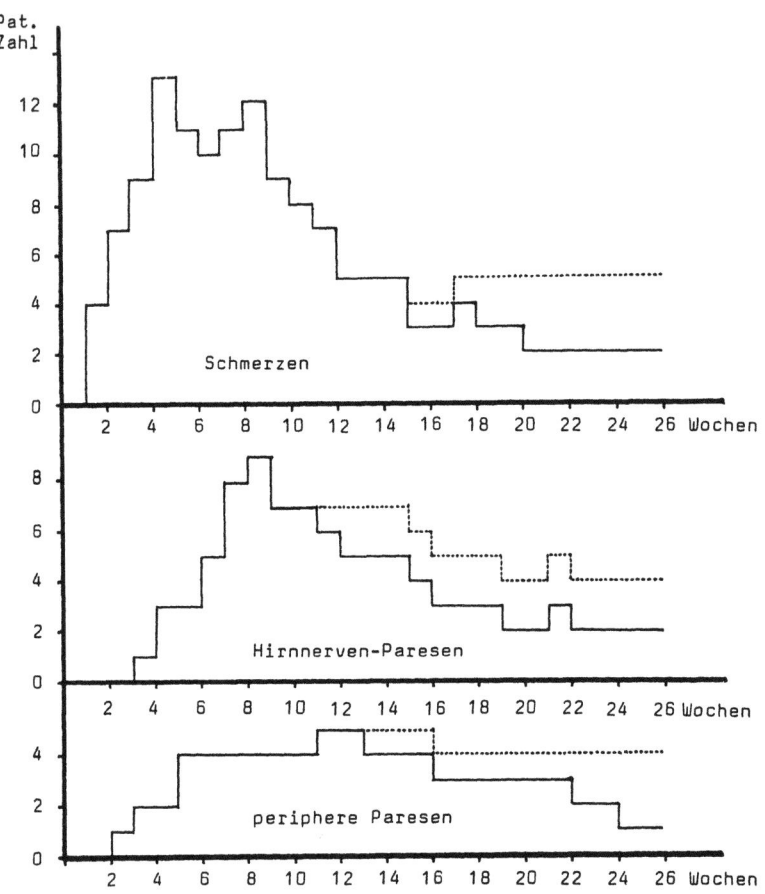

Abb. 16 - Krankheitsverlauf von 16 unbehandelten Patienten mit MPN-GBB und bekanntem Zeitpunkt des Arthropodenstiches. Abszisse: zeitlicher Abstand vom Arthropodenstich. Ordinate: Zahl der Patienten mit dem jeweiligen Symptom. Unterbrochene Linie: Anteil der Patienten, die nach mindestens 53 Monaten weiterhin an Residualsymptomen litten. Periphere Paresen = Extremitäten- bzw. Rumpfparesen.

dumpfer diffuser Kopfschmerz, wie bereits im Abschnitt über die Schmerzsymptomatik erwähnt.

Der Schweregrad der neurologischen Symptomatik wurde anhand einer semiquantitativen Graduierung (Tab. 18) bewertet.

## 1.1. Floride Krankheitsphase

Um den klinischen Verlauf während der ersten Krankheitswochen zu erfassen, wurden alle 23 Patienten 20 bis 40 (Median 30) Tage nach der Erstuntersuchung neuerlich klinisch untersucht. Als gebessert wurden jene Patienten betrachtet, deren Score-Werte um mindestens zwei Punkte abnahmen. Patienten, die initial nur Score-Werte von 0 oder 1 hatten, wurden nicht berücksichtigt, da bei ihnen eine Verbesserung um zwei Punkte nicht möglich war. Die Anzahl der gebesserten und nicht gebesserten

Tabelle 18 - Semiquantitative Graduierung neurologischer Symptome und Ausfälle.

| Symptom | Ausprägungsgrad | | | |
|---|---|---|---|---|
| | 0 | 1 | 2 | 3 |
| Schmerzen | keine | geringgradig, kein Analgetikabedarf | mäßiggradig, sporadisch Analgetikabedarf | hochgradig, regelmäßiger Analgetikabedarf |
| Hirnnerven-Paresen | keine | geringgradig | inkomplett, aber deutlich ausgeprägt | keine Restmotorik vorhanden |
| Extremitäten- bzw. Rumpf-Paresen | keine | Bewegung gegen Widerstand möglich | Bewegung gegen Schwerkraft möglich | Bewegung nur nach Aufhebung der Schwerkraft möglich / Plegie |

Patienten wurde miteinander verglichen. Berücksichtigt man die semiquantitative Graduierung der klinischen Symptome, so haben sich entsprechend diesen Kriterien durchschnittlich 30 Tage nach der klinischen Erstuntersuchung neun (39 %) Patienten in der Summe ihrer neurologischen Beschwerden gebessert und 14 (61 %) nicht gebessert. Betrachtet man die Einzelsymptome Schmerz, Hirnnervenparese und periphere Parese, so kam es vorwiegend zu einer Remission der Schmerzen (7 von 22 Patienten, 32 %) und Hirnnervenparesen (4 von 9 Patienten, 44 %), während sich die peripheren Paresen anfänglich nicht rückbildeten (1 von 12 Patienten, 8 %) (Tab. 21).

## 1.2. Remissionsphase

Um den weiteren klinischen Verlauf zu beschreiben, wurde bei 20 Patienten der Gruppe I 2 bis 9 (Median 4) Monate nach Krankheitsbeginn eine dritte Graduierung erhoben. Für diese neuerliche Untersuchung wurden die Kriterien für den Summenscore enger gefaßt. Um einen Patienten als "gebessert" zu betrachten, wurde für die Langzeitbeobachtung eine Verringerung des Summenscores um mindestens drei Punkte gefordert. Von 19 Patienten, die in der initialen Untersuchung drei oder mehr Punkte erreicht hatten, waren 12 (63 %) nach vier Monaten gebessert. Die Besserung der Einzelsymptome betraf vor allem Schmerzen (15 von 19 Patienten, 79 %) und Hirnnervenparesen (7 von 9 Patienten, 78 %), während periphere Paresen kaum in einem Ausmaß remittierten, daß sich dies in einer Verbesserung um zwei Graduierungspunkte ausgedrückt hätte (1 von 9 Patienten, 11 %).

## 1.3. Residualzustand

Im Frühjahr 1987 wurden diejenigen Patienten, die ursprünglich keine antibiotische oder Kortikosteroidbehandlung erhalten hatten, zu einer ambulanten Untersuchung einberufen. Von den Patienten, die zur Untersuchung erschienen, sind 15 weiterhin ohne antibiotische Behandlung geblieben. Diese Spätkontrolle erfolgte zwischen 53 und 92 (Median 57) Monaten nach Krankheitsbeginn. Das Alter der Patienten lag zum Untersuchungszeitpunkt zwischen 33 und 76 (Median 66) Jahren. Sieben der 15 Patienten hatten noch immer subjektive Beschwerden. Vier dieser sieben Patienten klagten über chronische oder rezidivierende Schmerzen, die in einem Fall auf eine Wurzelläsion C8 mit zusätzlichen Restparesen, in einem anderen auf eine Enthesitis der Achillessehne und eine Sakroiliitis zurückzuführen waren. Bei zwei der vier Patienten konnte das Schmerzsyndrom nicht eindeutig zugeordnet werden; in einem Fall wurde nochmals eine Liquoruntersuchung durchgeführt, die keine Auffälligkeiten ergab. Ein Patient war durch eine Facialisparese auch subjektiv beeinträchtigt. Zwei Patienten erwähnten Parästhesien.

Objektiv konnten bei sechs Patienten neurologische Ausfälle festgestellt werden, die alle nur gering- oder mäßiggradig ausgeprägt waren. Es waren dies Restparesen des N. facialis bei zwei - einmal mit synergistischer Masseninnervation - und radikuläre Ausfallssymptome bei vier Patienten. Alle Ausfälle entsprachen Restsymptomen der in der floriden Krankheitsphase beobachteten Läsionen. Sechs der 15 Patienten waren subjektiv beschwerdefrei und boten auch objektiv einen regelrechten neurologischen Status.

Zu ergänzen ist, daß wir sechs Monate nach dieser letzten systematisch durchgeführten Nachuntersuchung von einem Patienten dieses Krankengutes eine Liquor- und Serumprobe zur Untersuchung erhalten hatten. Es handelte sich um den vorhin erwähnten Patienten mit einer C8 Residualläsion, der nach unserer letzten Untersuchung wegen einer akuten peripheren Facialisparese nochmals in einem auswärtigen Spital stationär aufgenommen worden war. Unsere Liquoruntersuchung ergab eine normale Zellzahl sowie eine leicht erhöhte Gesamteiweißkonzentration (55 mg/dl). Es fand sich kein Hinweis für eine interthekale Ig-Synthese. Spezifische Antikörper gegen Borrelien konnten im Liquor nicht nachgewiesen werden, lagen aber im Serum - wie bei den Vorbefunden - deutlich über dem Schwellenwert. Eine aktive Neuroborreliose war nicht mit Sicherheit nachzuweisen.

## 2. Liquor cerebrospinalis

### 2.1. Floride Krankheitsphase

Die Liquorveränderungen im spontanen Krankheitsverlauf werden anhand von 14 unbehandelt gebliebenen Patienten, deren initiale Lumbalpunktion 6 bis 48 (Median 23) Tage nach Krankheitsbeginn erfolgte und die ein zweites Mal 56 bis 101 (Median 65) Tage nach Krankheitsbeginn punktiert wurden, dargestellt. In der zweiten Liquoruntersuchung war gegenüber der ersten ein signifikanter Abfall der Zellzahl und der Gesamteiweißkonzentration festzustellen (Abb. 17). Eine signifikante Änderung der Immunglobulin-Synthese gemessen am IgG-Index und an den Igloc-Werten war hingegen nicht zu beobachten (Abb. 18).

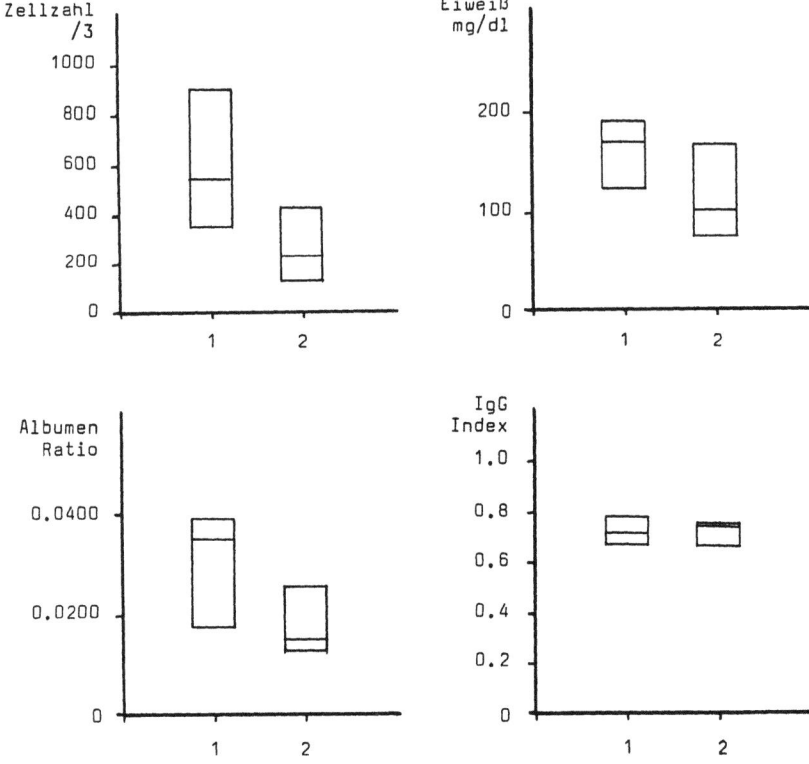

Abb. 17 - Änderungen der Liquorwerte im Krankheitsverlauf bei unbehandelten Patienten mit MPN-GBB. Abszisse: 1 - Erstpunktion; 2 - Zweitpunktion. Dargestellt sind: Median, ob. Quartil, unt. Quartil. Abfall von Zellzahl ($p < 0.05$) und Gesamteiweiß ($p < 0.01$) bei je 14 Patienten im Wilcoxon-Rangvorzeichentest signifikant; Abfall von Albumin-Ratio ($p = 0.067$) und Änderung des IgG-Index bei je 10 Patienten nicht signifikant.

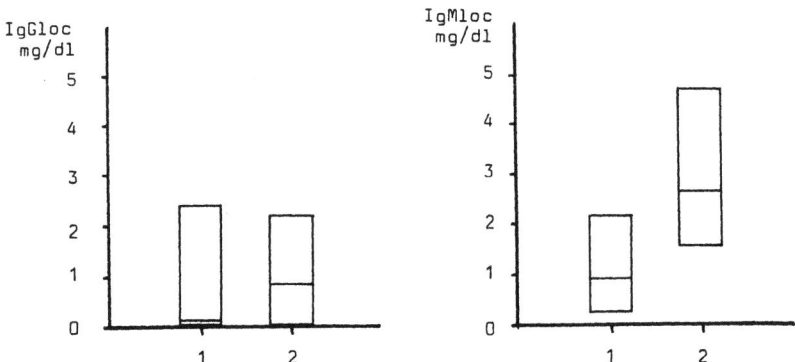

Abb. 18 - Änderungen der Liquorwerte im Krankheitsverlauf bei unbehandelten Patienten mit MPN-GBB. Abszisse: 1 - Erstpunktion; 2 - Zweitpunktion. Dargestellt sind: Median, ob. Quartil, unt. Quartil. Änderung von IgGloc- und IgMloc-Werten bei 10 bzw. 9 Patienten im Wilcoxon-Rangvorzeichentest nicht signifikant.

## 2.2. Remissionsphase

Acht Patienten ohne antibiotische Therapie wurden 16 bis 23 Wochen nach Erkrankungsbeginn punktiert. Sechs Patienten zeigten noch geringgradige klinische Symptome, zwei waren beschwerdefrei. Wie aus Tabelle 19 ersichtlich, sind auch noch vier Monate nach Krankheitsbeginn pathologische Liquorbefunde anzutreffen. Dies war nicht nur bei Patienten mit klinischer Symptomatik, sondern auch bei zwei Patienten ohne Beschwerden der Fall.

Tabelle 19 - Liquorbefunde und Serum-Immunglobuline von 8 unbehandelten Patienten mit MPN-GBB in der 16.-23. Woche nach Krankheitsbeginn.

| Parameter | | n | np** | min. | max. | $\bar{x}$ | s | Median |
|---|---|---|---|---|---|---|---|---|
| Lebensalter | Jahre | 8 | - | 23 | 70 | 47.9 | +- 14.8 | 50.0 |
| Erkr.-Dauer | Wochen | 8 | - | 16 | 23 | 18.3 | +- 2.4 | 17.5 |
| Zellzahl | /3 | 8 | 6 | 4 | 304 | 96 | +- 96 | 73 |
| Eiweiß | mg/dl | 8 | 6 | 32 | 87.8 | 60.2 | +- 21.0 | 61.3 |
| Albumin | mg/dl | 8 | 6 | 23.8 | 71.4 | 44.1 | +- 16.9 | 39.9 |
| | Ratio | 8 | 6 | 0.0054 | 0.0170 | 0.0098 | +- 0.0040 | 0.0089 |
| IgG | mg/dl | 8 | 8 | 4.3 | 17.2 | 9.6 | +- 4.5 | 9.0 |
| | Index | 8 | 8 | 0.62 | 0.92 | 0.76 | +- 0.11 | 0.73 |
| loc | mg/dl | 8 | 6 | 0 | 3.64 | | | 0.58 |
| IgA* | mg/dl | 8 | 6 | - | 2.4 | | | 1.3 |
| loc | mg/dl | 6 | 4 | 0 | 0.78 | | | 0.27 |
| IgM* | mg/dl | 8 | 5 | - | 2.5 | | | 1.7 |
| loc | mg/dl | 5 | 5 | 0.64 | 1.94 | | | 1.48 |
| Serum IgG | mg/dl | 8 | - | 827 | 2188 | 1324 | +-429 | 1295 |
| IgA | mg/dl | 8 | - | 146 | 500 | 241 | +-113 | 215 |
| IgM | mg/dl | 8 | - | 64 | 392 | 202 | +- 96 | 182 |

* die IgA- bzw. IgM-Werte von 2 (bzw. 3) Patienten lagen unterhalb des technisch bedingten Meßbereiches, eine Angabe der Minimalwerte, die Berechnung von $\bar{x}$ +- s sowie die Berechnung der Igloc-Werte war in diesen Fällen nicht sinnvoll bzw. nicht möglich.
** Zahl der Patienten mit Werten im pathologischen Bereich

## 3. Laborbefunde - Residualzustand

Bei allen 15 Patienten, die im Durchschnitt (Median) 57 Monate nach Krankheitsbeginn nochmals untersucht werden konnten, wurden die Immunglobuline quantitativ bestimmt. Die Werte der IgG und IgA lagen bei allen Patienten im Normbereich, die des IgM waren einmal mäßig erhöht und viermal geringfügig vermindert. Die borrelienspezifischen Serum-IgG-Titer lagen bei 12 Patienten noch über und bei drei unter dem Schwellenwert (4,7 ELISA-Einheiten) in einem Bereich zwischen 3,9 und 6,5 (Median 5,4) ELISA-Einheiten. Erhöhte IgG-Antikörper-Titerwerte waren sowohl bei sieben der neun Patienten mit Residualsymptomen als auch in fünf der sechs symptomlosen Fälle festzustellen.

b. Krankheitsverlauf unter antibiotischer Therapie

Der Krankheitsverlauf unter antibiotischer Therapie soll anhand der Patienten der Gruppen II und III dargestellt werden. Die 13 Patienten der Gruppe II erhielten täglich 2 x 10 Millionen I.E. Natrium-Penicillin G per infusionem über 10 Tage, die sieben Patienten der Gruppe III erhielten 2 g Ceftriaxon i.v. täglich über 14 Tage. Eine Jarisch-Herxheimer-Reaktion (335, 340, 384) war während der antibiotischen Therapie nie beobachtet worden.

1. Klinisches Bild

Der eindrucksvollste Effekt einer adäquaten Therapie ist das rasche Sistieren der heftigen Schmerzsymptomatik. Dies ist auch aus dem unterschiedlichen Kurvenverlauf der kumulativen Häufigkeit von behandelten und unbehandelten Patienten mit Schmerzen ersichtlich (Abb. 19).

1.1. Floride Krankheitsphase

Wie bereits erwähnt, wurde der Schweregrad der neurologischen Beschwerden und Ausfälle in einer semiquantitativen Graduierung vor Therapiebeginn sowie neuerlich drei Wochen später erfaßt. Die Ergebnisse wurden mit den Resultaten von 23 unbehandelten Patienten verglichen. Alle drei Gruppen waren hinsichtlich ihres Lebensalters sowie der Intervalle zwischen Krankheitsbeginn und Erstuntersuchung bzw. zwischen Erst- und Zweituntersuchung vergleichbar. Dies trifft auch für die Liquorbefunde

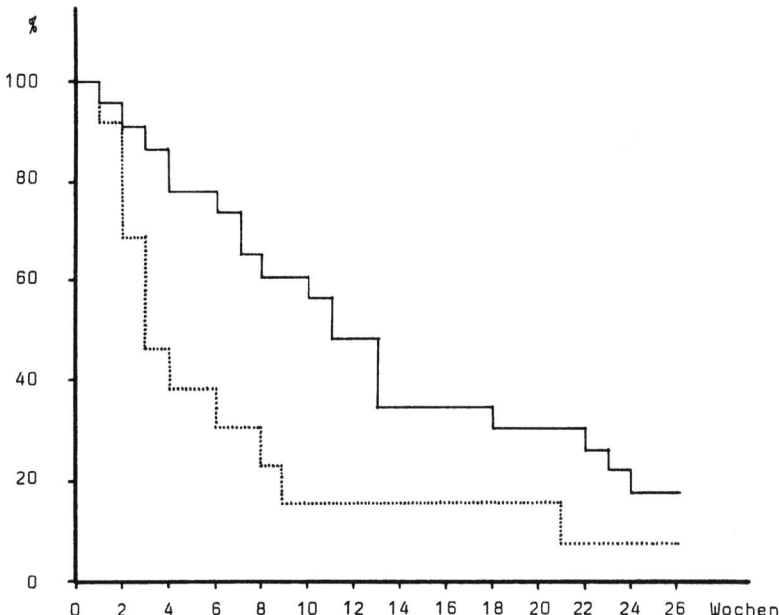

Abb. 19 - Unterschiede im klinischen Verlauf (Schmerzsymptomatik) zwischen Patienten ohne spezifische Therapie (n = 23, durchgezogene Linie) und Patienten mit Penicillin-Therapie (n = 13, unterbrochene Linie). Abszisse: zeitlicher Abstand vom Beginn der neurologischen Symptomatik. Ordinate: Prozentueller Anteil der Patienten mit noch vorhandener Schmerzsymptomatik.

zum Zeitpunkt der Erstuntersuchung zu (Tab. 20). Die Kriterien für eine "Besserung" wurden bereits in einem früheren Kapitel besprochen. Vergleicht man nun die Anzahl der gebesserten und nicht gebesserten unbehandelten Patienten mit solchen, die eine hochdosierte Penicillintherapie erhalten hatten, so zeigte sich ein signifikanter Unterschied zugunsten der behandelten Patienten drei Wochen nach Therapiebeginn (Tab. 21). Dieser Unterschied beruht, wenn man die Einzelparameter betrachtet, vorwiegend auf einer Besserung der Schmerzsymptomatik. Dasselbe trifft auch für die Patienten, die mit Ceftriaxon behandelt wurden, zu (Tab. 22).

1.2. Remissionsphase

2 bis 9 (Median 4) Monate nach Erkrankungsbeginn war eine Besserung des Summenscores um mindestens drei Punkte bei 24 (73 %) von 33 Patienten der Gruppen I bis III festzustellen, wobei

Tabelle 20 - Klinischer Verlauf - Ausgangslage. Vergleich von klinischen Daten und Liquor-Befunden der Patienten mit Spontanverlauf, mit Penicillin-Therapie und mit Ceftriaxon-Therapie vor Behandlungsbeginn.

Lebensalter (Jahre)

|  | n | min. | max. | $\bar{x}$ | s | Median |
|---|---|---|---|---|---|---|
| Spontanverlauf | 23 | 14 | 70 | 49.7 | 17.0 | 51 |
| Penicillin-Therapie | 13 | 7 | 75 | 44.2 | 23.1 | 47 |
| Ceftriaxon-Therapie | 7 | 6 | 78 | 45.1 | 28.2 | 52 |

$F^* = 0.333$ (n.s.)

Differenz Beginn klin. Symptomatik/1. Rating (Tage)

|  | n | min. | max. | $\bar{x}$ | s | Median |
|---|---|---|---|---|---|---|
| Spontanverlauf | 23 | 6 | 63 | 30.9 | 17.6 | 28 |
| Penicillin-Therapie | 13 | 4 | 52 | 25.9 | 16.4 | 21 |
| Ceftriaxon-Therapie | 7 | 8 | 23 | 17.1 | 6.2 | 18 |

$F = 2.020$ (n.s.)

Differenz 1. Rating/2. Rating (Tage)

|  | n | min. | max. | $\bar{x}$ | s | Median |
|---|---|---|---|---|---|---|
| Spontanverlauf | 23 | 20 | 40 | 28.8 | 7.8 | 30 |
| Penicillin-Therapie | 13 | 8 | 38 | 23.7 | 9.1 | 22 |
| Ceftriaxon-Therapie | 7 | 10 | 40 | 21.0 | 10.0 | 18 |

$F = 2.925$ (n.s.)

Liquor Zellzahl (/3)

|  | n | min. | max. | $\bar{x}$ | s | Median |
|---|---|---|---|---|---|---|
| Spontanverlauf | 23 | 64 | 3300 | 586 | 686 | 432 |
| Penicillin-Therapie | 12 | 46 | 776 | 371 | 287 | 327 |
| Ceftriaxon-Therapie | 7 | 83 | 817 | 457 | 284 | 504 |

$F = 0.632$ (n.s.)

Liquor Eiweiß (mg/dl)

|  | n | min. | max. | $\bar{x}$ | s | Median |
|---|---|---|---|---|---|---|
| Spontanverlauf | 23 | 53.3 | 330.0 | 147.4 | 72.1 | 160.0 |
| Penicillin-Therapie | 12 | 24.3 | 381.0 | 137.5 | 95.9 | 131.5 |
| Ceftriaxon-Therapie | 7 | 37.0 | 181.0 | 89.7 | 49.3 | 88.0 |

$F = 1.517$ (n.s.)

\* Prüfgröße Varianzanalyse

Tabelle 21 - Klinischer Verlauf von Patienten ohne spezifische Therapie und von Patienten mit Penicillin-Therapie. Periphere Paresen = Paresen an Extremitäten bzw. Rumpf.

| Summenscore | n | gebessert | nicht gebessert | p* |
|---|---|---|---|---|
| Spontanverlauf | 23 | 9 | 14 | < 0.01 |
| Penicillin-Therapie | 13 | 12 | 1 | |

| Schmerzen | n | gebessert | nicht gebessert | p |
|---|---|---|---|---|
| Spontanverlauf | 22 | 7 | 15 | < 0.05 |
| Penicillin-Therapie | 12 | 10 | 2 | |

| Hirnnerven-Paresen | n | gebessert | nicht gebessert | p |
|---|---|---|---|---|
| Spontanverlauf | 9 | 4 | 5 | n.s. |
| Penicillin-Therapie | 4 | 3 | 1 | |

| periphere Paresen | n | gebessert | nicht gebessert | p |
|---|---|---|---|---|
| Spontanverlauf | 12 | 1 | 11 | - |
| Penicillin-Therapie | 6 | 0 | 6 | |

\* Prüfgröße: exakter Test nach FISHER

betreffend die Anzahl der gebesserten bzw. nicht gebesserten Patienten zwischen den drei Gruppen kein wesentlicher Unterschied bestand. Auch vier Monate nach Krankheitsbeginn beruhte diese Besserung vorwiegend auf einer Remission der Schmerzen und Hirnnervenparesen, während sich eine Änderung der peripheren Paresen zu diesem Zeitpunkt im Graduierungssystem noch immer nicht niederschlug.

1.3. Residualzustand

Acht der 13 ursprünglich mit Penicillin behandelten Patienten folgten im Frühjahr 1987 dem Aufruf zu einer ambulanten Nachuntersuchung, die 20 bis 41 (Median 29) Monate nach Krankheitsbeginn durchgeführt wurde. Ihr Alter lag zum Untersuchungszeitpunkt zwischen 18 und 77 (Median 51) Jahren.

Tabelle 22 - Klinischer Verlauf von Patienten ohne spezifische Therapie und von Patienten mit Ceftriaxon-Therapie. Periphere Paresen = Paresen an Extremitäten bzw. Rumpf.

| Summenscore | n | gebessert | nicht gebessert | p* |
|---|---|---|---|---|
| Spontanverlauf | 23 | 9 | 14 | <0.01 |
| Ceftriaxon-Therapie | 7 | 7 | 0 | |

| Schmerzen | n | gebessert | nicht gebessert | p |
|---|---|---|---|---|
| Spontanverlauf | 22 | 7 | 15 | <0.01 |
| Ceftriaxon-Therapie | 6 | 6 | 0 | |

| Hirnnerven-Paresen | n | gebessert | nicht gebessert | p |
|---|---|---|---|---|
| Spontanverlauf | 9 | 4 | 5 | n.s. |
| Ceftriaxon-Therapie | 3 | 2 | 1 | |

| periphere Paresen | n | gebessert | nicht gebessert | p |
|---|---|---|---|---|
| Spontanverlauf | 12 | 1 | 11 | - |
| Ceftriaxon-Therapie | 2 | 0 | 2 | |

\* Prüfgröße: exakter Test nach FISHER

Zwei der acht Patienten hatten noch subjektive Beschwerden. In einem Fall handelte sich um eine mäßige Armschwäche, im anderen - er wurde bereits im Abschnitt über Schmerzen des Muskel- und Skelettsystems angeführt - um migratorische Gelenkschmerzen. Eine Lumbalpunktion, die in diesem zweiten Falle 2,5 Jahre nach Krankheitsbeginn durchgeführt wurde, zeigte, abgesehen von einer mäßig erhöhten Gesamteiweißkonzentration (78 mg/dl) und Albuminratio (0,012), regelrechte Verhältnisse. Elektroneurographische und -myographische Untersuchungen zeigten unauffällige Befunde.

Bei drei Patienten konnten neurologische Ausfälle nachgewiesen werden. Es handelte sich in allen Fällen um nur gering- bis mäßiggradige radikuläre Läsionen, die einem Residualzustand nach MPN-GBB entsprachen.

Vier der acht Patienten hatten weder subjektive Beschwerden noch objektiv faßbare neurologische Ausfälle.

2. Liquorveränderungen nach Therapie

Um den Einfluß der antibiotischen Therapie auf Liquorveränderungen feststellen zu können, haben wir die Liquorwerte von je acht Patienten der Gruppe I und Gruppe II, die zu je zwei vergleichbaren Zeitpunkten gewonnen worden waren, miteinander verglichen. Die zweite Liquoruntersuchung der Patienten der Gruppe II erfolgte vier Wochen nach Behandlungsbeginn mit hochdosiertem Penicillin. Die Gruppen unterschieden sich in der Ausgangslage bezüglich ihres Lebensalters, der Krankheitsdauer und ihrer Liquorbefunde nicht signifikant von einander (Tab. 23, 24). Die statistische Berechnung nach dem Wilcoxon-Rangvorzeichentest ergab in der mit Penicillin behandelten Gruppe eine signifikante Besserung von Zellzahl, Gesamteiweißkonzentration,

Tabelle 23 - Änderungen der Liquorbefunde im Verlauf - Ausgangslage. Vergleich von klinischen Daten der Patienten mit Spontanverlauf und mit Penicillin-Therapie vor Behandlungsbeginn.

Lebensalter (Jahre)

| | n | min. | max. | $\bar{x}$ | s | Median |
|---|---|---|---|---|---|---|
| Spontanverlauf | 8 | 23 | 70 | 49.9 | 16.5 | 51 |
| Penicillin-Therapie | 8 | 15 | 75 | 46.5 | 25.6 | 57 |

$t^* = 0.313$ (n.s.)

Differenz Beginn klin. Symptomatik/1. Rating (Tage)

| | n | min. | max. | $\bar{x}$ | s | Median |
|---|---|---|---|---|---|---|
| Spontanverlauf | 8 | 11 | 46 | 24.4 | 12.3 | 24 |
| Penicillin-Therapie | 8 | 11 | 48 | 27.8 | 14.3 | 28 |

$t^* = 0.506$ (n.s.)

Differenz 1. Rating/2. Rating (Tage)

| | n | min. | max. | $\bar{x}$ | s | Median |
|---|---|---|---|---|---|---|
| Spontanverlauf | 8 | 20 | 40 | 32.8 | 7.9 | 36 |
| Penicillin-Therapie | 8 | 22 | 38 | 28.8 | 6.6 | 28 |

$t^* = 1.101$ (n.s.)

* Prüfgröße t-Test für unabhängige Stichproben

Tabelle 24 - Änderungen der Liquorbefunde im Verlauf - Ausgangslage. Vergleich von Liquorbefunden der Patienten mit Spontanverlauf und mit Penicillin-Therapie vor Behandlungsbeginn.

| Liquorparameter | n | min. | max. | $\bar{x}$ | s | Median | p* |
|---|---|---|---|---|---|---|---|
| Zellzahl | | | | | | | |
|   Spontanverlauf | 8 | 160 | 3300 | 894 | 1024 | 553 | |
|   Penicillin-Therapie | 8 | 46 | 776 | 422 | 270 | 478 | 0.318 |
| Eiweiß (mg/dl) | | | | | | | |
|   Spontanverlauf | 8 | 57.8 | 330.0 | 183.4 | 83.9 | 188.8 | |
|   Penicillin-Therapie | 8 | 59.0 | 381.0 | 166.6 | 98.1 | 147.5 | 0.431 |
| Albumen Ratio | | | | | | | |
|   Spontanverlauf | 7 | 0.0090 | 0.0640 | 0.0347 | 0.0194 | 0.0360 | |
|   Penicillin-Therapie | 8 | 0.0068 | 0.0417 | 0.0247 | 0.0114 | 0.0230 | 0.325 |
| Liquor IgG Index | | | | | | | |
|   Spontanverlauf | 7 | 0.66 | 0.99 | 0.75 | 0.11 | 0.71 | |
|   Penicillin-Therapie | 8 | 0.57 | 1.70 | 0.93 | 0.36 | 0.83 | 0.297 |
| IgGloc (mg/dl) | | | | | | | |
|   Spontanverlauf | 7 | 0.00 | 14.97 | 2.25 | 5.61 | 0.04 | |
|   Penicillin-Therapie | 8 | 0.00 | 46.87 | 8.28 | 15.89 | 2.94 | 0.403 |
| IgMloc (mg/dl) | | | | | | | |
|   Spontanverlauf | 6 | 0.00 | 8.04 | 2.76 | 3.07 | 1.54 | |
|   Penicillin-Therapie | 6 | 1.51 | 13.50 | 7.57 | 5.12 | 7.97 | 0.066 |

\* Prüfgröße WILCOXON-MANN-WHITNEY-U-Test, alle Ergebnisse nicht signifikant

Albuminratio und IgMloc-Werten, während sich für den IgG-Index und die IgGloc-Werte keine Änderungen nachweisen ließen (Abb. 20-22). Für die Berechnung der IgAloc-Werte lagen aus methodischen Gründen zu wenig Probenpaare vor. Bei den unbehandelten Patienten konnten keine signifikanten Änderungen in den angeführten Parametern nachgewiesen werden.

Von den sieben Patienten der Gruppe III, die mit Ceftriaxon behandelt wurden, erfolgte nur bei vier Patienten eine zweite Liquoruntersuchung nach Beendigung der Therapie. Sämtliche Werte hatten sich bei den Kontrolluntersuchungen gebessert. Eine statistische Berechnung war aufgrund der geringen Fallzahl nicht sinnvoll.

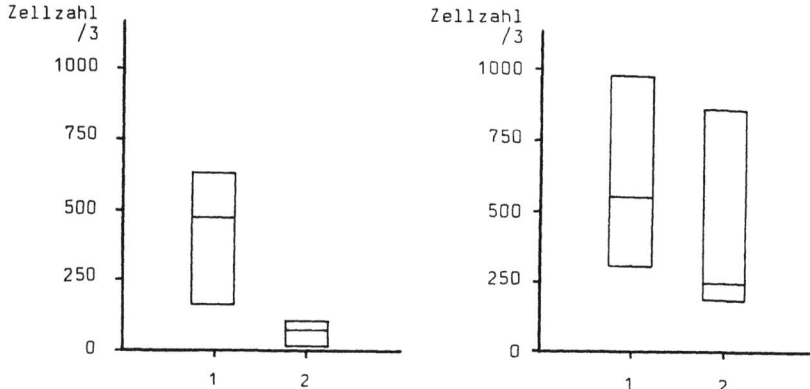

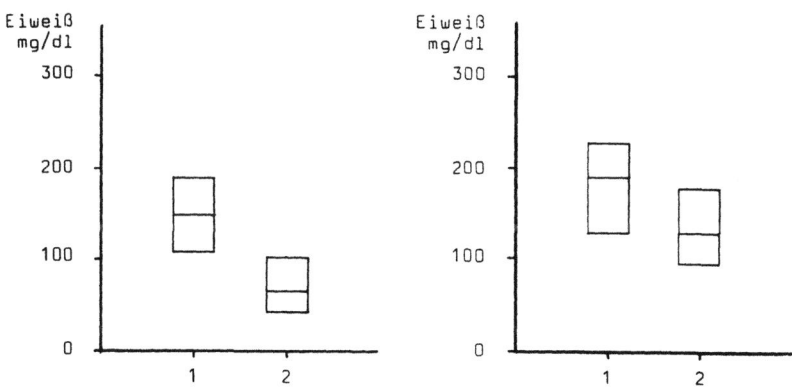

Abb. 20 - Änderungen der Liquorwerte (Zellzahl, Gesamteiweiß) im Krankheitsverlauf von Patienten mit MPN-GBB mit und ohne Penicillin-Therapie. Linksseitige Diagramme: Patienten mit Penicillin-Therapie. Rechtsseitige Diagramme: Patienten ohne spezifische Therapie. Abszisse: 1 - Erstpunktion; 2 - Zweitpunktion. Dargestellt sind: Median, ob. Quartil, unt. Quartil. Abfall von Zellzahl ($p < 0.05$) und Gesamteiweiß ($p < 0.05$) bei 8 Patienten mit Penicillin-Therapie im Wilcoxon-Rangvorzeichentest signifikant; Abfall von Zellzahl und Gesamteiweiß bei 8 Patienten ohne spezifische Therapie nicht signifikant.

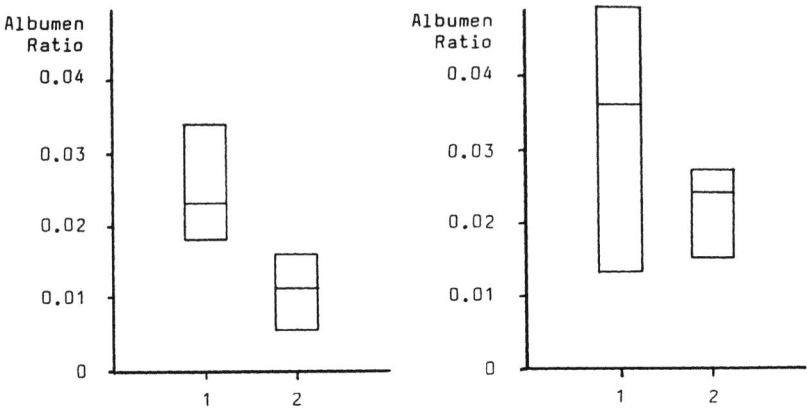
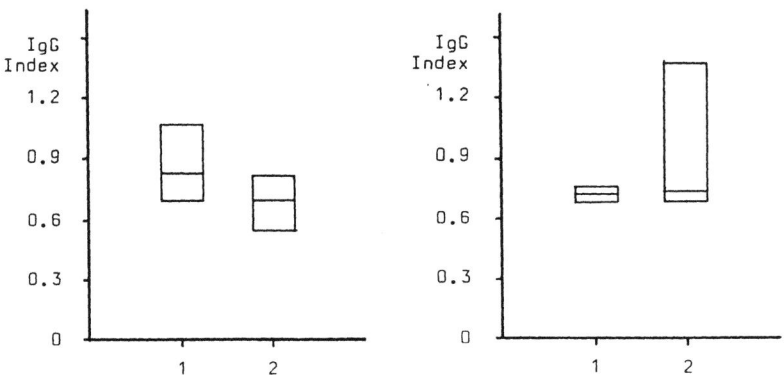

Abb. 21 - Änderungen der Liquorwerte (Albumin-Ratio, IgG-Index) im Krankheitsverlauf von Patienten mit MPN-GBB mit und ohne Penicillin-Therapie. Linksseitige Diagramme: Patienten mit Penicillin-Therapie. Rechtsseitige Diagramme: Patienten ohne spezifische Therapie. Abszisse: 1 - Erstpunktion; 2 - Zweitpunktion. Dargestellt sind: Median, ob. Quartil, unt. Quartil. Abfall der Albumin-Ratio ($p<0.05$) von 8 Patienten mit Penicillin-Therapie im Wilcoxon-Rangvorzeichentest signifikant, Abfall des IgG-Index von 8 Patienten mit Penicillin-Therapie nicht signifikant; Änderung von Albumin-Ratio und IgG-Index von 7 Patienten ohne spezifische Therapie nicht signifikant.

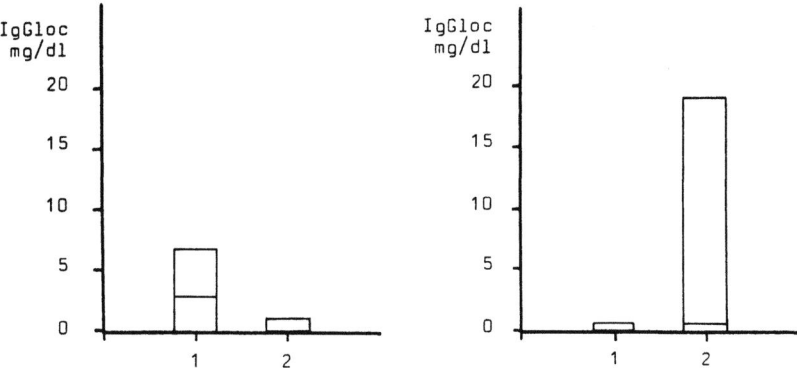

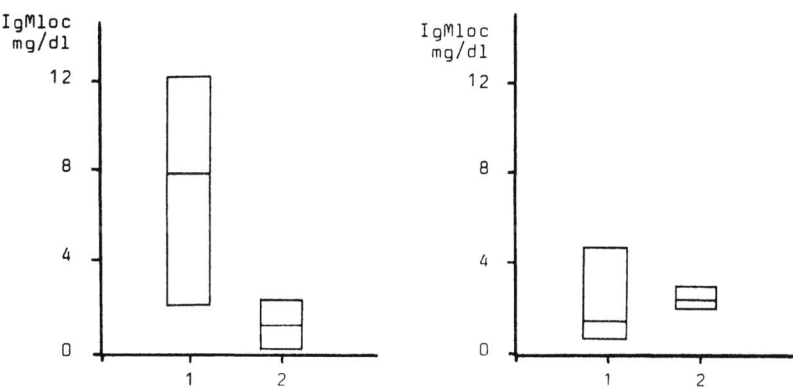

Abb. 22 - Änderungen der Liquorwerte (IgGloc, IgMloc) im Krankheitsverlauf von Patienten mit MPN-GBB mit und ohne Penicillin-Therapie. Linksseitige Diagramme: Patienten mit Penicillin-Therapie. Rechtsseitige Diagramme: Patienten ohne spezifische Therapie. Abszisse: 1 - Erstpunktion; 2 - Zweitpunktion. Dargestellt sind: Median, ob. Quartil, unt. Quartil. Abfall der IgGloc-Werte von 8 Patienten mit Penicillin-Therapie nicht signifikant, Abfall der IgMloc-Werte ($p < 0.05$) von 6 Patienten mit Penicillin-Therapie im Wilcoxon-Rangvorzeichentest signifikant; Änderung der IgGloc- und IgMloc-Werte von 7 bzw. 6 Patienten ohne spezifische Therapie nicht signifikant.

3. Laborbefunde - Residualzustand

Die Serumimmunglobulinwerte G, A und M der acht mit Penicillin behandelten Patienten, die zur Nachuntersuchung gekommen waren, lagen in keinem einzigen Fall über dem Normbereich. Bei drei der 8 Patienten lagen die spezifischen IgG-Titerwerte noch über dem Schwellenbereich. Bei zwei Patienten mit erhöhten spezifischen Titerwerten bestand noch eine geringfügige Residualsymptomatik.

# *Diskussion*
# *der Meningopolyneuritis Garin-Bujadoux-Bannwarth*

Das klinische Krankheitsbild der MPN-GBB sowie ihr Zusammenhang mit Arthropodenkontakten und EM waren in Europa bereits lange vor der Erstbeschreibung der Lyme-Krankheit (339) bekannt. Nach Entdeckung des Erregers der Lyme-Krankheit durch Burgdorfer et al. (57) und dessen Nachweis in Blut und Liquor von Patienten (41, 333) wurde rasch das breite Spektrum dieser multisystemischen Infektionskrankheit, die schließlich die Bezeichnung Lyme-Borreliose erhielt, erkannt. Wohl in Hinblick auf die erregerverwandte Syphilis haben Steere et al. (328, 337) den Versuch unternommen, die Lyme-Krankheit in drei Stadien einzuteilen. Das Leitsymptom des Stadiums I, das meistens innerhalb des ersten Monats nach der Infektion auftritt, ist das EM. Die MPN-GBB zählt zu den Manifestationsformen des Stadiums II, die etwa 1 bis 4 Monate nach der Infektion einsetzen, während die ACA den chronischen Erkrankungen des Stadiums III zugerechnet wird.


A. Prodromi und Stadium I


Bei etwa zwei Drittel der Patienten konnte anamnestisch ein Zusammenhang zwischen der MPN-GBB und einem vorausgegangenen Arthropodenstich erhoben werden. In rund 68 % dieser Fälle war dies ein Zeckenstich, in den übrigen 32 % ein Stich oder Biß fliegender Insekten. Das Intervall zwischen Insektenstich und Beginn der MPN-GBB war etwas kürzer als von Steere et al. (328, 337) für die Erkrankung des Stadiums II der Lyme-Borreliose beschrieben. Es betrug 1 bis 18 (Median 3) Wochen und entspricht somit den Angaben anderer europäischer Autoren (25, 131, 346, 412).

Der Prozentsatz von Patienten, die in Zusammenhang mit der MPN-GBB einen Arthropodenkontakt erwähnen, liegt über den von Stiernstedt (346) bei schwedischen Patienten mit Borrelien-Meningitis (39 %) und von Pachner und Steere (246) bei amerikanischen Patienten mit Meningoradikuloneuritis und Lyme-Krankheit (38 %) angegebenen Werten. Es ist jedoch darauf hinzuweisen, daß ein Großteil unserer Patienten aus Gebieten stammt, in denen die FSME seit Jahrzehnten endemisch ist und daher Zeckenstichen eine erhöhte Aufmerksamkeit entgegengebracht wird. Neben dem häufigsten Überträger, der I.ricinus-Zecke, wurden bereits von Hard (117), Schaltenbrand (296) und Reisner (283) aufgrund von Patientenangaben auch fliegende Insekten als Vektoren vermutet. Diese Vermutung wird durch Untersuchungen von Magnarelli und Anderson (201) unterstützt, die B. burgdorferi aus einer Reihe von Tabaniden isolieren konnten.

Die Angaben unserer Patienten über die EM-Symptomatik stehen größtenteils in Übereinstimmung mit den Mitteilungen anderer Autoren und lassen folgende Schlüsse zu:

Ein EM wird von mehr als der Hälfte der Patienten mit MPN-GBB - bei Hänny und Häuselmann (110) wurde dies von 34 %, bei Stiernstedt (346) von 35 %, bei Schmidt und Ackermann (300) von 49 % und bei Pfister et al. (262) von 55 % - beobachtet. Die MPN-GBB kann sich auch ohne vorangegangenes EM entwickeln (81, 131, 174, 279, 296). Das EM tritt bei rund 90 % der Patienten innerhalb der ersten zwei Wochen nach dem Arthropodenstich auf und ist bei vier Fünftel der Fälle vier Wochen später abgeklungen.

Chronische Verläufe eines EM scheinen bei Patienten mit MPN-GBB selten angetroffen zu werden, wie dies auch von Åsbrink (12) erwähnt wird. Multiple Erythemata, wie sie bei einem Viertel der amerikanischen Patienten mit Lyme-Krankheit beobachtet werden (43), sind bei europäischen Patienten mit EM selten (19, 262, 300, 301, 318, 387). Bei einem unserer Patienten waren die multiplen Erythemata durch mehrere Zeckenstiche erklärbar, im anderen Fall ist eine hämatogene Streuung anzunehmen (15, 43, 328). Latenzen von mehreren Monaten zwischen Zeckenstich und Manifestation des EM sind möglich (19, 174, 346). Daraus kann abgeleitet werden, daß B. burgdorferi in klinisch gesunder Haut monatelang persistieren kann.

Die Entstehung eines Erythems wird auf die Wirkung von Interleukin I zurückgeführt. Aus der Borrelienwand stammende Lipopolysaccharide sollen Makrophagen zur Produktion von Interleukin I stimulieren (38, 39, 107-109). In diesem Zusammenhang ist erwähnenswert, daß Borrelien vor allem in dem sich zentrifugal ausbreitenden und intensiv geröteten Rand des EM nachweisbar sind (15, 43).

## B. Klinik der Meningopolyneuritis Garin-Bujadoux-Bannwarth

Der Beginn der neurologischen Symptome ist am häufigsten im Spätsommer und Herbst in zeitlicher Abhängigkeit zur Zeckenstichaktivität zu beobachten. In seltenen Fällen kann sich bei langer Inkubationszeit die neurologische Symptomatik auch erstmals im Winter manifestieren. Das klinische Bild der MPN-GBB ist durch migratorische Schmerzen und polytope peripher-neurologische Ausfälle gekennzeichnet. Erfolgt keine antibiotische Behandlung, persistieren die Beschwerden über mehrere Monate.

Bei der Mehrzahl unserer Patienten konnten wir einen engen topographischen Zusammenhang zwischen Erregereintrittsstelle und Beginn bzw. Schwerpunkt der neurologischen radikulären Symptomatik feststellen. Wir haben diesen Zusammenhang, auf den schon Bammer und Schenk (26) sowie Schaltenbrand (296) hingewiesen haben, durch die Bezeichnung "Regionaler radikulärer Initialschmerz" bzw. "Regionale radikuläre Initialparese" hervorgehoben. Neben der anerkannten hämatogenen Streuung der Borrelien (41, 77, 309, 333) und der Ausbreitung über Lymphgefäße, die bereits von Hauser (121) vermutet und von de Koning (74) bestätigt wurde, muß daher auch eine transneurale Ausbreitung diskutiert werden. Es konnten zwar Borrelien im peripheren Nervengewebe bisher noch nie nachgewiesen werden, doch sind

Befunde bei Patienten mit der erregerverwandten Syphilis, in denen Treponemen im Epi-, Peri- und Endoneurium peripherer Nerven beobachtet wurden, in diesem Zusammenhang von Interesse (266, 267, 308). Ähnliche Verhältnisse konnten auch in tierexperimentellen Untersuchungen mit Treponema pallidum angetroffen werden (243). Bei allen unseren Patienten waren Schmerzen das neurologische Initialsymptom der MPN-GBB. 94 % hatten Schmerzen, die am ehesten einer Irritation von meist mehreren Nervenwurzeln entsprachen. Nur drei Patienten mit Hirnnervenparesen erwähnten als einziges Schmerzsymptom eine Kopfschmerzsymptomatik, die mit meningealen Beschwerden in Einklang stand.

Diese Angaben stimmen mit den Erfahrungen von Erbslöh und Kohlmeyer (81) überein. Auch Wenig (396) sowie Schmidt und Ackermann (300) beobachteten bei 97 bzw. 96 % ihrer Patienten intensive Schmerzen. Stiernstedt (346), dessen Krankenkollektiv auch Patienten mit isolierter Meningitis einschloß, fand bei 65 % der Fälle eine heftige radikuläre Schmerzsymptomatik.

Die radikulären Schmerzen entstehen meistens rasch und subakut, ihre Intensität ist oft wechselnd und nimmt besonders in der Nacht zu. Sie geben aufgrund ihrer Heftigkeit und ihrer raschen Entwicklung je nach Lokalisation Anlaß zu den unterschiedlichsten Diagnosen wie Otitis, Zervikalsyndrom, Schulter-Arm-Syndrom, Pleuritis, Myokardinfarkt, Gallenkolik, Ulcus duodeni, Pankreatitis, Nierenkolik, Spondylopathia deformans, Bandscheibenvorfall, die zu entsprechenden fachspezifischen Untersuchungen führen. Bei drei Patienten des vorliegenden Krankengutes wurde ein Herpes zoster angenommen. In Fällen mit migratorischen Schmerzen werden die Beschwerden häufig für Symptome einer larvierten Depression oder einer hypochondrisch-neurasthenischen Persönlichkeitsstörung gehalten. Oft wird erst bei Manifestation der Paresen der wahre Charakter der Erkrankung erkannt.

Das seltene Auftreten klinischer Zeichen des Meningismus wurde auch von anderen europäischen Autoren wie Schmidt und Ackermann (300), Stiernstedt (346) sowie Pfister et al. (262) erwähnt. Dies stellt einen Unterschied zu den neurologischen Manifestationsformen der amerikanischen Lyme-Krankheit dar, bei der ein Meningismus häufiger (246) bzw. ausgeprägter (281) zu beobachten ist.

Abgesehen von der radikulären und meningealen Schmerzsymptomatik haben wir auch zwei Schmerztypen beobachten können, die unseres Erachtens nicht primär durch eine neurologische Erkrankung hervorgerufen werden. Es sind dies mild bis mäßiggradig ausgeprägte Schmerzen, die im Bereich des EM lokalisiert sind, sowie Schmerzen am Muskel- und Skelettsystem. Schmerzen im Bereiche des EM werden auch in dermatologischen Studien erwähnt. Die Häufigkeitsangaben sind jedoch stark divergierend. Dies dürfte wohl durch die nur milde ausgeprägten Beschwerden, die sich durch Lokalisation und Intensität von radikulären Schmerzen deutlich abgrenzen lassen, bedingt sein. So berichtete Åsbrink (12), daß mehr als 60 % ihrer Patienten im Bereich des EM Jucken, Brennen oder Schmerzen wahrgenommen hatten. Weber und Neubert (387) erwähnten unter 103 untersuchten Patienten 26 mit Schmerzen und 33 mit Juckreiz, während nur drei der 72 Patienten von Neumann et al. (234) über lokale Schmerzen geklagt hatten.

Als Ursache für den lokalen Erythemschmerz ist ein von Arthropoden übertragenes schmerzauslösendes Toxin nicht anzunehmen, da die lokalen Schmerzen nicht nur nach dem Stich fliegender Insekten, sondern auch nach den üblicherweise zunächst schmerzlosen Zeckenstichen auftreten. Da diese lokalen Schmerzen häufiger bei homogenem EM zu beobachten sind und mit dem Abblassen der Hautveränderung sistieren, dürften sie auf lokale entzündliche Veränderungen der Dermis und Epidermis zurückzuführen sein.

Über Schmerzen im Muskel- und Skelettsystem wurde von den Patienten erst nach Abklingen der MPN-GBB-Symptomatik berichtet. Dieses Verhalten dürfte vor allem durch die heftige Intensität der radikulären Schmerzen bei MPN-GBB erklärbar sein, die so ausgeprägt und dominierend sind, daß andere zusätzliche Schmerzmanifestationen vom Patienten nicht mehr beachtet werden.

Schmerzen am Muskel- und Skelettsystem werden allerdings in allen Stadien der Lyme-Borreliose beobachtet (127, 128, 338-341). Im Stadium I handelt es sich um intermittierende migratorische Arthralgien, die manchmal bis zu zehn Gelenke betreffen. Zusätzlich sind die Sehnenansätze, Sehnen, Muskel und Schleimbeutel schmerzhaft. Fälle von Myositis sind bei Lyme-Borreliose bioptisch nachgewiesen worden (21, 136, 282, 304). Migratorische Arthralgien können über Jahre immer wieder auftreten und auch bei Patienten mit intermittierender Arthritis des Stadiums II oder chronischer Arthritis des Stadiums III beobachtet werden (341).

Bei zwei Patienten mit einem chronischen Schmerzsyndrom konnten wir nach Abklingen der MPN-GBB-Symptomatik Hinweise auf eine reaktive Arthritis mit Achsenskelettbefall feststellen (272). Spondarthritiden sind bei Patienten mit Lyme-Arthritis, die meistens ein Gelenk oder mehrere große in Form einer Synoviitis betrifft (332), bisher noch nicht beschrieben worden (341). Es ist vom Reiter-Syndrom, das nach Moll et al. (221) ebenso wie die reaktive Arthritis zu den seronegativen Spondarthritiden zählt, bekannt, daß bei chronischem Verlauf und bei Trägern des Histokompatibilitätsantigens B27 eine Mitbeteiligung des Achsenskeletts häufig anzutreffen ist (271, 298). Da die klinischen Symptome des Achsenskelettbefalls bei den Patienten erst nach Abklingen der MPN-GBB erstmals manifest wurden und auch beide Fälle HLA-B27 positiv waren, ist ein Zusammenhang zwischen Borrelieninfektion und reaktiver Arthritis mit Achsenskelettbefall naheliegend. Hinweise für einen Achsenskelettbefall konnten wir bei insgesamt vier von fünf HLA-B27-positiven Patienten mit verschiedenen Manifestationen der Lyme-Borreliose feststellen (272).

Paresen des peripheren Nervensystems wurden bei 78 % aller Patienten bzw. bei 86 % der Patienten ohne antibiotische Therapie beobachtet. Die Lähmungen traten isoliert oder in Kombination an Extremitäten, Rumpf und Hirnnerven auf.

An den Extremitäten entsprachen die motorischen Ausfälle einer Oligoradikulitis, bei der wenige benachbarte Nervenwurzeln betroffen waren, oder einer polytopen asymmetrischen Polyradikulitis. Nur selten waren Lähmungen symmetrisch angeordnet. In etwa einem Drittel der Fälle waren die Paresen proximal akzentuiert, darunter bei drei Patienten mit Betonung der Beuger und Abduktoren im Hüft- und Beuger im Kniegelenk, ein Paresenmuster, das man nach Wieck (399) auch bei Fällen von Polyradikulitis Guillain-Barré antrifft.

Paresen an Extremitäten, die einer isolierten Mononeuritis oder einer klar begrenzten Plexusparese, wie sie von anderen Autoren (246, 414) beschrieben wurden, entsprachen, konnten wir nicht beobachten. Solche peripher von den Nervenwurzeln gelegene Ausfälle sind möglicherweise aufgrund der dominierenden radikulären Läsionen unerkannt geblieben.

Die Hirnnervenparesen, die bei der Hälfte unserer Patienten beobachtet wurden, manifestierten sich fast ausschließlich am N. facialis. In nahezu der Hälfte unserer Fälle mit Facialisparesen traten diese beidseitig auf. Diese häufige Manifestation von Facialisparesen steht in Übereinstimmung mit den Resultaten anderer Autoren. So fanden Baumhackl et al. (37) bei 31 %, Stiernstedt (346) bei 37 %, Pachner und Steere (246) bei 50 %, Pfister et al. (262) bei 50 %, Erbslöh und Kohlmeyer (81) bei 57 %, Schmidt und Ackermann (300) bei 64 %, Wenig (396) bei 82 % und Weber et al. (391) bei 68 % ihrer Patienten eine ein- oder beidseitige Facialisparese. In mehreren Veröffentlichungen anderer Autoren (37, 81, 82, 110, 131, 262, 297, 303, 346, 396) wird auch über seltene andere als die von uns beobachteten Hirnnervenaffektionen berichtet. Eine Zusammenfassung dieser Untersuchungen zeigt auf, daß nicht nur der N. facialis, sondern, wenn auch selten, alle andere Hirnnerven mit Ausnahme des N. olfactorius bei der MPN-GBB betroffen sein können. Der N. facialis scheint bei der MPN-GBB vorwiegend in seinen proximalen Abschnitten geschädigt zu sein. Darauf weisen die retroaurikulären Schmerzen, die Störung des Geschmackempfindens und das Betroffensein benachbarter Hirnnerven hin.

Sensible Ausfälle waren - wie dies auch von anderen Autoren berichtet wurde (131, 262) - nicht häufig anzutreffen. Sie waren nur mäßig ausgeprägt, unscharf begrenzt und entsprachen am ehesten einem radikulären Ausfallsmuster.

Bei einigen Patienten sprachen klinische Symptome für eine Mitbeteiligung des autonomen Nervensystems. Dies steht in Übereinstimmung mit den Ergebnissen autoptischer Untersuchungen, in denen in autonomen Ganglien lymphozytäre Infiltrate nachgewiesen werden konnten (77).

Ein weiteres charakteristisches klinisches Merkmal der MPN-GBB, das nicht in unmittelbarem Zusammenhang mit peripheren Nervenläsionen steht, sind psychopathologische Auffälligkeiten. Wir erachten diese als Ausdruck eines Durchgangssyndroms (397, 398). Die häufig beobachtete Unruhe und Agitiertheit sind kaum durch Schmerzen allein zu erklären, da wir sie in dieser Form bei anderen, ebenfalls mit schweren Schmerzzuständen einhergehenden neurologischen Erkrankungen nicht angetroffen haben. Ob die psychopathologischen Auffälligen durch eine milde Begleitenzephalitis, durch toxische oder durch humorale Faktoren, die im Rahmen eines Entzündungsprozesses entstehen, hervorgerufen werden, muß Gegenstand weiterer Untersuchungen bleiben. Es soll nochmals darauf hingewiesen werden, daß die psychopathologische Symptomatik häufig zur Annahme einer Aggravation bzw. eines demonstrativen Zustandsbildes geführt hat und Ursache für eine Verzögerung in der Diagnosestellung war.

Das klinische Bild der MPN-GBB besteht somit häufig aus einer Kombination von heftigen migratorischen Schmerzen und ausgeprägten motorischen Ausfällen bei nur geringfügigen oder fehlenden sensiblen Ausfällen. Der Charakter und die Ausbreitung der Schmerzen sowie die Verteilung der motorischen und sensiblen Ausfälle weisen auf eine überwiegend radikuläre Lokalisation des Krankheitsprozesses hin. An Nervenwurzeln und Spinalganglien lokalisierte lymphozytäre Infiltrate konnten auch autoptisch nachgewiesen werden (77, 165). Die bioptisch beobachteten, distal lokalisierten peripheren Nervenläsionen (60, 77, 79, 80, 194, 214, 363, 364, 375) werden somit klinisch von der radikulären Symptomatik überlagert.

C. Liquor cerebrospinalis

Neben migratorischen Schmerzen und polytopen peripheren Paresen ist - worauf bereits Bannwarth (27-29) hingewiesen hat - ein über Monate persistierendes, entzündliches Liquorsyndrom das dritte für die MPN-GBB charakteristische Kriterium. Es zeichnet sich durch eine Pleozytose mit einer Vermehrung von Lymphozyten und Plasmazellen, durch eine deutliche, durch die erhöhte Albuminratio quantifizierbare Schrankenfunktionsstörung sowie durch eine intrathekale Immunglobulinsynthese aus.

Faßt man unsere Ergebnisse der Liquorbefunde unbehandelter Patienten zusammen, so beträgt in der initialen Erkrankungsphase die Pleozytose durchschnittlich (Median) 422/3-Zellen. Die Zellzahl ist allerdings starken Schwankungen unterworfen. Zellzahl und Differentialzellbild entsprechen einer nicht eitrigen Meningitis. Charakteristisch sind stark aktivierte Lymphozyten und ein hoher Anteil an Plasmazellen. Aufgrund der intensiven Lymphozytenaktivierung sind in der liquorzytologischen Befundung Verwechslungen mit malignen Lymphomen vorgekommen (213, 276, 307). Aktivierte Lymphozyten und Plasmazellen weisen auf eine intensive Immunreaktion hin, ein Befund, der auch durch den Nachweis zahlreicher IgG-, IgM- und IgA-produzierender Zellen im Liquor von in der Akutphase der MPN-GBB erkrankten Patienten bestätigt werden konnte (124, 125). Die aus dem Liquor gewonnenen Lymphozyten von Patienten mit MPN-GBB zeigen eine ausgeprägte Antigenspezifität und sind mit B.burgdorferi-Antigen intensiver stimulierbar als entsprechende Zellen aus dem peripheren Blut (248, 310). Martin et al. (211) konnten aus dem Liquor von Patienten mit MPN-GBB T-Zell-Linien propagieren. Es handelte sich meist um CD4 positive T-Helfer-Lymphozyten. Ein Teil von ihnen war ebenfalls mit B. burgdorferi stimulierbar.

Die Gesamteiweißkonzentration liegt in der initialen Erkrankungsphase im Mittel (Median) bei 115 mg/dl. Dies ist in erster Linie auf eine Schrankenfunktionsstörung - erkennbar an deutlich erhöhten Albuminratio-Werten - zurückzuführen.

Eine intrathekale IgM- und IgG-Synthese, berechnet nach Reiber und Felgenhauer (278) oder gemessen mit dem IgG-Index (189), ist zwar nicht immer initial, jedoch bei allen Patienten, die unbehandelt blieben und mehrmals untersucht werden konnten, im weiteren Krankheitsverlauf nachzuweisen. Die Produktion von IgA steht hingegen im Hintergrund des Krankheitsgeschehens und ist bei weniger als einem Drittel der Patienten anzutreffen. Vor allem die IgM-Synthese stellt ein charakteristisches Merkmal der MPN-GBB dar, das auch in den späteren Krankheitsstadien anhält (84, 85, 125, 174, 204, 300, 361). Eine ausgeprägte IgM-Erhöhung wird auch in der Akutphase der FSME, der Mumpsmeningitis und der Neurosyphilis beobachtet (84, 85). Bei viralen Meningoenzephalitiden ist jedoch bei der Mehrzahl der Patienten mit den von uns verwendeten Methoden intrathekal synthetisiertes IgM im Unterschied zur MPN-GBB jenseits des 5. bis 10. Erkrankungstages nicht mehr nachweisbar ( 203). Das Persistieren hoher IgM-Werte ist ein charakteristisches Merkmal der MPN-GBB. Ein Wechsel der Immunantwort von der IgM- auf eine IgG-Synthese findet nicht statt. Dieses Verhalten erinnert an die vom erregerverwandten Treponema pallidum verursachte Neurosyphilis, bei der ebenfalls lang anhaltende, erhöhte IgM-Konzentrationen gefunden werden, die sich erst nach ausreichender antibiotischer Therapie wieder normalisieren (244). Ritter und Prange (285) erachten bei Neurosyphilis eine intrathekale IgM-Synthese als Aktivitätszeichen erster Ordnung. In diesem Zusammenhang scheint erwähnenswert, daß eine Korrelation zwischen Serum-IgM-Konzentration und Krankheitsaktivität von Steere et al. (334) bei der Lyme-Arthritis und von Moffat et al. (220) sowie von Kujala et al. (179) bei der Lyme-Krankheit festgestellt wurde. Der Nachweis einer intrathekalen IgM-Synthese könnte somit nicht nur von diagnostischer Bedeutung sein, sondern auch auf eine Krankheitsaktivität oder Antigenpersistenz, worauf noch an anderer Stelle eingegangen wird, hinweisen.

Eine intrathekale Immunglobulinsynthese kann auch durch den Nachweis oligoklonaler Banden bestätigt werden. Krüger et al. (178) haben 1981 das erste Mal auf das häufige Vorkommen oligoklonaler Banden im Liquor von Patienten mit MPN-GBB hingewiesen. Diese Beobachtung wurde später von anderen Untersuchern (130, 134, 139, 171, 314) bestätigt.

Unter 265 in den Jahren 1983 bis 1985 an unserer Abteilung konsekutiv lumbalpunktierten Patienten, deren Liquor routinemäßig mittels einer Agarosegel-Elektrophorese untersucht wurde, konnten in der diagnostischen Erstuntersuchung bei 47 Patienten oligoklonale Banden nachgewiesen werden (171). Diese waren am häufigsten bei (19 von 24) Patienten mit multipler Sklerose, jedoch bereits am zweithäufigsten bei (7 von 8) Fällen mit MPN-GBB anzutreffen. Insgesamt konnten wir im Initialstadium der MPN-GBB nur bei 26 % der Patienten keine oligoklonalen Banden finden. Dies ist mit den Angaben von Stiernstedt (346), der in fünf von 27 Fällen oligoklonale Banden nicht nachweisen konnte, vergleichbar, während Sindic et al. (313) nur bei einem von 17 Patienten mit MPN-GBB keine oligoklonalen Banden fand. Unserer Erfahrung nach waren Liquorproben ohne nachweisbare oligoklonale Banden vor allem in der Frühphase der MPN-GBB anzutreffen. Die verschiedene Häufigkeit ihres Nachweises könnte somit vom Punktionszeitpunkt abhängen.

Noch spezifischer für die MPN-GBB als das Vorkommen oligoklonaler Banden ist der Nachweis von oligoklonalem IgM, über das erstmals von uns (166, 170, 171) berichtet wurde. In unseren von 1983 bis 1987 durchgeführten Liquorelektrophoresen war, abgesehen von zwölf Fällen mit MPN-GBB und einem Fall mit einer Doppelinfektion von FSME und MPN-GBB (175), nur in vier weiteren Fällen oligoklonales IgM beobachtet worden. Bei allen vier Patienten konnte eine Borreliose serologisch nicht bestätigt werden. Diagnostisch handelte es sich um eine atypisch verlaufende multiple Sklerose, eine aseptische Meningitis ungeklärter Ätiologie, eine FSME sowie eine Meningitis bei Leptospirose. Bei dem Patienten mit FSME war oligoklonales IgM bereits bei der Zweitpunktion nicht mehr zu beobachten, während bei dem Fall mit Doppelinfektion IgM noch sechs Wochen nach der Erstpunktion im Liquor nachzuweisen war. Der Fall mit Leptospirose ist wegen der mikrobiologischen Verwandtschaft von Borrelien und Leptospiren erwähnenswert.

Die hohe Spezifität, die dem Auftreten von oligoklonalem IgM bei der Diagnose der MPN-GBB zukommt, mag auch durch die von uns verwendete Elektrophoresetechnik vorgetäuscht sein. Oligoklonales IgM wird bei der Agarosegel-Elektrophorese und anschließender Immunfixation nur äußerst selten angetroffen (91, 171, 187, 369). Die Verwendung sensitiverer Elektrophoresemethoden ermöglicht vermehrt auch bei anderen Erkrankungen als bei MPN-GBB den Nachweis von oligoklonalem IgM (155, 158, 378). Unsere Beobachtung von oligoklonalem IgM im Liquor von Patienten mit MPN-GBB wurde zunächst in Frage gestellt (186). Sie wurde jedoch durch Untersuchungsergebnisse von Vandvik (367) erhärtet, der 1987 bei 35 von 59 norwegischen Patienten mit Neuroborreliose ebenfalls oligoklonales IgM nachweisen konnte.

Das Überwiegen der Leichtketten vom Typ Lambda ist nicht nur bei MPN-GBB, sondern auch in anderen Fällen von aseptischer Meningitis zu beobachten (91). Bei Untersuchung borrelienspezifischer Liquorantikörper fand Vandvik (367) ebenfalls ein Überwiegen der Leichtketten vom Typ Lambda. Das Auftreten von freien Leichtketten, die mit einer intensiven Immunstimulation oder einer B-Zell-Regulationsstörung in Zusammenhang gebracht werden (91, 287, 362, 366), ist bei der MPN-GBB ebenfalls zu finden (177). Mehrere Untersucher konnten unter Verwendung verschiedener Methoden den Nachweis erbringen, daß ein Teil der oligoklonalen Banden aus erregerspezifischen Antikörpern besteht (125, 176, 210, 229, 348, 373). Dies gilt auch für eine Reihe anderer entzündlicher Erkrankungen des Nervensystems mit bekanntem Krankheitserreger (89, 159, 236, 265, 350, 368, 370-72). Spezifische Antikörper werden bei der MPN-GBB von 10 bis 30 % der IgG-, IgM- und IgA-synthetisierenden mononukleären Zellen des Liquors produziert (188). Ähnlich wie bei der Mumpsmeningitis (369), bei Herpes simplex-Enzephalitis (372, 374) und bei der Neurosyphilis (350) kann daher sowohl eine spezifische als auch unspezifische intrathekale Immunantwort erwartet werden.

Als Ursache für die unspezifische persistierende IgM-Synthese kommen Lipopolysaccharide, die zwar nicht einheitlich von allen Untersuchern in der Zellwand von Borrelien nachgewiesen wurden (38, 108, 355), wie auch Flagellin in Frage. Beide sind T-Zell-unabhängige B-Zell-Stimulatoren, die fast ausschließlich die Produktion von Immunglobulinen der Klasse M induzieren (102,

237). Somit könnte der Nachweis von intrathekal synthetisiertem unspezifischem IgM auf eine Antigenpersistenz hinweisen.

Spezifische Antikörper, die gegen Borrelien-Flagellin gerichtet und elektrophoretisch im 41 Kilo-Dalton Bereich anzutreffen sind (31), konnten im Liquor von Patienten mit MPN-GBB nahezu regelmäßig nachgewiesen werden (154, 410). Die Kombination einer unspezifischen mit einer spezifischen IgM-Antwort könnte die charakteristischen hohen IgM-Werte im Liquor cerebrospinalis der Patienten mit MPN-GBB erklären. Da IgM im Liquor unter Normalbedingungen nicht angetroffen wird, ist jede intrathekale IgM-Synthese ein früh nachzuweisender und sensitiver Hinweis auf einen innerhalb der Blut-Liquor-Schranke lokalisierten Krankheitsprozeß. Eine Zunahme der IgM-Produktion im Blut wird hingegen erst später zu einem Überschreiten der oberen Normgrenze von IgM führen. Abgesehen von der von uns vermuteten Antigenpersistenz wurde auch ein Defekt in der Supressorzellinduktion als Ursache für die intensive humorale Immunantwort angenommen (71, 220).

Nach anfänglich negativen Resultaten (178, 291) konnten kürzlich in Blut und Liquor mehrmals Antikörper gegen Myelin bei Patienten mit MPN-GBB nachgewiesen werden (351, 392). Es ist anzunehmen, daß antimyelinäre Antikörper nicht nur im Blut, sondern auch intrathekal produziert werden (351). Ob sie einem Autoimmunphänomen, das durch die Borrelieninfektion hervorgerufen wurde, oder einer Kreuzreaktion zwischen Borrelien und Myelinantigenen entspricht, bedarf weiterer Untersuchungen. Dem Nachweis antimyelinärer Antikörper kommt insofern Bedeutung zu, als klinisch Hinweise für eine Demyelinisierung im Bereiche des ZNS (245, 280) und des peripheren Nervensystems (61, 343) bei Patienten mit Lyme-Borreliose beobachtet wurden.

Veränderungen des Liquor cerebrospinalis - eine Pleozytose mit einem markanten Anteil an Lymphozyten, Lymphoid- und Plasmazellen, eine meist deutlich erhöhte Albuminratio, erhöhte Immunglobulinsyntheseraten, insbesondere von IgM, sowie das Auftreten oligoklonaler Banden - sind somit ein wesentliches Kriterium für die Diagnose der MPN-GBB. Sie sind Ausdruck des auf die Meningen übergreifenden Krankheitsprozesses. Eine über längere Zeit anhaltende ausgeprägte intrathekale IgM-Synthese wird bei Patienten mit entzündlichen Erkrankungen des Nervensystems, sieht man von der Neuroborreliose ab, extrem selten angetroffen und sollte weitere serologische Untersuchungen zum Nachweis einer Borreliose nach sich ziehen. Das Ausmaß der pathologischen Liquorbefunde steht allerdings nicht mit dem Schweregrad der neurologischen Symptomatik in Übereinstimmung.


D. Blutbefunde


Die von uns durchgeführten Blutuntersuchungen haben, abgesehen von den spezifischen serologischen Tests, keine wesentliche klinische oder diagnostische Bedeutung ergeben.

Die meistens nur mäßig bis mittelgradig beschleunigte Blutsenkungsreaktion, die bei nahezu 80 % der Patienten mit MPN-GBB zu beobachten war, Normabweichungen der Serumelektrophorese und vermehrt nachweisbares C-reaktives Protein weisen auf den systemisch entzündlichen Krankheitsprozeß hin. Eine weitere Bedeutung dürfte diesen Befunden nicht zukommen.

Wir konnten ebenso wie Dattwyler et al. (71) eine von Moffat et al. (220) festgestellte Verminderung der Gesamtlymphozytenzahl nicht beobachten. Ähnlich wie Dattwyler et al. (71) konnten auch wir keine wesentlichen oder einheitlichen quantitativen Abweichungen der T-Lymphozytenzahlen und des Verhältnisses der T-Zell-Subpopulationen feststellen. In den wenigen bisher publizierten Untersuchungen über die zelluläre Immunität bei Lyme-Borreliose wurde eine spezifische CD4-positive-Helfer-Lymphozyten-Aktivierung nachgewiesen (71, 72, 211, 305, 311). Die Mittelwerte der Serumimmunglobuline G, A und M lagen im Normbereich.

Eine wesentliche Erhöhung der Serum-IgM-Werte, wie sie bei amerikanischen Patienten mit Lyme-Krankheit (118, 120, 220,

246, 334) beschrieben wurde, konnten wir nur bei 23 % der Patienten mit MPN-GBB beobachten. Auch bei europäischen Patienten mit EM war eine wesentliche Serum-IgM-Vermehrung nicht festzustellen (12, 387).

Ähnlich wie bei amerikanischen Patienten (118, 120) konnten auch wir eine Vermehrung des Komplementfaktors C3 finden. Bei dem gleichzeitigen Auftreten von Immunkomplexen wäre zunächst eine Verminderung von Komplementfaktoren zu erwarten. Komplementfaktoren sind aber auch Akutphasen-Proteine, die im Rahmen der floriden Erkrankung vermehrt produziert werden, wodurch ein zu erwartender Komplementverbrauch kompensiert werden kann (118, 120, 334). Kochi und Johnson (163) konnten den Nachweis erbringen, daß Borrelien das Komplementsystem sowohl über den klassischen als auch über den alternativen Weg aktivieren. Für die Elimination der Borrelien ist nicht nur die Aktivierung über den klassischen Weg, sondern auch spezifisches IgG erforderlich. Das Zusammenwirken von spezifischem Antikörper und Komplementsystem zur Elimination von Spirochätazeen ist bei der Syphilis schon lange bekannt und in diagnostischen Tests angewandt worden (157, 231).

Zirkulierende Immunkomplexe waren bei etwa einem Drittel unserer Patienten mit MPN-GBB nachzuweisen. Hardin et al. (118-120) hingegen konnten nahezu bei allen der von ihnen untersuchten Patienten nach Auftreten des EM zirkulierende Immunkomplexe mit einem C1Q-Bindungstest nachweisen. Die erhöhte C1Q-Bindungsaktivität wurde drei Monate später bei Patienten, die neurologische und kardiale Manifestationen entwickelt hatten, weiterhin angetroffen, während dies bei solchen mit Arthritis nicht der Fall war. Bei Patienten mit Arthritis fanden sich allerdings regelmäßig zirkulierende Immunkomplexe in der Synovialflüssigkeit (118, 120, 334). Ein derart häufiger Nachweis von zirkulierenden Immunkomplexen ist weder Åsbrink (12) bei ihren Patienten mit EM noch uns gelungen. Ob diese Unterschiede auf einer Variabilität zwischen amerikanischen und europäischen Formen der Lyme-Borreliose beruhen oder auf methodische Ursachen zurückzuführen sind (119, 120), kann derzeit nicht beantwortet werden. Das Antigen in zirkulierenden Immunkomplexen konnte - soweit uns bekannt - bisher nicht näher identifiziert werden (334).

Zirkulierenden Immunkomplexen wurde für die Entstehung der Lyme-Arthritis eine wesentliche pathogenetische Rolle beigemessen (118-120, 205, 334, 401). Dies trifft auch für die Krankheitsmanifestationen des Sekundärstadiums der erregerverwandten Syphilis zu (152). Für die Pathogenese neurologischer Manifestationsformen der Lyme-Borreliose wurden zirkulierende Immunkomplexe ebenfalls verantwortlich gemacht. Eine Immunkomplexvaskulitis wurde von Reik et al. (281) sowie Pachner und Steere (246) als vermutliche Ursache der Mononeuritis multiplex-ähnlichen peripheren Nervenläsionen im Stadium II der Lyme-Krankheit in Erwägung gezogen. In bisher veröffentlichten nervenbioptischen Untersuchungen über Patienten mit MPN-GBB (60, 79, 214, 363) sowie in unseren Biopsien von Patienten mit ACA-assoziierter Neuropathie (167) konnten allerdings keine Hinweise für eine Immunkomplexvaskulitis gefunden werden.

Zirkulierende Immunkomplexe sind auch bei Patienten mit Polyradikulitis Guillain-Barré häufig zu beobachten (65, 97, 354), wobei ihre pathogenetische Bedeutung noch ungewiß ist. Möglicherweise bewirken sie eine Störung der Blut-Nerven-Schranke und ermöglichen dadurch Antikörpern oder immunkompetenten Zellen, Kontakt mit dem entsprechenden Antigen aufzunehmen (65). Inwieweit ähnliche Mechanismen bei Fällen von demyelinisierender Neuropathie oder Guillain-Barré-Syndrom, die mit der Lyme-Borreliose in Zusammenhang gebracht wurden (61, 343), eine Rolle spielen, bleibt ebenfalls ungeklärt.

Berichte über den erfolglosen Nachweis von Autoantikörpern wie Antigammaglobulinfaktoren, antinukleäre Faktoren (119, 339) oder Antikörper gegen Lipoide (18, 174) sprachen zunächst gegen das Vorliegen von Autoimmunphänomenen. Allerdings konnten in letzter Zeit mit sensitiveren Radio-Immuno-Assays sowohl Antikörper gegen Kardiolipin (199) als auch IgM-Rheumafaktoren (179) in Seren von Patienten mit Lyme-Borreliose und zwar bevorzugt in solchen mit neurologischen Manifestationen gefunden werden. Die kürzlich nachgewiesenen Antikörper gegen Myelin

(351, 392), gegen humanes peripheres Nervengewebe und gegen Neuroblastomlinienzellen (365) sowie gegen marklose Nervenstrukturen (312) berechtigen zur Vermutung, daß bei der Pathogenese neurologischer Manifestationen der Lyme-Krankheit auch organspezifische Autoantikörper eine Rolle spielen können. Sowohl für antimyelinäre als auch für antineuronale Antikörper ist eine Antigengemeinschaft mit Borrelien vermutet bzw. nachgewiesen worden (312, 351). Göbel et al. (98) hingegen haben anhand einer Einzelbeobachtung - ihr Patient hatte vorübergehend sowohl antinukleäre als auch antimuskuläre und antierythrozytäre Antikörper gebildet - eine transitorische Immunität auf eine polyklonale, durch Borrelien hervorgerufene B-Zell-Aktivierung zurückgeführt. Bis zum Vorliegen weiterer Untersuchungsresultate muß jedoch die Bedeutung von Autoantikörpern für die Pathogenese neurologischer Manifestationen der Lyme-Borreliose Gegenstand von Spekulationen bleiben.

Eine Assoziation zwischen neurologischen Manifestationen und dem HLA-Alloantigen DR2, wie sie von Steere et al. (331, 332), beobachtet wurde, konnten wir nicht feststellen. Auch andere Autoren (263, 365) kamen zu ähnlichen Resultaten. Das Auftreten der MPN-GBB ist somit nicht von den Alloantigenen DR1-5 und DR7 abhängig.

Der serologische Nachweis borrelienspezifischer Antikörper stellt eine wesentliche Unterstützung zur Diagnose der MPN-GBB dar. Es ist allerdings zu beachten, daß bei einem Drittel der Patienten mit MPN-GBB in der serologisch-diagnostischen Erstuntersuchung spezifische Antikörpertiterwerte nicht vorhanden waren oder unter dem Schwellenwert lagen. Die serologische Diagnostik der neurologischen Manifestationen des Stadiums II ist daher nicht in allen Fällen problemlos. Der Prozentsatz falsch-negativer serologischer Befunde nimmt allerdings bei längerem Krankheitsverlauf ab (2, 6, 12, 66, 200, 233, 289, 290, 323, 346, 402, 404, 411). So findet die Mehrzahl der Untersucher positiv-serologische Befunde bei weniger als 50 % der Patienten mit unkompliziertem EM. Bei der MPN-GBB hingegen kann die klinische Diagnose bei 67 bis 94 % der untersuchten Patienten serologisch bestätigt werden (6, 323, 346). Bei der chronisch verlaufenden ACA schließlich sind positiv-serologische Befunde bei nahezu allen untersuchten Patienten anzutreffen (2, 4, 12, 323, 404, 411). Eine besondere diagnostische Wertigkeit kommt dem Nachweis einer intrathekal erfolgten Synthese spezifischer Antikörper zu. Diese kann durch Bestimmung der spezifischen Antikörpertiter in aliquoten Gesamt-IgG- bzw. -IgM-Mengen von Liquor und Serum (5, 277) erfolgen oder unter Berücksichtigung der Albumin- und IgG-Ratio errechnet werden (133, 347, 410). Eine weitere, in ihrer Verläßlichkeit den Indexberechnungen überlegene Methode zum Nachweis der intrathekalen spezifischen Antikörpersynthese stellen Western-blot-Analysen an parallel gewonnenen Liquor- und Serumproben dar (86, 229, 410). Stiernstedt et al. konnten unter Anwendung von Liquoruntersuchungen zum Nachweis einer intrathekalen spezifischen Antikörpersynthese die Sensibilität ihrer serologischen Untersuchungen erhöhen. Bei rund 10 % der Patienten mit MPN-GBB waren allerdings weder im Serum noch im Liquor erhöhte spezifische Antikörpertiterwerte nachzuweisen (347). Negativ-serologische Befunde sind daher kein Ausschluß der Diagnose einer MPN-GBB.

Abgesehen von falsch-negativen Resultaten ist mit wechselnd hohen Prozentzahlen positiv-serologischer Befunde bei klinisch gesunden Personen zu rechnen. Diese betreffen in manchen Regionen 16 bis 45 % der klinisch gesunden Population (8, 95, 225, 302, 405). Der Nachweis eines erhöhten spezifischen IgG-Titerwertes ist daher nicht unbedingt als Ausdruck einer Krankheitsaktivität aufzufassen. Anamnese, Klinik, Liquorbefunde und serologische Resultate sind für die Diagnostik der Lyme-Borreliose nicht als Einzelbefunde, sondern in ihrer Gesamtheit zu beurteilen. Sieht man von den serologischen Untersuchungen ab, hatten alle übrigen von uns durchgeführten Blutuntersuchungen weder für die Diagnostik noch für den Krankheitsverlauf eine wesentliche Bedeutung.

E. Elektrophysiologische Untersuchungen

Bisher ist nur von wenigen Autoren über elektrophysiologische Untersuchungen bei MPN-GBB berichtet worden (104, 194, 246, 286, 343, 364, 416), wobei die Befunde meist als mit einer axonalen, manchmal aber auch als mit einer demyelinisierenden Neuropathie in Einklang stehend interpretiert wurden. Die Resultate unserer elektroneuro- und myographischen Untersuchungen wiesen auf eine proximale und distale Schädigung des peripheren Nerven hin. Sie entsprachen dem klinischen Bild einer polytopen Radikuloneuritis.

Wir haben eine isolierte Verminderung der Summenpotentialamplitude um mehr als 2,5 Standardabweichungen als mit einer axonalen Degeneration in Übereinstimmung stehend angesehen. Mamoli und Brunner (207) sahen eine Verlangsamung der motorischen Nervenleitgeschwindigkeit des Nervus peronaeus auf weniger als 26 m/sec als Hinweis auf einen demyelinisierenden Prozeß und eine Abnahme der Nervenleitgeschwindigkeit auf weniger als 34 m/sec bei gleichzeitiger Abnahme der Summenpotentialamplitude des M. extensor digitorum brevis unter 1 mVolt als Hinweis auf einen primär axonalen Prozeß an. Unter Berücksichtigung dieser Kriterien sprachen die neurographischen Befunde in einem Fall für eine primär axonale und in einem anderen Fall für eine primär demyelinisierende Neuropathie. Die restlichen Befunde konnten keinem Neuropathietyp zugeordnet werden.

EEG-Untersuchungen ergaben keine wesentlichen Auffälligkeiten. Entsprechend der klinischen Symptomatik - wie erwähnt, wurden Patienten mit eindeutigen Symptomen von Seiten des Zentralnervensystems in die Studie nicht aufgenommen - konnte durch Computertomographie-Untersuchungen eine zerebrale Manifestation der Lyme-Borreliose bei unseren Patienten mit MPN-GBB nicht nachgewiesen werden. Wie zu erwarten, wurden hingegen bei Patienten mit cerebralen Manifestationen der Lyme-Borreliose pathologische Computertomographie- und Kernspintomographiebefunde beobachtet (48, 110, 114, 116, 164, 217, 245, 247, 280, 392, 414). Diese wurden auf vaskuläre Läsionen oder auf Entmarkungen zurückgeführt.

F. Nervenbiopsien

Von nervenbioptischen Untersuchungen wurde bei unseren Patienten mit MPN-GBB Abstand genommen, da keine diagnostischen Probleme bestanden und zahlreiche Berichte über Nervenbiopsien bei MPN-GBB bereits vorliegen (60, 77, 79, 80, 194, 214, 363, 364, 375). Die erhobenen Befunde sind nahezu ident und es besteht übereinstimmend das Bild einer angiopathisch-ischämischen Nervenläsion mit perivaskulären, lympho-plasmazellulären Infiltraten der epi- und manchmal auch endoneuralen Gefäße in Verbindung mit einem Verlust von vorwiegend markhaltigen Nervenfasern, das als axonale Waller'sche Degeneration bei Vaskulitis interpretiert wurde (60, 214). Auch wurde bereits aufgrund des klinischen Bildes, das meist einer Mononeuritis multiplex entsprach, eine Vaskulitis als Ursache der MPN-GBB angenommen (246, 281). Die Gefäßveränderungen entsprachen zwar nicht einer "klassischen" nekrotisierenden Vaskulitis (83), das Gesamtbild ist aber den Neuropathien bei Vaskulitis zuzuzählen (393). Eine Immunkomplexvaskulitis war nervenbioptisch nie nachzuweisen.

In keinem der bioptisch untersuchten Nerven gelang ein Erregernachweis. In den wenigen postmortal untersuchten Fällen zeigten auch die Meningen eine lymphozytäre Infiltration mit partiellem Befall der Gefäße. Die Nervenwurzeln waren geschwollen und mit Lymphozyten und Plasmazellen infiltriert. Lymphozytäre Infiltrate fanden sich auch in den autonomen Ganglien und in Spinalganglien (77, 165).

G. Pathogenese

Der der MPN-GBB zugrundeliegende Pathomechanismus bleibt trotz der erfolgreichen Aufklärung der Ätiologie der Lyme-Borreliose weiterhin ungeklärt.

Da es sich bei der Borreliose um eine Infektionskrankheit handelt, könnte zunächst ein direkter Erregerbefall der peripheren Nerven als Ursache der bei der MPN-GBB auftretenden Radikuloneuritis angenommen werden, dessen Effekt durch zusätzliche Faktoren verstärkt wird. Für diese Annahme sprechen der Nachweis von Borrelien im Liquor cerebrospinalis, der prompte therapeutische Effekt einer antibiotischen Behandlung sowie der in vielen Fällen beobachtete topographische Zusammenhang zwischen Erregereintrittsstelle und radikulärer Initialsymptomatik. Der Erregernachweis aus dem Liquor cerebrospinalis ist allerdings nur sporadisch gelungen (268, 270, 322, 333). Auch bei der Lyme-Arthritis konnten Borrelien bisher nur selten im Gelenkbereich nachgewiesen werden (74, 150, 317). Der Krankheitserreger dürfte somit in keiner großen Quantität vorliegen. Ein Erregernachweis aus den peripheren Nerven gelang nie (60, 77, 79, 80, 214, 363). Es muß daher ein zusätzlicher, den Krankheitsprozeß verstärkender Faktor angenommen werden. Nach Habicht et al. (107) handelt es sich bei diesem zusätzlichen Faktor um Interleukin I, das aus Makrophagen unter dem Einfluß von Borrelien-Lipopolysacchariden freigesetzt wird (38, 39, 108, 109). Die Wirkung von Interleukin I kann zahlreiche Symptome der Lyme-Borreliose wie Erythem, Schmerzen, Fieber, Gelenkdestruktionen und vermehrte Antikörpersynthese erklären. Auch ist für die Freisetzung von Interleukin I nur eine geringe Anzahl von Borrelien erforderlich (107).

Da in bioptisch untersuchten Nerven Borrelien bisher nicht nachzuweisen waren, dürfte ein immunmediierter Krankheitsprozeß für die Pathogenese der MPN-GBB eine wesentliche Rolle spielen. Für eine Immunkomplexvaskulitis als Ursache der MPN-GBB, an die bereits Reik et al. (281) sowie Pachner und Steere (246) aufgrund der Bedeutung, die Immunkomplexen bei der Entstehung der Lyme-Arthritis zugesprochen wurde (205, 334, 401), gedacht hatten, fand sich bioptisch kein Anhaltspunkt.

Wie bei der MPN-GBB werden perivaskuläre, lymphozytäre Infiltrate in ähnlicher Form auch in der akuten Phase der experimentellen allergischen Neuritis (376) sowie bei peripheren Nervenläsionen im Rahmen der experimentellen allergischen Enzephalomyelitis (182) angetroffen. Diese Parallelen lassen an eine T-Zell-abhängige Autoimmunreaktion denken, die durch eine Anti-

gengemeinschaft zwischen Borrelien und Bestandteilen von Myelin
getriggert oder aufrechterhalten werden könnte. Für diese Annahme sprechen auch die von uns beobachteten antimyelinären
Antikörper (351) sowie aus dem Liquor von Patienten mit MPN-GBB
gewonnene CD4-positive autoreaktive T-Zell-Linien, die mit
peripherem Myelin und P2-Protein - einem Bestandteil des basischen Proteins peripherer Nerven - reagieren (211). Vom Vollbild der experimentellen allergischen Neuritis unterscheidet
sich die MPN-GBB allerdings durch das Fehlen einer zellvermittelten Demyelinisierung.

Das gemeinsame Charakteristikum sämtlicher nervenbioptischer
Untersuchungen von Fällen mit MPN-GBB ist das Bild einer angiopathischen Neuropathie mit lympho- und plasmozellulären Infiltraten, die überwiegend um die epineuralen Gefäße, teils auch
um die endoneuralen Gefäße angeordnet sind. Vereinzelt konnten
auch Thrombosen und Obliterationen kleiner Gefäße beobachtet
werden (60, 77, 214). Die Degeneration der Nervenfasern entsprach, abgesehen von einem Fall mit gemischter, überwiegend
demyelinisierender Neuropathie (80), einer axonalen - Waller'schen - Degeneration. Sowohl Neuropathien von gemischten Typ
als auch Fälle mit axonaler - Waller'scher - Degeneration sind
bei ischämisch angiopathischen Nervenschädigungen anzutreffen
(20, 160, 315, 393). Die bisher vorliegenden Untersuchungen zur
Pathogenese der MPN-GBB entsprechen lediglich Teilresultaten,
die am ehesten auf einen erregerbedingten Immunprozeß als Ursache der MPN-GBB hinweisen. Der lympho-plasmazellulären Vaskulitis scheint eine vorrangige pathogenetische Bedeutung für das
Auftreten peripherer Neuropathien bei MPN-GBB zuzukommen. Diese
sind am ehesten der Gruppe der angiopathischen Neuropathien
zuzuordnen.


H. Differentialdiagnose


Differentialdiagnostische Erwägungen zur MPN-GBB beziehen sich
auf andere von Zecken übertragene Erkrankungen, klinische Symptome sowie Liquor- und serologische Befunde.

Bei Patienten mit Meningitiden, Meningoenzephalitiden und Meningoradikulitiden ist in entsprechenden Endemiegebieten eine FSME diagnostisch auszuschließen. Dies gilt vor allem für jene Fälle mit nachweisbarem Zeckenstich, deren Erkrankungsbeginn in die Inkubationszeit einer FSME fällt. Auch kann der für die FSME charakteristische zweigipfelige Krankheitsverlauf manchmal bei der FSME fehlen oder bei der MPN-GBB durch Allgemeinbeschwerden des Stadium I der Lyme-Borreliose vorgetäuscht werden. Besondere differentialdiagnostische Schwierigkeiten können jene Fälle mit FSME bereiten, die mit einer Myeloradikuloneuritis (275) oder Meningoradikuloneuritis (274, 284) einhergehen. Dasselbe trifft für Fälle von Borrelieninfektionen mit isolierter Meningitis oder Meningoenzephalitis ohne vorausgegangenem EM zu. Bei atypischen FSME-Verläufen mit radikulären Symptomen muß auch an Doppelinfektionen mit FSME-Virus und B.burgdorferi gedacht werden (37, 175, 233). Außer diesen Doppelinfektionen wurden auch solche mit B.burgdorferi und Babesia microti, einem in den Vereinigten Staaten vorkommenden und ebenfalls durch Zecken übertragenen Plasmodium-ähnlichen Mikroorganismus, beobachtet (42, 105, 209). Die Babesiose geht allerdings nur in Ausnahmefällen mit neurologischen Symptomen einher (250).

Abgesehen vom FSME-Virus und möglicherweise vom Tribec-Virus kommt anderen durch Zecken übertragenen Viruserkrankungen des Nervensystems in Zentraleuropa im Unterschied zu anderen Regionen keine Bedeutung zu (149, 180). Dasselbe trifft zur Zeit auch für andere durch Zecken übertragene Borreliosen mit neurologischen Manifestationen (30, 56, 106, 240, 319) sowie auch für von Zecken übertragene Rickettsiosen (23, 149) zu. Auch die vermutlich durch ein Toxin verursachte Zecken-Paralyse ist in Zentraleuropa nicht anzutreffen (112, 257).

Berücksichtigt man das klinische Bild der MPN-GBB, so sind zunächst andere Erkrankungen mit migratorischen und/oder radikulären Schmerzen abzugrenzen. Myalgien, Myositiden und radikuläre Symptome bei mechanischer Irritation der Nervenwurzeln können durch Untersuchungen des Liquors von der MPN-GBB diagnostisch unterschieden werden. Dies trifft auch für die Polyradikulitis Guillain-Barré zu, die manchmal ebenfalls mit einer heftigen Schmerzsymptomatik beginnen kann. Besteht zusätzlich zu migratorischen und radikulären Schmerzen, radikulären Ausfällen oder Hirnnervenparesen ein entzündliches Liquorsyndrom mit Pleozytose und Eiweißvermehrung, müssen differentialdiagnostisch eine Reihe seltener Krankheitserreger wie Leptospiren, Rickettsien, Listerien, Brucellen, Toxoplasmen, aber auch die Tuberkulose, Lues, Pilzinfektionen und Parasitosen in Erwägung gezogen werden. Weiters ist an eine meningeale Mitbeteiligung bei nicht infektiösen oder vermutlich nicht infektiösen Erkrankungen wie Behcet-Syndrom, Sarkoidose, Uveomeningoenzephalitis, Lupus erythematodes und andere Kollagenosen zu denken. Auch Infektionen mit Mykoplasma pneumoniae sowie virale Erkrankungen mit fakultativ chronischen Verläufen wie Choriomeningitis, Mumps, Mononukleose und Herpes zoster-Infektionen, sowie ein Reihe ungeklärter Meningitiden wie die Mollaret'sche Meningitis sind differentialdiagnostisch abzugrenzen (87, 110, 216, 281, 307, 353). Bei der differentialdiagnostischen Zuordnung einer beidseitigen Facialisparese, die sowohl bei der MPN-GBB als auch bei der Polyradikulitis Guillain-Barré, bei basaler Meningitis, Karzinosen der Meningen und beim Kopftetanus angetroffen wird (228), ist die Untersuchung des Liquor cerebrospinalis ebenfalls von Bedeutung. Weiters ist bei beidseitiger Facialisparese an eine Sarkoidose zu denken (239, 299, 344). Als Hinweis für eine Neuroborreliose und zur Abgrenzung gegenüber chronischen viralen Infekten kann, abgesehen von den serodiagnostischen Untersuchungen, die ausgeprägte persistierende intrathekale IgM-Synthese dienen.

Auf die diagnostische Bedeutung und Wertigkeit borrelienspezifischer serologischer Untersuchungen wurde bereits an anderer Stelle eingegangen. Es sei nochmals erwähnt, daß bei einer Reihe von entzündlichen Erkrankungen des Nervensystems, die auch klinisch mit der MPN-GBB verwechselt werden können - wie Mononukleose, Tuberkulose, Syphilis, Herpes zoster-Infektionen und Lupus erythematodes - serologische Untersuchungen positive Resultate erbringen können (35, 202, 215, 290, 333, 346). Ein positives Resultat serologischer Untersuchungen ist somit kein Beweis für eine manifeste Borreliose, ein negatives Resultat schließt diese nicht aus.

I. Krankheitsverlauf ohne und mit antibiotischer Therapie


Ohne antibiotische Medikation nimmt die MPN-GBB einen protrahierten Krankheitsverlauf. Nach Hörstrup und Ackermann (131) erstreckt sich die Krankheit "über zumindest 3 Monate und länger". Bammer (25) erwähnt eine Krankheitsdauer von 2 bis 12 Monaten. Nach Schaltenbrand (zit. bei 396) verläuft die MPN-GBB über mehrere Monate bis zu 1,5 Jahren.

In der vier Monate nach Krankheitsbeginn durchgeführten semiquantitativen Graduierung war die MPN-GBB bei mehr als der Hälfte der unbehandelt gebliebenen Patienten gebessert oder im Abklingen begriffen. Berücksichtigt man nur die Schmerzsymptomatik, war eine wesentliche Besserung sogar bei 79 % der Patienten festzustellen.

Objektiv faßbare neurologische Residualsymptome waren zwar bei 40 % der Patienten, die zwischen 53 und 92 Monaten nach Beginn der MPN-GBB untersucht wurden, nachzuweisen, sie waren allerdings nur gering- bis mäßiggradig ausgeprägt und bewirkten keine wesentliche Beeinträchtigung im Gesamtzustand der ehemaligen Patienten. Neurologische Rezidiverkrankungen, wie sie von Klenk et al. (161), Pachner und Steere (247), Pal et al. (249) und Broderick et al. (52) beschrieben wurden, konnten wir nicht beobachten.

Ob eine reaktive Arthritis mit Beteiligung des Achsenskeletts, die bei zwei HLA-B27-positiven Patienten mit MPN-GBB diagnostiziert werden konnte, von der Anwesenheit intakter Borrelien oder Borrelienantigenen abhängig ist oder einem nur durch die ursprüngliche Borrelieninfektion getriggerten, perpetuierenden immunologischen Krankheitsprozeß entspricht, konnte nicht geklärt werden.

Analog dem klinischen Verlauf sind pathologische Liquorbefunde über Monate nachzuweisen. Wohl kann im Spontanverlauf eine signifikante Verringerung von Zellzahl und Gesamteiweißkonzentration in der zehnten Krankheitswoche, verglichen mit den

Werten der vierten Krankheitswoche, festgestellt werden, die
intrathekale Immunreaktion hält jedoch in unverminderter Intensität an. Eine protrahierte, intrathekale unspezifische IgM-Synthese ist bei entzündlichen Erkrankungen des Nervensystems
nur selten anzutreffen (203) und stellt ein Charakteristikum
der Liquorbefunde von Patienten mit MPN-GBB dar (84, 125, 174,
204, 300). Pathologische Liquorbefunde sind auch noch vier
Monate nach Krankheitsbeginn anzutreffen. Sie zeigen allerdings
zu diesem Zeitpunkt bereits eine deutliche Tendenz zur Normalisierung.

Die Verabreichung von Infusionen mit 20 Millionen I.E. Natrium-Penicillin G führte sowohl klinisch als auch in den Liquorbefunden zu einer signifikanten Besserung verglichen mit den
Werten ohne antibiotische Behandlung. Mißt man die klinischen
Beschwerden semiquantitativ, so steht die Besserung der
Schmerzsymptomatik im Vordergrund. Der günstige Effekt der
Penicillinbehandlung manifestiert sich auch in einem kürzeren
Krankheitsverlauf. Er hängt vom Zeitpunkt des Therapiebeginns
ab. Bei Patienten, die erst fünf Wochen nach Beginn der neurologischen Symptome oder später mit Penicillin behandelt wurden,
konnte kein signifikanter Unterschied des klinischen Krankheitsverlaufes gegenüber unbehandelten Patienten nachgewiesen
werden (168, 242).

Nach bisher vorliegenden Resultaten ist die MPN-GBB meistens
eine selbstlimitierende Erkrankung. In klinischen Nachuntersuchungen unterscheiden sich antibiotisch behandelte nicht von
unbehandelten Patienten (168, 259). Dies entbindet allerdings
nicht von der Notwendigkeit einer suffizienten und raschen
antibiotischen Therapie der MPN-GBB, da einerseits der Krankheitsverlauf abgekürzt, andererseits selten vorkommende und mit
schweren Defekten einhergehende chronische Manifestationen der
Neuroborreliose (5, 40, 52, 110, 165, 247, 373, 392, 413, 414)
verhindert werden können.

Der therapeutische Effekt von Ceftriaxon bei MPN-GBB ist trotz
der in vitro und im Tierversuch nachgewiesenen größeren therapeutischen Effizienz (147, 230) unserem bisherigen klinischen

Eindruck nach dem von Penicillin etwa gleichzusetzen (169). Fälle, die nicht auf eine Penicillintherapie angesprochen haben (69, 70, 76, 197), konnten wir bei rechtzeitigem Therapiebeginn an unseren Patienten mit MPN-GBB nicht beobachten. Für den therapeutischen Effekt spielen nicht nur bakteriozide Antibiotikaspiegel, sondern auch die körpereigenen Abwehrmechanismen eine wesentliche Rolle (44, 68, 146, 192). Unseren bisherigen klinischen Erfahrungen nach erachten wir weiterhin eine zweiwöchige Infusionsbehandlung mit 2 Mal 10 Millionen I.E. Natrium-Penicillin täglich als adäquate Therapie der MPN-GBB. Dies steht auch in Übereinstimmung mit anderen Autoren (246, 314, 340, 346). Ein ähnlich günstiger therapeutischer Effekt wird auch durch eine zweiwöchige Behandlung mit 1 Mal 2 g Ceftriaxon i.v. täglich erzielt. Bei chronischen Verlaufsformen scheint allerdings Ceftriaxon dem Penicillin aufgrund seiner besseren Liquorgängigkeit überlegen zu sein (70, 113). Über eine vierwöchige Behandlung mit 2 Mal 100 mg Doxicyclin i.v. oder per os täglich bzw. mit 4 Mal 500 mg Erythromycin per os täglich, wie sie auch als Alternativtherapie der Neurosyphilis angewendet wird (36, 157, 285, 349), besitzen wir keine Erfahrung.

# *Acrodermatitis chronica atrophicans-assoziierte Neuropathie*

A. Krankengut

Um Neuropathien im Stadium III der Lyme-Borreliose zu beschreiben, haben wir Patienten mit ACA, einer klar definierten und schon klinisch diagnostizierbaren chronischen Borrelieninfektion der Haut (16, 390), ausgewählt und neurologisch untersucht. Zu den Auswahlkriterien zählte eine von erfahrenen Dermatologen gestellte klinische Diagnose sowie deren serologische Bestätigung (Tab. 2).

Die Untersuchungen erfolgten über einen Zeitraum von 3 Jahren von 1985 bis 1987. Insgesamt wurden 73 Patienten neurologisch untersucht. 16 dieser Patienten wurden in der klinischen Studie nicht berücksichtigt, da bei ihnen zusätzlich zur Borreliose andere mögliche Ursachen einer Polyneuropathie bekannt waren. Es handelte sich dabei um Fälle mit Diabetes mellitus, chronischem Alkoholismus und neoplastischen Erkrankungen. Eine Patientin, bei der die klinische Diagnose in serologischen Untersuchungen nicht bestätigt werden konnte, sowie ein weiterer Fall mit einer ACA am rechten Arm und zusätzlicher LABC im Bereiche der rechten Mamma, der strahlentherapeutisch behandelt worden war, wurden ebenfalls ausgeschlossen. Die verbliebenen 55 Patienten (17 Männer, 38 Frauen) - über die Mehrzahl von ihnen wurde an der International Conference on Lyme Disease and Related Disorders in New York 1987 bereits zum Teil berichtet (167) - wurden in drei Gruppen eingeteilt: Die Gruppe I beinhaltet 32 an zwei dermatologischen Abteilungen neu diagnostizierte Fälle mit ACA, die noch vor Beginn einer antibiotischen Therapie neurologisch untersucht wurden. Zu den Gruppen II und III zählen Patienten, deren neurologische Untersuchung bereits nach Abschluß einer antibiotischen Behandlung erfolgte. Die 12 Patienten der Gruppe II hatten zum Zeitpunkt der neurologischen Untersuchung noch klinisch manifeste Hautveränderungen. Dies war bei den 11 Patienten der Gruppe III nicht mehr der Fall. Sie waren noch rechtzeitig im Stadium infiltrativum ausreichend antibiotisch behandelt worden, so daß ihre Hautveränderungen vollständig remittiert waren (Tab. 25). Die Behandlung der Patienten war hinsichtlich der Dauer, der angewendeten Antibiotika und ihrer Applikationsform uneinheitlich. Das Intervall zwischen Behandlungsbeginn und neurologischer Untersuchung lag in der Gruppe II zwischen 1 und 27 (Median 6,5) und in der Gruppe III zwischen 1 und 26 (Median 6) Monaten. Das mittlere Lebensalter unserer Patienten war relativ hoch. Es bestand kein signifikanter Altersunterschied zwischen unbehandelten und behandelten Patienten (Gruppe I: 61,7 +/- 16,2; Gruppe II und III: 59,7 +/- 15,0 Jahre). Dies traf auch für die 21 unbehandelten mit und die 11 unbehandelten Patienten ohne Neuropathien zu (64,5 +/- 13,4 bzw. 57,1 +/- 21,5 Jahre).

Tabelle 25 - Lebensalter der Patienten mit ACA. Angabe in Jahren.

| Patientengruppe | n | min. | max. | $\bar{x}$ | s | Median |
|---|---|---|---|---|---|---|
| ACA vor Behandlungsbeginn (I) | 32 | 16 | 82 | 61.7 | 16.2 | 65.5 |
| ACA nach Behandlung, Hautveränderungen noch vorhanden (II) | 12 | 54 | 82 | 68.5 | 9.7 | 67.0 |
| ACA nach Behandlung, Hautveränderungen nicht mehr sichtbar (III) | 11 | 35 | 76 | 50.0 | 13.9 | 44.0 |

## B. Mit Borreliose assoziierte Vorkrankheiten

Sämtliche Patienten wurden bei ihrer Untersuchung nach Zecken- und Arthropodenstichen, Hautveränderungen, Gelenkserkrankungen und neurologischen Vorkrankheiten befragt. Auf andere mögliche Ursachen für eine allfällige Neuropathie wurde bei der Anamneseerhebung besonders geachtet. 21 der 55 Patienten (38 %) erinnerten sich, ein- oder mehrfach von Zecken gestochen worden zu sein. Zehn (18 %) erinnerten sich an einen Zeckenstich im Bereiche der Region, in der sich später die Acrodermatitis entwickelte.


a. Nicht-neurologische Vorkrankheiten

Neun Patienten berichteten über Hautveränderungen, die einem EM entsprachen, darunter ein Fall mit anulären Sekundärerythemata. Allerdings hatte kein Patient zum Zeitpunkt des EM einen Arzt aufgesucht. Bei einer Patientin, die, wie bereits erwähnt, nicht zu den 55 in die klinische Studie aufgenommenen Fällen zählte, trat in der Abklingphase eines typischen EM, das die rechte Schulter-, Oberarm- und Brustregion einnahm, ein Lymphozytom im Bereiche der rechten Areola mammae auf. Die Patientin suchte eine chirurgische Ambulanz auf und nach einer Probebiopsie wurde zunächst die Diagnose eines Non Hodgkin-Lymphoms gestellt. Der Tumor wurde chirurgisch entfernt und eine Strahlentherapie mit Telekobalt begonnen. Etwa zur selben Zeit breitete sich eine radikuläre Schmerzsymptomatik im Dermatom C8 rechts aus und es entwickelte sich eine bioptisch verifizierte Acrodermatitis chronica atrophicans an der Streckseite der rechten oberen Extremität. Die daraufhin retrospektiv durchgeführten immunhistochemischen Untersuchungen aus dem Operationsmaterial des vermeintlichen Non Hodgkin-Lymphoms ergaben nun die Diagnose einer LABC.

Vier Patienten erwähnten Lymphdrüsenschwellungen, die vermutlich einer regionalen Lymphadenitis bei ACA, wie sie von Hauser (121) ausführlich beschrieben wurden, entsprachen. Zwei Patienten litten an rezidivierenden Fieberschüben ungeklärter Ätiologie während bzw. kurz vor Ausbruch der ACA. Eine Patientin wurde zwei Wochen nach einem Zeckenstich und vor Auftreten der ACA unter der Verdachtsdiagnose einer Hepatitis stationär untersucht. Eine Erhöhung der Serumtransaminasen wurde festgestellt. Eine Hepatitisvirusinfektion war serologisch nicht nachzuweisen. Auch eine Leberbiopsie ergab keine schlüssige Diagnose, so daß retrospektiv die Beschwerden in Zusammenhang mit der Borrelieninfektion, die mit erhöhten Serumtransaminasen einhergehen kann (99, 328, 338), zu sehen sind.

Fünf der 55 Patienten wurden vor der neurologischen Untersuchung aufgrund von Gelenksbeschwerden fachärztlich untersucht. Ihre Diagnosen lauteten: "Destruierende Polyarthritis, vermutlich reaktiv bei Mykoplasmeninfektion", "Finger-Polyarthrose", "Epicondylitis" und in zwei Fällen "Kniegelenksarthrose".

Abgesehen von diesen fünf Patienten erwähnten 19 weitere Patienten Gelenkschmerzen, die in der überwiegenden Mehrzahl in die großen Gelenke lokalisiert wurden.


b. Neurologische Vorkrankheiten

Bei vier der 55 Patienten bestanden entweder vor Manifestation der ACA oder von ihr zeitlich nicht abzugrenzen heftige radikuläre Schmerzen. Bei zwei dieser Patienten waren die Schmerzen nach einem Zeckenstich bzw. einem EM aufgetreten. Eine Patientin litt zusätzlich an proximal betonten Paresen der oberen und unteren Extremitäten. Von der Schmerzbeschreibung her standen die Symptome durchaus in Einklang mit einer MPN-GBB. Nur einer dieser Patienten mit Schmerzen wurde, allerdings erst ein Jahr nach der akuten Schmerzsymptomatik, bereits zum Zeitpunkt der manifesten ACA lumbalpunktiert. Die Liquoruntersuchung ergab normale Befunde.

Auffälligkeiten im Bereiche der Hirnnerven konnten anamnestisch bei vier Patienten festgestellt werden. Ein Patient war 11 Jahre vor Ausbruch der ACA an einer peripheren Facialisparese erkrankt, in einem weiteren Fall waren ein Jahr vor Beginn der ACA sowie fünf Jahre später passagere Doppelbilder aufgetreten; ein dritter Patient klagte ein Jahr nach Beginn der ACA über eine Trigeminusneuralgie, bei einer vierten Patientin hatten sich 15 Jahre vor Beginn der ACA Doppelbilder und Schwindelzustände manifestiert. Eine Patientin litt im selben Jahr, als die Hautveränderungen auftraten, über zwei bis drei Monate an heftigen Kopfschmerzen.

Eine unserer Patientinnen war ein Jahr vor Beginn der ACA in psychiatrischer Behandlung gestanden. Die damalige Diagnose hatte "Akuter exogener Reaktionstyp, paraphrenes Syndrom" gelautet. Insgesamt bestanden somit bei zehn (18 %) unserer Patienten anamnestisch Hinweise für neurologische oder psychiatrische Vorkrankheiten, wie sie im Stadium II der Lyme-Borreliose beobachtet werden können. Aufgrund fehlender spezifischer Voruntersuchungen konnte dieser vermutete Zusammenhang allerdings in keinem Fall gesichert werden.

C. Dermatologisches Krankheitsbild

44, darunter 12 bereits mit Antibiotika behandelte Patienten, hatten zum Zeitpunkt der neurologischen Untersuchung eine klinisch manifeste Acrodermatitis chronica atrophicans. Bei der Mehrzahl der unbehandelten Patienten bestand vorwiegend ein Stadium infiltrativum, bei der Mehrzahl der behandelten vorwiegend ein Stadium atrophicans der ACA (Tab. 26; Abb. 3, 4, 23, 24 [Farbtafel I, S. 149]).

Tabelle 26 - Stadium der Hautveränderungen bei Patienten mit ACA (Gruppen I und II).

| Patientengruppe | Stadium infiltrativum | Stadium atrophicans |
|---|---|---|
| ACA vor Behandlungsbeginn (I) | 22 | 10 |
| ACA nach Behandlung, Hautveränderungen noch vorhanden (II) | 3 | 9 |

Soweit den Patienten noch erinnerlich, bestanden die Hautveränderungen zwischen drei Monaten und mehr als 30 Jahren (Tab. 27). Diese zeitlichen Angaben sind approximativ aufzufassen, da

Tabelle 27 - Persistenz der Hautveränderungen bei den 44 Patienten der Gruppen I und II. Angabe in Jahren.

| Persistenz der Hautveränderungen | n |
|---|---|
| <1 Jahr | 13 |
| >=1 <3 Jahre | 12 |
| >=3 <6 Jahre | 10 |
| >=6 <10 Jahre | 3 |
| >=10 Jahre | 6 |

die ACA sehr diskret beginnen kann und in ihrem Anfangsstadium von Patienten und Ärzten leicht übersehen wird (12). Vom Verteilungstyp her war am häufigsten lediglich eine einzige untere Extremität betroffen. Nur in vier Fällen waren an sämtlichen Extremitäten Hautveränderungen nachzuweisen. Ebenfalls in vier Fällen hatte die ACA zusätzlich den Stamm befallen (Tab. 28).

Tabelle 28 - Lokalisation der ACA an den Extremitäten der 44 Patienten der Gruppen I und II (bei 4 Patienten war zusätzlich der Stamm betroffen).

| Lokalisation der ACA | n |
|---|---|
| 1 untere Extremität | 22 |
| 2 untere Extremitäten | 8 |
| 1 obere Extremität | 6 |
| 2 obere Extremitäten | 1 |
| 1 untere + 1 obere Extremität | 1 |
| 2 untere + 1 obere Extremität | 2 |
| alle 4 Extremitäten | 4 |

Fibröse Knoten konnten nur bei einem Patienten im Bereiche des Olekranon beobachtet werden. Zwei Patienten litten zusätzlich an einem Raynaud'schen Phänomen.

## D. Klinik und Laborbefunde bei ACA-assoziierter Neuropathie

### a. Subjektive Beschwerden

Insgesamt gaben 25 (45 %) der 55 Patienten Beschwerden an, die mit einer Neuropathie in Einklang standen (Tab. 29). Unter den

Tabelle 29 - Subjektive neurologisch relevante Beschwerden bei den 55 Patienten mit ACA (Gruppen I, II und III).

| Subjektive Beschwerden | n |
|---|---|
| keine | 30 (54.5%) |
| Schmerzen | 16 (29.1%) |
| Parästhesien | 13 (23.6%) |
| "Schweregefühl" | 4 ( 7.3%) |
| Muskelkrämpfe | 2 ( 3.6%) |

Patienten, die keine antibiotische Behandlung erhalten hatten, waren dies 18 (56 %) von 32.

Gliedert man die meistens geringen Beschwerden nach ihrem Charakter auf, so fanden sich zum Zeitpunkt der neurologischen Untersuchung am häufigsten ziehende oder brennende Schmerzen (Tab. 29).

### b. Neurologische Ausfälle

Alle Patienten wurden persönlich klinisch untersucht. Bei über 60-Jährigen wurden fehlende bzw. abgeschwächt auslösbare Sehnenreflexe sowie eine Beeinträchtigung der Pallästhesie nicht als pathologisch aufgefaßt, wenn andere neurologische Symptome sowie die Ergebnisse der Neurographie keinen Hinweis auf eine Neuropathie ergaben (54). Im Bereiche der Hautveränderungen wurden bei der sensiblen Untersuchung lediglich Ausfallssymptome, nicht aber Dysästhesien und Hyperpathien als Ausdruck einer Neuropathie gewertet, da letztere nicht eindeutig von Beschwerden bei entzündlichen Hautveränderungen abzugrenzen sind. Bei 22 (40 %) der Patienten konnten klinisch Ausfälle, die auf eine Neuropathie hinwiesen, festgestellt werden (Tab. 30).

Tabelle 30 - Objektive klinische bzw. neurographische Veränderungen bei 29 Patienten mit ACA und Neuropathie (Gruppen I, II und III).

| Objektive Befunde | n |
|---|---|
| Patienten mit klinisch und neurographisch faßbaren Zeichen einer Neuropathie | 14 |
| Patienten mit ausschließlich klinisch faßbaren Zeichen einer Neuropathie (neurographisch unauffällig) | 8 |
| Patienten mit ausschließlich neurographisch faßbaren Zeichen einer Neuropathie (klinisch unauffällig) | 7 |

1. Motorische Ausfälle:

Lediglich bei vier (7 %) der Patienten konnten periphere Paresen nachgewiesen werden (Tab. 31). Diese stellten zum Zeitpunkt der neurologischen Untersuchung für den Patienten keine Beeinträchtigung dar, waren nur mäßig ausgeprägt und unterschritten den Kraftgrad IV entsprechend den Angaben des British Medical Research Councils (zit. bei 227) nicht. Sie waren bei allen

Tabelle 31 - Objektive Befunde bei 22 Patienten mit ACA und klinisch faßbarer Neuropathie (Gruppen I, II und III).

| Neurologische Ausfälle | | n |
|---|---|---|
| Paresen | | 4 |
| Abschwächung bzw. Verlust von Sehnenreflexen | | 11 |
| sensible Ausfälle, | | 21 |
| davon fleckförmig begrenzt | 8 | |
| asymmetrisch | 5 | |
| symmetrisch | 8 | |

Patienten distal und an den unteren Extremitäten lokalisiert, darunter einmal symmetrisch. Die Extensoren des Fußes und der Zehen waren jeweils ausgeprägter betroffen als die entsprechenden Flexoren. Bei einer Patientin, die erst nach einer antibiotischen Behandlung untersucht werden konnte, waren, abgesehen von den distalen, auch an den oberen Extremitäten proximal betonte Paresen nachzuweisen. Zusätzlich bestand eine mäßige Atrophie der Schultermuskulatur. Anamnestisch gab die Patientin allerdings an, daß etwa 6 Monate vor der neurologischen Untersuchung ausgeprägte Lähmungen bestanden hätten, die es ihr nicht ermöglicht hätten, die Arme über die Horizontale zu heben. Zusätzlich sei das Stiegensteigen wegen einer Schwäche in beiden Beinen deutlich beeinträchtigt gewesen und sie sei häufig in den Knien eingeknickt. Etwa zur gleichen Zeit hätten heftige ziehende, vor allem in der Nacht exazerbierende Schmerzen bestanden. Retrospektive steht hier zusätzlich ein Restzustand nach einer MPN-GBB im Vordergrund der diagnostischen Erwägungen. Von einer Lumbalpunktion zur Bestätigung dieser diagnostischen Annahme wurde allerdings Abstand genommen, da zum Zeitpunkt der neurologischen Untersuchung bereits eine wesentliche Besserung eingesetzt hatte.

Alle Patienten mit Paresen hatten auch Schmerzen oder Parästhesien sowie pathologische elektroneurographische Befunde. Bei allen Patienten mit Paresen waren objektiv sensible Ausfälle nachzuweisen. Die Lähmungen waren an Extremitäten lokalisiert, die auch von der ACA betroffen waren.

Herabgesetzte oder fehlende Sehnenreflexe waren in 11 (20 %) Fällen nachzuweisen. Diese Zahl beinhaltet nicht Patienten, die älter als 60 Jahre waren und deren einziges peripher-neurologisches Symptom bei zusätzlich unauffälliger Nervenleitgeschwindigkeit eine Hypo- oder Areflexie darstellte. Auch bei den Reflexstörungen war eine distale Betonung der Ausfälle nachzuweisen. In allen Fällen waren die Achillessehnen-Reflexe betroffen, lediglich einmal fanden sich zusätzlich fehlende Patellarsehnenreflexe. Bei sechs Patienten war eine Hypo- oder Areflexie auch an Extremitäten nachzuweisen, die klinisch nicht von der ACA betroffen waren.

## 2. Sensible Ausfälle

21 (38 %) der Patienten gaben bei der Untersuchung sensible Ausfälle an (Tab. 31). Bei den unbehandelten Patienten war dies bei 16 (50 %), bei den bereits behandelten der Gruppe II und III bei drei (25 %) bzw. zwei (18 %) der Fall. Bei acht Patienten erstreckten sich die Zonen des Sensibilitätsausfalls auf ein fleckförmig umschriebenes Areal, das im Bereiche der Hautveränderungen oder unmittelbar daran angrenzend lokalisiert war (Abb. 23 [Farbtafel I, S. 149]). Bei vier dieser acht Patienten schien die hypästhetische Zone innerhalb des Versorgungsgebietes eines einzigen sensiblen Nerven zu liegen. Bei vier weiteren Patienten war diese Zuordnung nicht möglich. Diese überwiegend fleckförmigen Sensibilitätsausfälle, auf die bereits Hopf (136) aufmerksam gemacht hat, betreffen die Qualitäten Berührung, Schmerz und Temperatur. Bei zwei dieser acht Fälle konnte eine annähernd dissoziierte Sensibilitätsstörung mit Herabsetzung des Schmerz- und Temperaturempfindens bei nur minimaler Beeinträchtigung des Berührungsempfindens festgestellt werden. Bei allen Patienten waren die sensiblen Ausfälle nur mäßig ausgeprägt vorhanden, eine exakte lokalisatorische Abgrenzung war daher manchmal nur schwer möglich. Fleckförmige anästhetische Zonen, wie sie von der Lepra her bekannt sind, waren nie zu beobachten. Auch waren Störungen der Pallästhesie bei Patienten mit isolierten, fleckförmigen Sensibilitätsstörungen nicht nachzuweisen. Bei sechs Patienten traten fleckförmige Sensibilitätsstörungen isoliert und ohne sonstige klinisch-neurologische Ausfälle auf. Wir wollen diese Fälle in Analogie zu den bei Vaskulitiden beobachteten Neuropathien als "Kutane Neuropathie" (223) bezeichnen.

Bei 13 Patienten lagen strumpf- oder handschuhförmig begrenzte Sensibilitätsstörungen vor, die häufig den Bereich der klinisch erkennbaren Hautveränderungen überschritten und bei vier Patienten auch Extremitäten erfaßten, die klinisch nicht von der ACA betroffen waren (Abb.24 [Farbtafel I, S. 149]). Es handelte sich bei diesen vier Fällen immer um die zur ACA homolog liegende gegenseitige Extremität oder um alle vier Extremitäten. Bei drei Patienten umfaßte die strumpfförmig begrenzte Sensibilitätsstörung nur eine Extremität, bei acht Patienten zwei kontralaterale und bei zwei Patienten alle vier Extremitäten.

Unterschiedlich von den fleckförmigen hypästhetischen Arealen fand sich bei den strumpf- oder handschuhförmig begrenzten Sensibilitätsstörungen zusätzlich zu Hypopathien und/oder Hypästhesien in neun von 12 Fällen auch eine Beeinträchtigung der Pallästhesie. Bei einem 43-jährigen Patienten war ein deutlich herabgesetztes Vibrationsempfinden die einzige faßbare sensible Störung. Bei zwei Patienten gewann man den Eindruck, daß innerhalb dieser strumpf- oder handschuhförmigen hypästhetischen Regionen zusätzlich fleckförmige, deutlicher ausgeprägte hypästhetische Areale lagen.

Bei fünf Patienten waren die Ausfälle asymmetrisch angeordnet, sei es, daß - wie in drei Fällen -nur eine Extremität betroffen oder daß - wie bei zwei Patienten - ein wesentlicher Unterschied in Ausbreitung und Intensität der Ausfälle bestand. 15 der 21 Patienten mit objektiv nachweisbaren sensiblen Ausfällen hatten auch subjektive Symptome, die mit einer Neuropathie in Einklang standen.

Die trophischen Störungen der Haut standen nicht immer mit den neurologischen Ausfällen in Übereinstimmung und waren in der Regel auf die entzündlichen Hautveränderungen zurückzuführen.
Die besprochenen Beschwerden und Ausfälle sollen nun anhand einer Krankengeschichte beispielhaft dargestellt werden.

Patient P.A., 74 Jahre, weiblich.
Die Patientin berichtet, erstmals vor etwa 4 Jahren eine Rötung und geringe Schwellung im Bereich des rechten Fußrückens wahrgenommen zu haben. Diese hätten sich allmählich über die Vorderseite des Unterschenkels bis knapp unter das Knie ausgebreitet. Schon zu Beginn der Hautveränderungen hätten ziehende Schmerzen sowie ein "elektrisierendes" Gefühl im Bereiche der Innenseite des rechten Unterschenkels bestanden. Seit etwa zwei Jahren leide sie an sockenförmigen brennenden Schmerzen vor allem an der rechten unteren Extremität, in geringerem Ausmaße aber auch links. Zusätzlich bestehe eine Gefühlsminderung an der Fußsohle rechts. Vor etwa drei Jahren seien Schmerzen im rechten Kniegelenk in Verbindung mit einer leichten Gelenkschwellung aufgetreten. Der Hausarzt habe damals eine Infektion im Kniegelenksbereich vermutet. Die Patientin gibt

an, wiederholt von Zecken gestochen worden zu sein. Der neurologische Status ist an den Hirnnerven und an den oberen Extremitäten, abgesehen von einer seit Jahren bekannten beidseitigen mäßigen Hypakusis, regelrecht. An den unteren Extremitäten keine Paresen, Patellarsehnenreflex seitengleich auslösbar, Achillessehnenreflex rechts fehlend. Keine Pyramidenzeichen. Bei Prüfung der Sensibilität findet sich rechts ausgeprägt, links nur distal und mäßig vorhanden, eine sockenförmig begrenzte Hypästhesie für alle Qualitäten, die nach distal zunimmt und proximal das Areal der ACA überschreitet. Über dem Fußrücken und der Streckseite des rechten Unterschenkels besteht eine rötlich livide Verfärbung der Haut, entsprechend einer ACA im Stadium infiltrativum.

Ein statistisch signifikanter Zusammenhang zwischen Patientenalter, Geschlecht, Stadium der ACA, Anzahl der von der ACA betroffenen Extremitäten, sowie dermatologischer Krankheitsdauer einerseits und dem Auftreten peripherer Neuropathien andererseits konnte nicht festgestellt werden.

c. Elektroneurographische Untersuchungen

Insgesamt wurden 118 Nerven an von der ACA betroffenen - bzw. bei Gruppe III betroffen gewesenen - und 64 Nerven an von der ACA nicht betroffenen Extremitäten untersucht (Tab. 32). Die technischen Methoden wurden bereits im vorigen Abschnitt beschrieben. Bei allen Patienten wurden die maximale motorische Nervenleitgeschwindigkeit, die Summenpotentialamplitude und die

Tabelle 32 - Elektroneurographische Befunde, erhoben an 182 Nerven von 55 Patienten mit ACA (Gruppen I, II und III). Anteil pathologischer Befunde.

| Nerv | Extremität von der ACA betroffen | nicht betroffen | Summe |
|---|---|---|---|
| N. medianus | 6 / 15 | 4 / 28 | 10 / 43 |
| N. ulnaris | 0 / 2 | 0 / 1 | 0 / 3 |
| N. peronaeus | 16 / 51 | 7 / 18 | 23 / 69 |
| N. tibialis | 0 / 5 | - | 0 / 5 |
| N. suralis | 7 / 45 | 0 / 17 | 7 / 62 |

distale Latenz in zumindest einem Nerven einer von der ACA betroffenen Extremität bestimmt. In der Regel war dies im Falle der unteren Extremität der N. peronaeus, im Falle der oberen Extremität der N. medianus. Bei 51 Patienten wurde zusätzlich die sensible Leitgeschwindigkeit des N. suralis oder N. medianus einer oder mehrerer dermatologisch betroffener Extremitäten gemessen. F-Wellen-Latenzen wurden bei 44 von 55 Patienten bestimmt. Betrachtet man den Prozentsatz pathologischer Einzelparameter, bezogen auf die Anzahl der einzelnen untersuchten Nerven, so fand sich am häufigsten eine Verminderung der sensiblen Nervenleitgeschwindigkeit des N. medianus (4/20), eine verlängerte F-Wellen-Latenz des N. peronaeus (11/53) bzw. des N. medianus (6/30) oder eine Verminderung der Summenpotentialamplitude des N. peronaeus (12/68) (Tab. 33).

Tabelle 33 - Häufigkeit und Art der neurographischen Veränderungen bei 55 Patienten mit ACA (Gruppen I, II und III).
SPA = Summenpotentialamplitude; NLG = Nervenleitgeschwindigkeit; NAP = Nervenaktionspotential.

| untersuchter Nerv | med. | uln. | peron. | tib. | sur. | Summe (%) |
|---|---|---|---|---|---|---|
| distale Latenz | 2/43 | 0/3 | 8/69 | 0/5 | | 10/120 ( 8%) |
| SPA | 2/43 | 0/3 | 12/68 | 0/5 | | 14/119 (12%) |
| max. mot. NLG | 3/43 | 0/3 | 3/69 | 0/5 | | 6/120 ( 5%) |
| F-Wellen-Latenz | 6/30 | 0/2 | 11/53 | 0/2 | | 17/ 87 (20%) |
| sens. NLG antidrom | 4/20 | | | | | 4/ 20 (20%) |
| orthodrom | | | | | 7/62 | 7/ 62 (11%) |
| sens. NAP (Ampl.) | | | | | 2/62 | 2/ 62 ( 3%) |

Um Hinweise auf einen Zusammenhang zwischen ACA und Neuropathie aufzeigen zu können, haben wir jene Patienten ausgewählt, bei denen in dermatologisch betroffenen und/oder nicht betroffenen unteren Extremitäten sowohl die max. motorische Nervenleitgeschwindigkeit, distale Latenz, F-Wellen-Latenz und Summenpotentialamplitude des N. peronaeus als auch die sensible Nervenleitgeschwindigkeit und das Nervenaktionspotential des N. suralis gemessen wurden. Dies war bei 34 unteren Extremitäten mit ACA von 30 Patienten sowie bei 14 unteren Extremitäten ohne klinisch manifester ACA von 14 Patienten der Fall. Eine pathologisch verminderte Summenpotentialamplitude bei zusätzlichen Beinödemen bei einem Patienten wurde nicht berücksichtigt. Bei 17 (50 %) der unteren Extremitäten, die von der ACA betroffen waren, konnten ein oder mehrere elektroneurographisch pathologische Befunde erhoben werden. An den von der ACA nicht betroffenen Extremitäten war dies bei fünf (36 %) der Fall (Tab. 34). Dieser Unterschied ist statistisch nicht signifikant. Berücksichtigt man nur unbehandelte Patienten, so findet man bei 13 (65 %) der von der ACA betroffenen unteren Extremitäten in den elektroneurographischen Befunden Abweichungen von der Norm, während dies nur bei 4 (29 %) der dermatologisch unauffälligen unteren Extremitäten zu beobachten war (Tab. 34). Dieser Unter-

Tabelle 34 - Elektroneurographische Befunde an von der ACA betroffenen und nicht betroffenen unteren Extremitäten von Patienten der Gruppen I und II bzw. I (an allen Extremitäten wurden vom N. peronaeus die max. mot. Nervenleitgeschwindigkeit, die Summenpotentialamplitude, die distale Latenz und die F-Wellen-Latenz sowie vom N. suralis die sens. Nervenleitgeschwindigkeit und das sens. Nervenaktionspotential abgeleitet).

|  | elektroneurographischer Befund | | |
|---|---|---|---|
|  | pathologisch | unauffällig | |
| Patienten der Gruppen I und II | | | |
| von der ACA betroffene untere Extremitäten | 17 | 17 | $\chi^2 = 0.815$* n.s. |
| von der ACA nicht betroffene untere Extremitäten | 5 | 9 | |
| Patienten der Gruppe I | | | |
| von der ACA betroffene untere Extremitäten | 13 | 7 | $p = 0.079$** n.s. |
| von der ACA nicht betroffene untere Extremitäten | 4 | 10 | |

* $\chi^2$-Test
** exakter Test nach FISHER

schied bleibt ebenfalls - wenn auch knapp - unter der Signifikanzgrenze.

Vergleicht man die Mittelwerte der distalen Latenz, Summenpotentialamplitude, max. motorische Nervenleitgeschwindigkeit und F-Wellen-Latenz beider Nn. peronaei von acht unbehandelten Patienten, bei denen jeweils nur eine untere Extremität klinisch von der ACA betroffen war, so findet sich lediglich für die Summenpotentialamplitude ein gewisser Trend zu Ungunsten der dermatologisch betroffenen Extremität (Tab. 35). Ähnlich wie bei der MPN-GBB ergab sich kein einheitliches neurographisches Ausfallmuster.

Tabelle 35 - Neurographische Untersuchungen an beiden unteren Extremitäten von 8 unbehandelten Patienten mit nur einer von der ACA betroffenen unteren Extremität. Vergleich der Meßwerte (N. peronaeus) der dermatologisch betroffenen mit denen der dermatologisch nicht betroffenen unteren Extremität. NLG = Nervenleitgeschwindigkeit; SPA = Summenpotentialamplitude.

| Parameter | | Extremität von der ACA | | | | | |
|---|---|---|---|---|---|---|---|
| | | betroffen | | nicht betroffen | | | |
| | | $\bar{x}$ | s | $\bar{x}$ | s | t* | |
| max. mot. NLG | (m/sec) | 46.7 | +- 4.3 | 48.1 | +- 4.9 | 0.631 | n.s. |
| SPA | (mVolt) | 3.6 | +- 1.9 | 5.6 | +- 2.9 | 1.644 | n.s. |
| distale Latenz | (msec) | 4.2 | +- 0.7 | 4.4 | +- 0.7 | 0.408 | n.s. |
| F-Wellen-Latenz | (msec) | 47.6 | +- 9.6 | 43.6 | +- 5.4 | 1.046 | n.s. |

* t-Test für unabhängige Stichproben.

Unter 22 Fällen, in denen der N. suralis und N. peronaeus derselben Extremität elektroneurographisch untersucht wurden und zumindest ein pathologischer neurographischer Befund vorlag, waren nur in vier Fällen der N. suralis und N. peronaeus gemeinsam betroffen, während sich in 16 Fällen abnorme elektroneurographische Befunde nur am N. peronaeus und in zwei Fällen nur am N. suralis nachweisen ließen.

Bei sieben Patienten konnten trotz eines regelrechten organneurologischen Befundes neurographische Auffälligkeiten nachgewiesen werden. Drei dieser Patienten hatten subjektive Beschwerden, die mit einer Neuropathie in Einklang standen, während vier Patienten beschwerdefrei waren. Das isolierte Auftreten neurographischer Abweichungen wurde von uns als Ausdruck einer subklinischen Neuropathie angesehen.

d. Blutuntersuchungen

1. Unspezifische Entzündungsparameter

Bei 11 der 21 unbehandelten Patienten mit ACA und Neuropathie wurde eine Blutsenkungsgeschwindigkeit bestimmt, die wie zu erwarten bei 10 (91 %) erhöht war. Eine starke Blutsenkungsbeschleunigung (über 90 mm/2 Stunden) fand sich bei drei Patienten, eine mittelgradige (50 bis 90 mm/2 Stunden) bei zwei und eine mäßige (20 bis 49 mm/2 Stunden) bei fünf Patienten. Serumelektrophoresen wurden bei sieben unbehandelten Patienten mit Neuropathien durchgeführt. Sie zeigten zweimal regelrechte Verhältnisse. Bei vier Patienten war die Gammaglobulinfraktion erhöht, einmal die Alpha1- sowie einmal die Alpha2-Globulinfraktion.

2. Serumimmunglobuline, Komplementfaktoren, zirkulierende Immunkomplexe

Abgesehen von je einem Patienten mit und ohne Neuropathie wurden bei allen unbehandelten Patienten die Serumimmunglobuline G, A und M, die Komplementfaktoren C3 und C4, sowie zirkulierende Immunkomplexe nach den bereits vorher angegebenen Methoden bestimmt. Ein statistisch signifikanter Zusammenhang zwischen den einzelnen Serumimmunglobulinwerten und dem Auftreten einer peripheren Neuropathie bei unbehandelten Patienten mit ACA war nicht nachzuweisen. Dasselbe trifft auch für die Komplementfaktoren C3 und C4 (Tab. 36) sowie für den Nachweis zirkulierender Immunkomplexe (Tab. 37) zu. Es fanden sich sogar unter unbehandelten Patienten mit ACA, die keinen Hinweis auf eine periphere Neuropathie boten, signifikant häufiger zirkulierende Immunkomplexe als bei Patienten mit ACA und peripherer Neuropathie.

Tabelle 36 - Serum-Immunglobuline (IgG, IgA und IgM) und Komplementfaktoren (C3, C4) bei 30 unbehandelten Patienten mit ACA mit und ohne Neuropathie. Angaben in mg/dl.

|  | Patienten mit Neuropathie (n = 20) $\bar{x}$  s | Patienten ohne Neuropathie (n = 10) $\bar{x}$  s | t* |  |
|---|---|---|---|---|
| IgG | 1567 +- 477 | 1411 +- 375 | 0.906 | n.s. |
| IgA | 343 +- 158 | 295 +- 144 | 0.795 | n.s. |
| IgM | 276 +- 161 | 267 +- 140 | 0.145 | n.s. |
| C3 | 99 +- 35 | 112 +- 20 | 1.055 | n.s. |
| C4 | 40 +- 18 | 40 +- 12 | 0.093 | n.s. |

\* t-Test für unabhängige Stichproben

Tabelle 37 - Zirkulierende Immunkomplexe und spezifische Serum-IgG-Titer bei 30 bzw. 26 unbehandelten Patienten mit ACA mit und ohne Neuropathie.
EE = ELISA Einheiten.

|  |  | Patienten mit Neuropathie | Patienten ohne Neuropathie |  |
|---|---|---|---|---|
| Zirkulierende Immunkomplexe | pos. | 5 | 7 | p* = 0.045 |
|  | neg. | 15 | 3 |  |
| Spezifischer IgG-Titer | >9 EE | 10 | 6 | p* = n.s. |
|  | <=9 EE | 6 | 4 |  |

\* Exakter Test nach FISHER

## 3. Autoantikörper

Bei 23 (12 unbehandelten und 11 behandelten) Patienten wurde der VDRL-Test durchgeführt und war in keinem Fall positiv. Unter diesen Patienten waren auch neun Fälle mit einer peripheren Neuropathie. In Seren von 23 (14 unbehandelten und 9 behandelten) Patienten wurden die Rheumafaktoren mit dem Waaler-Rose-Test, sowie die antinukleären Antikörper mit einem direkten Immunfluoreszenztest bestimmt. 11 der unbehandelten und zwei der behandelten Patienten hatten zusätzlich zur ACA eine periphere Neuropathie. In keinem Fall konnten im Waaler-Rose-Test pathologisch erhöhte Titerwerte nachgewiesen werden. Antinukleäre Faktoren konnten bei drei unbehandelten und bei zwei behandelten Patienten in niedrigen Titerstufen (1/160, 1/40, und in drei Fällen 1/20) gefunden werden. Zwei dieser Patienten hatten eine periphere Neuropathie.

4. Histokompatibilitätsantigene

Die Alloantigene DR1 bis DR5 und DR7 wurden bei 23 Patienten mit ACA untersucht und die Ergebnisse mit den Befunden von 160 gesunden Kontrollpersonen verglichen (173). DR2 war signifikant häufiger bei Patienten mit ACA als bei Kontrollpersonen anzutreffen (Tab. 38).

Tabelle 38 - Häufigkeit von HLA-DR-Antigenen bei 23 Patienten mit ACA und in einer Kontrollgruppe (modifiziert nach Kristoferitsch et al., Lancet II: 278 (1986)).

|     | Patienten mit ACA (n = 23) | | Kontrollgruppe (n = 160) | | $\chi_y^2$ | p |
|-----|------|------|------|------|------|------|
|     | pos. | neg. | pos. | neg. |      |      |
| DR1 | 4    | 19   | 32   | 128  | 0.09 | n.s. |
| DR2 | 12   | 11   | 35   | 125  | 9.67 | 0.003* |
| DR3 | 7    | 16   | 32   | 128  | 1.31 | n.s. |
| DR4 | 4    | 19   | 42   | 118  | 0.84 | n.s. |
| DR5 | 4    | 19   | 37   | 123  | 0.38 | n.s. |
| DR7 | 4    | 19   | 45   | 115  | 1.18 | n.s. |

* $p_{corr}$ = 0.018; $\chi_y^2$ = $\chi^2$-Wert mit Yates-Korrektur

5. Borrelienspezifische Antikörper

Bei 44 der 55 Patienten wurden zum Zeitpunkt der neurologischen Erstuntersuchung spezifische IgG-Antikörper mit einem ELISA in log2-Verdünnungsstufen bestimmt (324). Bei den übrigen Patienten erfolgte die Untersuchung mit einem ELISA in modifizierter Form (321) oder mit einem IIFT (324). Negative serologische Befunde waren ein Ausschlußgrund für unsere Untersuchung und konnten nur in einem einzigen Fall mit klinisch diagnostizierter ACA angetroffen werden. Vom Hygiene-Institut der Universität Wien, das die serologischen Untersuchungen durchführte, wurden in log2-Stufen bestimmte Titer-Werte, die über 9 ELISA-Einheiten lagen, als "hoch positiv" eingestuft (321). "Hoch positive" Werte waren in nahezu zwei Drittel (16 von 26) der unbehandelten Patienten anzutreffen. Es fand sich kein Unterschied in der Häufigkeit "hoch-positiver" Titerwerte zwischen unbehandelten Patienten mit und ohne Neuropathien (Tab. 37).


e. Liquor cerebrospinalis

Bei fünf Patienten mit ACA und Hinweisen auf eine periphere Neuropathie konnte der Liquor untersucht werden. Vier der fünf Patienten zählten allerdings zu den 18 Patienten mit ACA, die andere mögliche Ursachen für eine Polyneuropathie hatten und daher nicht in die klinische Studie aufgenommen worden waren. Wir wollen diese Patienten trotzdem erwähnen, da aufgrund der bei ACA nur milde ausgeprägten Neuropathien Untersuchungen des Liquor cerebrospinalis an einem größeren Patientengut nicht vertretbar waren und daher selten durchgeführt werden. Drei der fünf Patienten waren vor der Untersuchung bereits mit Antibiotika behandelt worden, allerdings in keinem Fall in einer Dosierung, die eine ausreichende Antibiotikakonzentration im Liquor ermöglicht hätte. Lediglich ein Patient, der zusätzlich zur ACA an einer Prolymphozytenleukämie, einem Diabetes mellitus und chronischem Alkoholismus erkrankt war, zeigte eine geringfügige Erhöhung der Gesamteiweißkonzentration im Liquor (64 mg/dl), die auf eine leichte Schrankenfunktionsstörung (Albuminratio 0,0068) zurückzuführen war. Der IgG-Index war nicht erhöht, IgA und IgM lagen im Liquor unter der methodisch bedingten Nachweisbarkeitsgrenze. Oligoklonale Banden waren nicht zu beobachten. Bei den vier übrigen Patienten lagen sämtliche der hier erwähnten Liquorbefunde im Normbereich. Ein

Hinweis für eine Mitbeteiligung der Meningen oder der Nervenwurzeln konnte somit in keinem Fall gefunden werden.


f. Nervenbioptische Untersuchungen

Bei vier Patienten mit ACA und peripherer Neuropathie wurden Suralisbiopsien von klinisch und/oder elektrophysiologisch betroffenen Nerven durchgeführt. Bei einem dieser Patienten waren Hautveränderungen nach einer antibiotischen Behandlung nicht mehr nachweisbar. Bei zwei bestand ein Stadium infiltrativum, beim dritten Patienten ein Stadium atrophicans der ACA. Zwei Patienten litten zusätzlich an einem milden Diabetes mellitus. Bei drei Patienten bestand anamnestisch keinerlei Verdacht auf eine vorausgegangene MPN-GBB. Bei dem vierten Patienten wurde eine MPN-GBB durch eine Lumbalpunktion ausgeschlossen. Sämtliche Biopsien wurden lichtmikroskopisch an Paraffin- und Semidünnschnitten des Epoxy-Materials ausgewertet. Elektronenmikroskopische Untersuchungen wurden angeschlossen. Weiters wurden direkte Immunfluoreszenz-Untersuchungen an gefrorenen Nerven zum Nachweis der Immunglobuline G, A und M sowie von C3 und Fibrinogen ausgeführt. Ein morphologischer Nachweis von Borrelien wurde mittels einer modifizierten Silberfärbung nach Dieterle (78) und immunhistochemisch mit einem Gemisch borrelienspezifischer monoklonaler Antikörper unternommen.

In allen untersuchten Fällen fanden sich Infiltrate von Lymphozyten und Plasmazellen im Epineurium mit besonderer Betonung um die mittelgroßen und kleinen epineuralen Gefäße (Abb. 25 [Farbtafel II, S. 151]; Abb. 26). Die entzündlichen Infiltrationen waren verschieden stark ausgeprägt. In Fällen mit ausgeprägterer Neuropathie war gelegentlich das Gefäßlumen obliteriert (Abb. 27 [Farbtafel II, S.151]). Es waren allerdings nie granulozytäre Infiltrate, Nekrosen oder eine Fibrosierung der Gefäßwand zu beobachten wie dies bei der Gruppe der "klassischen" nekrotisierenden Vaskulitiden (83, 222, 393) der Fall ist. Perivaskuläre Infiltrate um endoneurale Gefäße wurden von uns nicht gesehen. Es waren allerdings bei den klinisch und histologisch am schwersten betroffenen Patienten einzelne Infiltrat-

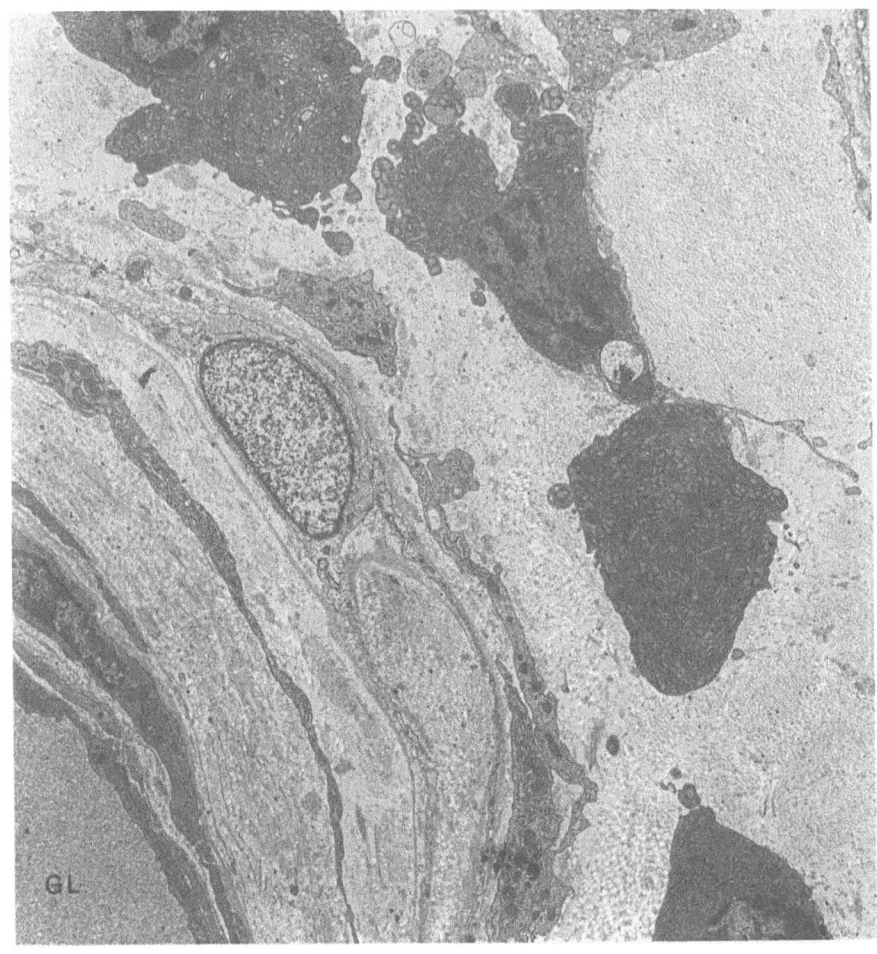

Abb. 26 - Suralis-Biopsie bei ACA-assoziierter Neuropathie. Perivaskulär angeordnete Plasmazellen mit deutlichem Ergastoplasma. Gefäßlumen (GL). Elektronenmikroskopie, Vergr. 15.000:1.

zellen auch im Endoneurium zu beobachten (Abb. 28). Diese Zellen waren bevorzugt unter dem Perineurium lokalisiert (Abb. 29 [Farbtafel II, S. 151]). Möglicherweise hatten sie die Perineuralschranke durchbrochen. Untersuchungen in höherer Auflösung zeigten das Betroffensein überwiegend großkalibriger Markfasern (Abb. 30 [Farbtafel II, S. 151]). Das Ausmaß des Faserverlusts stand mit der Intensität der entzündlichen Gefäßveränderungen im Zusammenhang. Die Faserdegeneration variierte betreffend Verteilung und Intensität in den verschiedenen Faszikeln. Marklose Nervenfasern und Schwannzellen zeigten zumeist

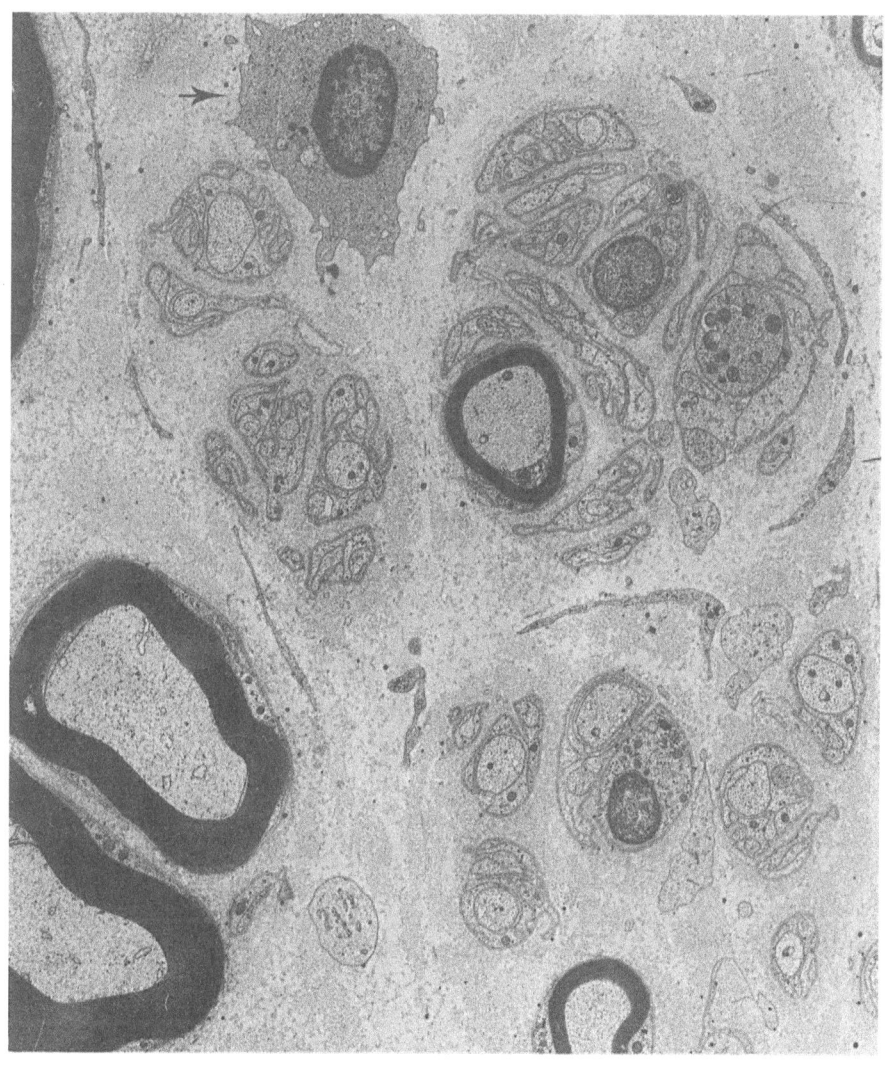

Abb. 28 - Suralis-Biopsie bei ACA-assoziierter Neuropathie. Lymphozyt (Pfeil) im Endoneurium. Elektronenmikroskopie, Vergr. 6.000:1. Aus: Kristoferitsch, W., Sluga, E., et al.: Ann. NY Acad. Sci. (in press, 1988)

keine Veränderungen. Hinweise auf eine primär segmentale Demyelinisierung konnten elektronenmikroskopisch nicht gefunden werden. IgM- und IgA-, allerdings nicht IgG- positive Zellen waren häufig im Epineurium und in den ausgeprägter betroffenen Fällen auch unter dem Perineurium zu beobachten (Abb. 29 [Farbtafel II, S. 151]). Ablagerungen von C3 und Fibrinogen konnten nicht beobachtet werden. Borrelien oder Borrelienantigen waren mit den erwähnten Untersuchungsmethoden nicht nachzuweisen.

E. Vergleich behandelter und unbehandelter Patienten

a. Ausgangssituation

Vergleicht man alle Patienten zum Zeitpunkt der neurologischen Erstuntersuchung, so fand sich unter den unbehandelten (Gruppe I) eine signifikant höhere Anzahl von Fällen mit klinisch bzw. klinisch und/oder neurographisch faßbaren Neuropathien als unter den behandelten (Gruppen II und III). Die Zahl der Patienten mit neurographischen Auffälligkeiten unterschied sich allerdings nicht signifikant (Tab. 39). Ebenso konnten keine signifikanten Unterschiede zwischen den Gruppen ohne und mit Therapie bezüglich folgender Laborparameter nachgewiesen werden: Serumimmunglobuline, spezifische IgG-Titer, Komplementfaktoren C3 und C4, zirkulierende Immunkomplexe (Tab. 40, 41).

b. Ergebnisse der Nachuntersuchung

11 zum Zeitpunkt der neurologischen Erstuntersuchung noch nicht antibiotisch behandelte sowie fünf bereits primär behandelte

Tabelle 39 - Häufigkeit klinisch bzw. elektroneurographisch faßbarer Neuropathien bei den Patienten ohne (Gruppe I) und mit Therapie (Gruppen II und III).

|  |  | ohne Therapie | mit Therapie |  |  |
|---|---|---|---|---|---|
| Klinisch faßbare Neuropathie | ja | 17 | 5 | $\chi^2 = 5.493$* | $p < 0.05$ |
|  | nein | 15 | 18 |  |  |
| Neurographisch faßbare Neuropathie | ja | 14 | 7 | $\chi^2 = 1.005$ | n.s. |
|  | nein | 18 | 16 |  |  |
| Neuropathie (klin. und/oder neurographisch) | ja | 21 | 8 | $\chi^2 = 5.107$ | $p < 0.05$ |
|  | nein | 11 | 15 |  |  |

* $\chi^2$-Test

Tabelle 40 - Serum-Immunglobuline (IgG, IgA und IgM) und Komplementfaktoren (C3, C4) bei Patienten mit ACA ohne (Gruppe I) und mit Therapie (Gruppen II und III). Angaben in mg/dl.

|  | ohne Therapie (n = 30) | | mit Therapie (n = 23) | | t* | |
|---|---|---|---|---|---|---|
|  | $\bar{x}$ | s | $\bar{x}$ | s | | |
| IgG | 1515 | +- 445 | 1460 | +- 455 | 0.442 | n.s. |
| IgA | 327 | +- 153 | 327 | +- 105 | 0.012 | n.s. |
| IgM | 273 | +- 152 | 244 | +- 140 | 0.716 | n.s. |
| C3 | 103 | +- 31 | 114 | +- 36 | 1.161 | n.s. |
| C4 | 40 | +- 16 | 43 | +- 15 | 0.685 | n.s. |

* t-Test für unabhängige Stichproben

Tabelle 41 - Zirkulierende Immunkomplexe und spezifische Serum-IgG-Titer bei 53 bzw. 44 Patienten mit ACA ohne (Gruppe I) und mit Therapie (Gruppen II und III). EE = ELISA Einheiten.

|  |  | ohne Therapie | mit Therapie | | |
|---|---|---|---|---|---|
| Zirkulierende Immunkomplexe | pos. | 12 | 4 | $\chi^2$ = 3.158* | n.s. |
|  | neg. | 18 | 19 | | |
| Spezifischer IgG-Titer | >9 EE | 17 | 15 | $\chi^2$ = 1.728 | n.s. |
|  | <=9 EE | 9 | 3 | | |

* $\chi^2$-Test

Patienten mit ACA-assoziierter Neuropathie folgten der Einladung zu einer zweiten Untersuchung 7 bis 26 (Median 13) Monate nach der Erstuntersuchung bzw. nach Behandlungsbeginn. Die Therapie richtete sich nach dermatologischen und nicht nach neurologischen Symptomen. Die zum Zeitpunkt der neurologischen Erstuntersuchung unbehandelten Patienten erhielten in der Regel 4,8 Millionen I.E Benzathin-Benzylpenicillin i.m. einmalig, gefolgt von einer peroralen Behandlung mit 3 x 1.500 I.E. Phenoxymethylpenicillin täglich durch 3 Wochen. Wenn sich die entzündlichen Hautveränderungen auf diese Behandlung nicht ausreichend rückgebildet hatten - dies war bei drei Patienten der Fall - wurde nochmals eine Behandlungsserie mit 3 x 1.500 I.E. Phenoxymethylpenicillin oder mit 200 mg Doxycyclin täglich durch 3 Wochen verabreicht.

Zum Zeitpunkt der neurologischen Nachuntersuchung waren Hautveränderungen bei sechs der 11 zunächst unbehandelten Patienten nicht mehr nachzuweisen. Diese sechs Patienten zeigten jedoch noch in der klinischen Untersuchung Hinweise für neurologische Ausfälle. Acht der 11 unbehandelten Patienten hatten zum Zeitpunkt der Erstuntersuchung unter subjektiven Beschwerden gelitten, die auf eine Neuropathie hinwiesen. Es handelte sich dabei um Schmerzen und sensible Symptome. Zum Zeitpunkt der Nachuntersuchung klagte nur noch ein Patient über subjektive Beschwerden (Tab. 42). Lediglich drei der fünf bereits primär behandelten Patienten hatten zum Zeitpunkt der ersten neurologischen Untersuchung noch subjektive Beschwerden, diese waren bei der Zweituntersuchung nur noch in einem Fall vorhanden.

Die neurologischen Ausfälle unserer Patienten mit ACA-assoziierter Neuropathie waren nur mäßig- bis geringgradig ausgeprägt, die Verwendung des bei der MPN-GBB eingesetzten Graduie-

Tabelle 42 - Subjektive neurologische Beschwerden von zunächst unbehandelten 11 Patienten der Gruppe I vor und nach Therapie der ACA.

| Subjektive neurologische Beschwerden | | nach Therapie ja | nein | |
|---|---|---|---|---|
| vor Therapie | ja | 1 | 7 | $p < 0.05$* |
| | nein | - | 3 | |

* McNemar - $\chi^2$-Test mit Kontingenzkorrektur

rungssystems zur Quantifizierung neurologischer Ausfälle war daher nicht sinnvoll. Wir haben daher nur dann Patienten als objektiv gebessert betrachtet, wenn neurologische Ausfälle zum Zeitpunkt der Nachuntersuchung nicht mehr nachweisbar waren. Da ein Patient lediglich subjektive Beschwerden bei zusätzlichen neurographischen Hinweisen für eine Neuropathie hatte, war eine klinisch objektivierbare Besserung bei nur 10 der 11 unbehandelten Patienten möglich. Drei dieser zehn Patienten zeigten zum Zeitpunkt der zweiten neurologischen Untersuchung keine weiteren klinischen Auffälligkeiten. Auch waren zu diesem Zeitpunkt bei drei der fünf Patienten, deren erste neurologische Untersuchung nach einer antibiotischen Behandlung erfolgt war und die zunächst klinisch noch Hinweise für das Vorliegen einer peripheren Neuropathie gezeigt hatten, neurologische Ausfälle klinisch nicht mehr mehr festzustellen. Insgesamt hatten sich vorwiegend die subjektiven Beschwerden gebessert. Diese Besserung spiegelt sich allerdings nur teilweise in den elektroneurographischen Befunden wider (Tab. 43).

Tabelle 43 - Neurographischen Untersuchungen an 11 Patienten mit ACA und Neuropathie vor und nach Therapie.
NLG = Nervenleitgeschwindigkeit; SPA = Summenpotentialamplitude; NAP = Nervenaktionspotential.

| Parameter | | n | vor Therapie $\bar{x}$ | s | nach Therapie $\bar{x}$ | s | |
|---|---|---|---|---|---|---|---|
| N. peronaeus | | | | | | | |
| max. mot. NLG | (m/sec) | 14 | 46.6 | +- 4.1 | 46.0 | +-11.7 | n.s.* |
| SPA | (mVolt) | 14 | 2.7 | +- 1.5 | 3.0 | +- 2.8 | n.s. |
| distale Latenz | (msec) | 14 | 4.3 | +- 0.8 | 4.5 | +- 1.5 | n.s. |
| F-Wellen-Latenz | (msec) | 13 | 45.5 | +- 7.3 | 49.4 | +- 8.3 | $p<0.01$ |
| N. suralis | | | | | | | |
| sens. NLG | (m/sec) | 9 | 52.0 | +-13.9 | 48.4 | +-11.4 | n.s. |
| sens. NAP | (µVolt) | 9 | 8.6 | +- 5.4 | 4.6 | +- 3.4 | $p<0.05$ |
| N. medianus | | | | | | | |
| max. mot. NLG | (m/sec) | 7 | 56.7 | +- 5.8 | 54.2 | +- 5.7 | n.s. |
| SPA | (mVolt) | 7 | 12.6 | +- 2.6 | 15.7 | +- 5.5 | $p<0.05$ |
| distale Latenz | (msec) | 7 | 3.2 | +- 0.6 | 3.7 | +- 0.4 | $p<0.05$ |

* WILCOXON-Rangvorzeichentest

Wie bereits erwähnt, konnten in den Seren aller 55 Patienten erhöhte borrelienspezifische IgG-Antikörper-Titerwerte nachgewiesen werden. Bei der zweiten Verlaufskontrolle war lediglich bei einem der 16 untersuchten Patienten der IgG-Antikörpertiter unter den Schwellenwert gesunken.

# *Diskussion der Acrodermatitis chronica atrophicans-assoziierten Neuropathie*

Von allen durch die Infektion mit B.burgdorferi hervorgerufenen eigenständigen Krankheitsbildern wurde die ACA als erste und bereits im vorigen Jahrhundert beschrieben (55). Auch Symptome, die für das Vorliegen von peripheren Neuropathien sprachen, wurden schon in den ersten Fallberichten erwähnt (zit. bei 136). Allerdings wurde erst 1966 von Hopf (136) der Zusammenhang zwischen ACA und peripherer Neuropathie systematisch untersucht.

Die ACA manifestiert sich entweder innerhalb von Monaten nach dem Infektionszeitpunkt als primär chronische Erkrankung oder tritt Jahre bis Jahrzehnte nach anderen Erkrankungen des ersten oder zweiten Stadiums der Lyme-Borreliose auf (12, 13, 100, 136, 328, 342).

A. Altersstruktur und Geschlechtsverteilung

Die ACA tritt vorwiegend bei Patienten des höheren Lebensalters auf. Das Durchschnittsalter im vorliegenden Krankengut entsprach dem von Åsbrink et al. (16) angegebenem Wert. Die unter neurologischen Gesichtspunkten von Hopf (136) untersuchten Fälle mit ACA zeigten eine ähnliche Altersstruktur wie unsere Patienten. Das Überwiegen des weiblichen Geschlechts wurde ebenfalls von den beiden erwähnten Autoren angetroffen und ist bei der ACA seit langem bekannt (121, 145, 151).

B. Mit der Lyme-Borreliose assoziierte Vorerkrankungen

Auf einen Zusammenhang zwischen Zeckenstich und ACA wurde bereits 1955 von Hauser (121) aufmerksam gemacht. Bei mehr als einem Drittel unserer Patienten war ein Zeckenkontakt und bei 18 % ein topographischer Zusammenhang von Zeckenstich und ACA anamnestisch erhebbar.

Fälle von ACA mit gemeinsamem oder vorausgegangenem EM, wie sie bereits von Hauser (121, 122), Ludwig (196) sowie Götz (100, 101) beobachtet worden waren, weisen auf den gemeinsamen Krankheitserreger hin. 16 % unserer Patienten berichteten über vorausgegangene Hautveränderungen, die einem EM entsprachen. Eine ähnliche Häufigkeit wurde auch von Åsbrink (12) erwähnt: sieben von 41 Patienten mit ACA hatten ein EM ein bis acht Jahre vor Auftreten der ACA wahrgenommen. Auch die gemeinsame Manifestation einer LABC und ACA, die wir in einem Fall beobachten konnten, ist bereits in der älteren Literatur erwähnt (88, 90, 103, 212).

Rezidivierende Fieberschübe ungeklärter Ätiologie bei zwei Patienten und ein Fall mit ungeklärter Hepatitis vor Manifestation der ACA können als Erkrankungen des ersten Stadiums der Lyme-Borreliose angesehen werden (328, 337, 338).

Nahezu die Hälfte der Patienten erwähnten Gelenkschmerzen. Dies scheint nicht nur durch das höhere Lebensalter der Patienten erklärbar zu sein. Gelenkveränderungen bei Patienten mit ACA, auf die bereits in der älteren Literatur hingewiesen wurde (92, 121, 138, 145), wurden ausführlich von Hovmark et al. (142) untersucht. Die Autoren fanden bei 13 von 50 Patienten mit ACA Luxationen bzw. Subluxationen der kleinen Hand- und Fußgelenke und/oder Hinweise für eine Arthritis der großen Gelenke. Unsere Patienten wurden, abgesehen von einem HLA-B27-positiven Fall mit reaktiver Arthritis und Achsenskelettbefall (272), im Rahmen dieser Studie rheumatologisch nicht untersucht.

Bei 10 der 55 Patienten bestand anamnestisch der Verdacht auf neurologische Vorkrankheiten des Stadiums II der Lyme-Borreliose. Von diesen waren acht vermutlich an Hirnnervenalterationen oder an neurologischen Schmerzsyndromen erkrankt.

Auch Hopf (136) erwähnte je einen Patienten mit einer Facialisparese und einer Trigeminusneuralgie, die sich vor Beginn der ACA manifestiert hatten. Åsbrink (18) berichtete über acht von 50 Patienten, die vor Ausbruch der ACA an Störungen des 7., 5. und/oder 8. Hirnnerven gelitten hatten. Neun der 50 Patienten hatten vor Manifestation der ACA heftige cervikale oder lumbale Schmerzen. Während Hopf (136) keinen Zusammenhang zwischen den Hirnnervenläsionen und der ACA annahm, konnten Åsbrink et al. (13) bei einem ihrer Patienten die zeitliche Abfolge von EM, Facialisparese und ACA, die nach einer dreijährigen Latenz auftrat, aufzeigen.


C. Dermatologisches Krankheitsbild


Ein Stadium infiltrativum der ACA fand sich bei der Mehrzahl der unbehandelten, ein Stadium atrophicans bei der Mehrzahl der behandelten Patienten. Dieser Unterschied ist verständlich, wenn man berücksichtigt, daß sich ausgeprägte atrophische Hautveränderungen trotz ausreichender antibiotischer Behandlung nicht mehr rückbilden können. Vor allem, wenn die Hautveränderungen isoliert die unteren Extremitäten betrafen, wurden sie zunächst häufig für Venenerkrankungen oder Durchblutungsstörungen gehalten. Es ist daher nicht überraschend, daß nahezu zwei Drittel der Patienten von einer dermatologischen Ambulanz zugewiesen wurden, deren diagnostische und therapeutische Schwerpunkte im Bereich der Angiologie lagen. Das überwiegende Betroffensein der unteren Extremitäten wurde auch von Åsbrink (12) sowie von Weber und Neubert (387) angeführt. Ebenso wie die neurologischen Ausfälle bei MPN-GBB wird auch das EM, wie bereits erwähnt, bevorzugt an den unteren Extremitäten angetroffen (12, 388). Es ist somit ein topographischer Zusammenhang zwischen ACA einerseits und vorausgegangenem EM bzw. Zeckenstich andererseits anzunehmen.

D. Klinische Symptomatik der ACA-assoziierten Neuropathie

a. Subjektive neurologische Symptome

45 % der 55 untersuchten Patienten mit ACA erwähnten subjektive Beschwerden, die auf das Vorliegen einer Neuropathie hinwiesen. Diese Angaben liegen unter den von Åsbrink (12) erwähnten Zahlen (26/41).

Hopf (137) fand subjektive Symptome einer Neuropathie bei 40 % eines Kollektivs von 92 behandelten und unbehandelten Patienten mit ACA. Dieses Kollektiv beinhaltet allerdings auch Patienten mit ACA, deren neurologische Ausfälle oder Beschwerden auf ein anderes Leiden als auf die ACA zurückgeführt wurden. Um unsere Werte mit denen von Hopf zu vergleichen, müssen wir sie daher auf die Gesamtzahl der untersuchten Patienten (n=73) beziehen. So gesehen erwähnten nicht 45 % sondern 34 % unserer Patienten zum Zeitpunkt der neurologischen Untersuchung Beschwerden, die mit einer Neuropathie in Einklang standen.

Berechnet man die Häufigkeit der subjektiven Einzelsymptome analog zu Hopf (137), so lagen die Werte niedriger als in Tabelle 25 angeführt, und 22 % der Patienten klagten über ziehende oder brennende Schmerzen, 18 % über Parästhesien und Mißempfindungen, 5 % über eine Schwäche oder ein Schweregefühl der Extremitäten und 3 % über Muskelkrämpfe. Lediglich der Prozentsatz der Patienten mit Schwäche lag deutlich unter den von Hopf (137) angegebenen Zahlen (25 %). Dieser Unterschied kann durch eine Selektion der Patienten erklärt werden. Ein Großteil von Hopf's Patienten suchte primär eine neurologische Klinik auf und hatte demnach vermutlich ausgeprägtere neurologische Beschwerden als unsere Patienten, die alle von Dermatologen zugewiesen wurden. Bei den einer anderen dermatologischen Abteilung zugewiesenen Patienten mit ACA gaben nur 14 % eine "Muskelschwäche" an (18). Die Intensität der Schmerzen war in der Regel mäßig ausgeprägt und nicht mit den heftigen Schmerzen der MPN-GBB zu vergleichen. Subjektive Symptome waren bis auf eine einzige Ausnahme mit proximal betonter Schwäche nur distal lokalisiert, betrafen nie den Stamm und waren nie migrierend.

b. Neurologische Ausfälle

In den klinischen Untersuchungen waren meistens sensible Ausfälle (38 %) und herabgesetzte oder fehlende Sehnenreflexe (20 %) nachzuweisen, während Paresen nur selten (7 %) angetroffen wurden. Sieht man von Paresen ab, sind auch die objektivierbaren Ausfälle mit den Resultaten der Untersuchungen von Hopf (137) und Kaiser (153) vergleichbar.

Berechnet man die Häufigkeit der Paresen wieder analog zu Hopf und Kaiser, liegt der von uns beobachtete Wert (5,5 %) über den Angaben von Kaiser (1 %) und unter denen von Hopf (17,5 %). Wir führen dies, wie bereits erwähnt, auf eine Selektion des Krankenguts zurück. Bei allen Patienten waren Paresen im Unterschied zur MPN-GBB nur gering- bis mittelgradig ausgeprägt.

Bezieht man auch die Zahl der Patienten mit Reflexdifferenzen auf die Gesamtzahl aller untersuchten Patienten, so betrug der Prozentsatz 15 % und lag höher als die bei Hopf (7,5 %) und Kaiser (6,5 %) angegebenen Werte. Dieser Unterschied wird dadurch hervorgerufen, daß Kaiser nur Patienten mit fehlenden Sehnenreflexen anführt und Hopf solche mit mäßigen Reflexdifferenzen nicht berücksichtigt. In Hopf's ursprünglicher Arbeit (136) wurden bei sieben Patienten Reflexausfälle und bei neun Patienten Reflexabschwächungen festgestellt. Dies würde einen unseren Beobachtungen entsprechenden Wert von 17,5 % ergeben.

Berechnet man die Häufigkeit sensibler Ausfälle analog zu Hopf und Kaiser, so bestand bei 27 % eine Hypästhesie und bei 14 % ein herabgesetztes Vibrationsempfinden. Diese Zahlen entsprechen den Angaben von Hopf und Kaiser (28 % bzw. 17,5 % Hypästhesien, 18,5 % bzw. 21 % vermindertes Vibrationsempfinden). Auch die Verteilung der sensiblen Ausfälle ist mit denen von Hopf und Kaiser zu vergleichen. So fanden sich in 11 % unserer Fälle fleckförmige Hypästhesien verglichen mit 5,5 % bei Hopf und 7,4 % bei Kaiser. Hypästhesien vom polyneuropathischen Typ konnten bei 18 % unserer Patienten verglichen mit 25 % bei Hopf und 14 % bei Kaiser festgestellt werden.

Insgesamt konnten bei 22 der 55 Patienten mit ACA objektive klinische Symptome erhoben werden, die für das Vorliegen einer peripheren Neuropathie sprachen. Am häufigsten, nämlich bei 21 Patienten, konnten sensible Ausfälle festgestellt werden, während Störungen im Reflexverhalten bei 11 Patienten und Paresen bei vier Patienten gefunden wurden. Faßt man das klinische Spektrum der neurologischen Ausfälle zusammen, so waren bei sechs Patienten fleckförmige sensible Ausfälle entsprechend dem "lokalen Typ" nach Hopf (136, 137) das einzige objektivierbare neurologische Symptom. Fleckförmige Hypästhesien sind sowohl bei systemischer Vaskulitis (223) als auch bei ischämischen Neuropathien und peripheren Gefäßerkrankungen als charakteristisches Symptom beobachtet worden, wobei auch auf einen fehlenden Zusammenhang zwischen sensiblen Ausfällen und den Versorgungsgebieten isolierter, peripherer sensibler Nerven hingewiesen wurde (143), wie dies bei vier Patienten der Fall war. Wir haben daher in Anlehnung an Moore und Fauci (223) für Neuropathien mit isolierten fleckförmigen Hypästhesien die Bezeichnung "Kutane Neuropathie" verwendet.

Weiters fanden wir in der klinisch neurologischen Untersuchung distal symmetrische als auch distal asymmetrische Formen der Polyneuropathie. Lediglich einmal war die Neuropathie proximal betont. Bei dieser Patientin bestanden mehrere Hinweise auf den Zustand nach einer zusätzlichen MPN-GBB. Die ACA-assoziierte Neuropathie ist somit in der Regel eine distal lokalisierte, asymmetrische oder symmetrische sensorische bzw. sensomotorische Neuropathie. Patienten mit ACA-assoziierter Neuropathie werden meistens von ihren Beschwerden nicht wesentlich beeinträchtigt. Überwiegend bestehen sensible Symptome, die seltenen Paresen sind nur milde ausgeprägt, und keiner unserer Patienten suchte primär einen Neurologen auf.

Das klinische Bild, das von der "Kutanen Neuropathie" über eine asymmetrische bis zur symmetrischen Polyneuropathie reicht, wurde bei einer Reihe von Infektionserkrankungen erwähnt (51, 235). Es ist aber auch kennzeichnend für das Vorliegen einer Neuropathie bei Vaskulitis (223, 235) und läßt sich somit zwanglos mit unseren bioptischen Befunden, die für eine vaskulitisch-angiopathische Neuropathie sprechen, in Übereinstimmung bringen.

Beobachtungen des Spontanverlaufs der ACA-assoziierten Neuropathie haben wir nicht durchgeführt, da zum Zeitpunkt unserer Untersuchung der Krankheitserreger der ACA bereits identifiziert war und sämtliche Patienten unmittelbar nach Diagnosestellung behandelt wurden. Den anamnestischen Angaben der Patienten nach zu schließen, hatten die Neuropathien in der Zeit bis zur Diagnosestellung einen chronischen Verlauf genommen. Dies steht in Übereinstimmung mit den Angaben anderer Autoren (136, 137, 153).

c. Zusammenhang zwischen dermatologischer und neurologischer Erkrankung

Die Hautveränderungen sind nicht Folge einer Neuropathie, sondern Folge der Dermatitis, worauf bereits Hopf (136) ausführlich hingewiesen hat. Uns ist nur ein einziger Fall mit ulceromutilierender Neuropathie und ACA bekannt (94), wie wir sie bei ausgeprägten Hautatrophien als Folge einer Neuropathie erwarten würden.

Ohne Berücksichtigung der Patienten der Gruppe III waren Neuropathien klinisch häufiger an den von der ACA betroffenen als an den dermatologisch nicht betroffenen Extremitäten zu beobachten. Konnte eine Neuropathie sowohl an dermatologisch betroffenen als auch an nicht betroffenen Extremitäten nachgewiesen werden, war diese in der Regel an den dermatologisch betroffenen Extremitäten stärker ausgeprägt.

Andererseits zeigten mehrere Patienten mit schwersten Hautveränderungen und langjährigem Krankheitsverlauf weder klinisch noch neurographisch Hinweise auf das Vorliegen einer Neuropathie. Klinische oder neurographische Zeichen einer Neuropathie waren hingegen manchmal auch an Extremitäten zu beobachten, die nie von einer ACA betroffen waren oder deren Hautveränderungen nach einer antibiotischen Behandlung bereits abgeklungen waren.

In keinem Fall war eine Neuropathie ausschließlich an einer von der ACA nicht betroffenen Extremität nachzuweisen.

Die Persistenz von Borrelien in der Haut von Patienten mit ACA (15) bzw. die dadurch hervorgerufene lokale Dermatitis scheint somit Voraussetzung für das Auftreten der ACA-assoziierten Neuropathie zu sein. Da aber auch an von der ACA nicht betroffenen Extremitäten Hinweise für eine periphere Neuropathie zu beobachten waren, muß ein zweiter Faktor für die Ausbreitung der Neuropathie eine zusätzliche Rolle spielen.

In diesem Zusammenhang sind Untersuchungen von Halperin et al. (113) zu erwähnen, die in 36 % von 36 Patienten mit anderen Spätmanifestationen der Lyme-Erkrankung, meist handelte es sich um Fälle mit Arthritis, elektroneurographisch Hinweise für eine periphere Neuropathie fanden, wobei wesentliche klinische neurologische Ausfälle nicht beobachtet wurden. In keinem der Fälle wurden Hautveränderungen im Sinne einer ACA erwähnt und nur bei drei von sieben Patienten ergaben Liquoruntersuchungen Hinweise für einen entzündlichen Prozeß des Nervensystems. Ob bei unseren Patienten die neurologischen Ausfälle in den klinisch von der ACA nicht betroffenen Extremitäten diesen von Halperin et al. beschriebenen Neuropathieformen entsprachen, oder ob die ACA bereits in einer subklinischen Form an diesen Extremitäten vorhanden war, bedarf noch weiterer Untersuchungen.

Ein fehlender Zusammenhang zwischen Stadium der ACA, Anzahl der von der ACA betroffenen Extremitäten sowie dermatologischer Krankheitsdauer einerseits und dem Auftreten peripherer Neuropathien andererseits, weist darauf hin, daß chronische, durch Borrelien hervorgerufene periphere Neuropathien wohl gemeinsam mit einer ACA auftreten, diese aber keinen signifikanten Einfluß auf den weiteren neurologischen Krankheitsverlauf auszuüben scheint.

E. Elektroneurographische Untersuchungen

Faßt man die Ergebnisse der elektroneurographischen Untersuchungen zusammen, so finden sich neurographische Auffälligkeiten nicht systemisch, wohl aber an multiplen Nerven. Dieser elektroneurographisch multiple Befall von Nerven spricht ebenso wie das klinische Bild für das Vorliegen einer Mononeuritis multiplex bzw. für eine überlappende Mononeuritis multiplex, die in ausgeprägteren Fällen in eine distal symmetrische Polyneuropathie übergeht. Das zahlenmäßige Verhältnis zwischen pathologischen Befunden an Nn. peronaei und Nn. surales entspricht den Angaben von Travers et al. (360), der bei vaskulitischer Neuropathie in 100 % seiner Fälle elektroneurographische Auffälligkeiten an den Nn. peronaei und in 38 % solche an den Nn. surales finden konnte.

Soweit von den neurographischen Befunden her eine weitere Typisierung möglich war, fanden wir nach unseren bereits erwähnten Kriterien (207) an sechs Nn. peronaei Hinweise für eine axonale Neuropathie. An keinem der untersuchten Nn. peronaei waren Befunde erhebbar, die mit einer primär demyelinisierenden Neuropathie in Einklang standen. Zwar war die Mehrzahl der neurographischen Befunde den erwähnten Kriterien nach keinem Neuropathietyp eindeutig zuzuordnen, sie kamen aber Befunden bei axonaler Neuropathie am nächsten.

Neurographische Untersuchungen an Patienten mit Neuropathie bei Vaskulitis zeigen in der Regel eine asymmetrische Verminderung der Summenpotentialamplitude bei normaler oder nur mäßig verlangsamter Nervenleitgeschwindigkeit (50, 160), wie dies auch bei einem Großteil unserer Patienten der Fall war. Kissel et al. (160) konnten nur in 6 % ihrer Fälle eine ausgeprägte Verlangsamung der Nervenleitgeschwindigkeit auf 25 bis 35 m/sec feststellen. Insgesamt sind somit die bei unseren Patienten erhobenen Befunde mit den Untersuchungsergebnissen an Patienten mit Mononeuritis multiplex bei Vaskulitis vergleichbar. Da die klinischen Symptome, abgesehen von einem einzigen Fall mit vermutlich vorausgegangener MPN-GBB, nicht für das Vorliegen von radikulären oder wurzelnahen Läsionen sprachen, haben wir die neurographisch häufig beobachteten verlängerten F-Wellen-Latenzen nicht sosehr als Ausdruck eines proximalen Nervenbefalls interpretiert, sondern in erster Linie auf die erhöhte Sensitivität dieser Untersuchungsmethoden zurückgeführt (64, 181). Nach Conrad et al. (64) summieren sich Leitverzögerungen über eine im Vergleich zur konventionellen Messung der Nervenleitgeschwindigkeit ca. 5- bis 6-fach längere Wegstrecke, wie dies bei der anti- und orthodromen Impulsleitung über motorische Nervenfasern für die F-Welle der Fall ist. Es werden daher auch beginnende Stadien einer Leitverzögerung motorischer Nervenanteile früher und eindeutiger zu erfassen sein als dies bei der konventionellen Nervenleitgeschwindigkeitsbestimmung der Fall ist (64, 181). Ein subklinischer Befall proximaler Nervenanteile konnte von uns allerdings auch nicht ausgeschlossen werden. Die Beantwortung dieser Frage bedarf noch weiterer elektroneurographischer Untersuchungen. Auch in den Untersuchungsergebnissen von Halperin et al. (113) bei Patienten in späten Stadien der Lyme-Krankheit - überwiegend handelte es sich um Patienten mit chronischer Arthritis - entsprachen die Ergebnisse dem Bild einer Mononeuritis multiplex.

Faßt man die Patienten mit elektroneurographisch und/oder klinisch diagnostizierter peripherer Neuropathie zusammen, so zeigten 29 (53 %) Hinweise auf eine Mitbeteiligung des peripheren Nervensystems im Rahmen der ACA. Bei sieben Patienten fanden sich elektroneurographische Auffälligkeiten ohne klinisch neurologisch faßbare Ausfälle. Vier dieser Patienten hatten auch subjektiv keine Beschwerden, die mit einer Polyneuropathie in Einklang standen. Wir haben diese Fälle als subklinische Neuropathien aufgefaßt.


F. Laborbefunde


Auf eine Beschleunigung der Blutsenkungsgeschwindigkeit und auf Veränderungen der Serumeiweißverhältnisse, wie sie bei unseren

Patienten mit ACA häufig anzutreffen waren, hat bereits Hauser (121) in einer ausführlichen Arbeit hingewiesen. Aufgrund dieser Befunde sowie der ausgeprägten Plasmazellvermehrung im Bereiche der regionalen Lymphknoten und im Knochenmark hat Hauser angenommen, daß es sich bei der ACA nicht um eine isolierte Hautkrankheit, sondern um eine Allgemeinerkrankung handelt. Sowohl die erhöhte Blutsenkungsreaktion als auch die Abweichungen in der Serumelektrophorese hatten mit der Krankheitsdauer der ACA zugenommen (121). Daher konnten auch beide Parameter bei unseren Patienten mit Neuropathie und ACA häufiger im pathologischen Bereich als bei den Patienten mit MPN-GBB angetroffen werden.

Von Steere et al. (334), Moffat et al. (220) und Kujala et al. (179) wurde ein Zusammenhang zwischen erhöhten Serum IgM-Werten und vermehrter Krankheitsaktivität nachgewiesen. Hardin et al. (119, 120) beobachteten, daß Patienten mit EM und zirkulierenden Immunkomplexen im späteren Krankheitsverlauf kardiale und neurologische Komplikationen entwickelten. Von Reik et al. (281) sowie Pachner und Steere (246) wurde als Ursache für die Mononeuritis multiplex-ähnlichen peripheren Nervenläsionen im Stadium II der Lyme-Krankheit eine periphere Neuropathie auf Basis einer Immunkomplexvaskulitis zur Diskussion gestellt. Es war daher naheliegend, Serumimmunglobuline, Komplementfaktoren C3 und C4, sowie zirkulierende Immunkomplexe auch im Serum von Patienten mit ACA-assoziierter Neuropathie zu untersuchen. Diese Untersuchungen ergaben keine weiteren Aufschlüsse zur Pathogenese der ACA-assoziierten Neuropathie.

Wie bereits im Abschnitt über die MPN-GBB erwähnt, wurden nach anfangs negativen Resultaten in letzter Zeit wiederholt Autoantikörper bei der Lyme-Borreliose nachgewiesen und ihr kausaler Zusammenhang mit verschiedenen Organmanifestationen zur Diskussion gestellt (98, 199, 312, 351, 365, 392). Autoantikörper konnten bei Patienten mit ACA-assoziierter Neuropathie nicht gehäuft beobachtet werden. Allerdings wurden antineuronale und antimyelinäre Antikörper, die in diesem Zusammenhang von größerem Interesse sind, nicht untersucht.

Steere et al. (331, 332) hatten einen signifikanten Zusammenhang zwischen chronischer Lyme-Arthritis und dem HLA-DR2-Antigen festgestellt. Dies war auch in unseren Untersuchungen von 23 Patienten mit ACA der Fall (173). Wie bereits im vorigen Abschnitt erwähnt, konnten wir einen Zusammenhang zwischen der in der Regel selbst limitierenden MPN-GBB und dem HLA-DR2-Antigen nicht finden (172), so daß möglicherweise das für die Codierung von DR2 verantwortliche Gen den Krankheitsverlauf hinsichtlich seiner Chronizität beeinflußt. In einer später erfolgten Untersuchung von Pflüger et al. (263) an 21 Patienten mit ACA konnte allerdings dieser Zusammenhang nicht gefunden werden. Eine Fortsetzung diesbezüglicher Untersuchungen anhand eines größeren Patientenguts sind zur weiteren Abklärung dieser Frage noch erforderlich.

Lediglich bei einem von 73 Patienten mit der klinischen Diagnose einer ACA ergaben serologische Untersuchungen keine Bestätigung einer Borrelieninfektion. Meist fanden sich bei der ACA besonders hohe Titerwerte. Dies haben auch Ackermann et al. (4), Wilske et al. (411), Åsbrink et al. (17) und Stanek et al. (324) berichtet. Auch weisen Patienten mit anderen Spätmanifestationen der Lyme-Borreliose ebenfalls deutlich erhöhte IgG-Titerwerte auf (66, 67), so daß das Ausmaß der spezifischen IgG-Antikörperproduktion mit der Chronizität der Erkrankung in Zusammenhang stehen dürfte. Ein statistischer Trend zu höheren IgG-Titerwerten bei längerer Krankheitsdauer war auch von Åsbrink et al. (18) beobachtet worden. Wie bereits erwähnt, fanden wir keinen Zusammenhang zwischen Krankheitsdauer der ACA und Manifestation der ACA-assoziierten Neuropathie. Dementsprechend war auch kein Zusammenhang zwischen der Höhe spezifischer IgG-Titerwerte und Manifestation der ACA-assoziierten Neuropathien festzustellen.

Spezifische IgM-Antikörpertiter wurden nicht regelmäßig untersucht, da sie bei der ACA trotz Antigenpersistenz nur bei einer Minderheit der Patienten nachzuweisen sind (17, 324, 404). Der Grund dafür mag in der geringeren Antigenaffinität von IgM-produzierenden B-Lymphozyten liegen, so daß im Wettstreit um das sich allmählich verringernde Antigen die IgGproduzierenden Zellen mit ihrer höheren Antigenaffinität überwiegen, wie dies auch bei der Syphilis beobachtet wurde (111). Auch können hohe IgG-Antikörpertiterwerte durch kompetitive Hemmung zu fälschlich niedrigen IgM-Werten führen (129, 411). Andererseits sind falsch positive spezifische IgM-Werte in Seren von Patienten mit ACA bei gleichzeitig vorhandenen Rheumafaktoren beobachtet worden (411).

Über Liquoruntersuchungen bei ACA wurde bisher nur von Hauser (121) und Hopf (136) berichtet. Von beiden Autoren wurden lediglich die Zellzahl und die Gesamteiweißkonzentration bestimmt sowie die Mastix-Reaktion durchgeführt. Alle sechs von Hauser untersuchten Patienten zeigten regelrechte Liquorbefunde. Dies war auch bei 26 der 31 von Hopf untersuchten Liquorproben der Fall. Hopf hat die Liquorveränderungen der fünf übrigen Patienten nicht auf die ACA-assoziierte Neuropathie, sondern auf andere neurologische Erkrankungen und Ursachen zurückgeführt. Dies entspricht unseren Untersuchungen an fünf Patienten mit ACA-assoziierter Neuropathie.


G. Nervenbioptische Untersuchungen


Über Nervenbiopsien bei ACA wurde unseres Wissens bisher noch nicht berichtet. Wenn auch unsere Befunde nicht dem Bild der "klassischen" nekrotisierenden Vaskulitis (83) entsprachen, so ist nach Wees et al. (393) eine vaskulitische Neuropathie als wahrscheinlich anzunehmen, wenn lymphozytäre perivaskuläre Infiltrate mit einer axonalen Degeneration und einem Verlust von markhaltigen Fasern einhergehen, wie dies bei unseren Untersuchungen der Fall war. Die Ursache der Vaskulitis konnte nicht abgeklärt werden. Hinweise für eine Immunkomplexvaskulitis waren in keiner der untersuchten Biopsien zu finden. Auch konnten Borrelien oder Borrelienantigen mit den von uns verwendeten Methoden nicht nachgewiesen werden. Das unterschiedliche Betroffensein verschiedener Nervenfaszikel, der Verlust von großen markhaltigen Fasern und ein Zusammenhang zwischen dem Ausmaß der Gefäßinfiltration und dem Nervenfaserverlust weisen auf eine vaskulär-ischämische Ursache der ACA-assoziierten

Neuropathie hin. Die gleichen Veränderungen wurden auch in den Biopsien der zwei Patienten mit ACA und zusätzlichem mildem Diabetes mellitus beobachtet, so daß auch in diesen Fällen die Neuropathie primär als Folge der Borreliose und nicht des Diabetes anzusehen ist.

Die bioptischen Befunde weisen somit auf das Vorliegen einer vaskulitischen Neuropathie hin. Auf die auffallende Ähnlichkeit zu Biopsiebefunden bei Patienten mit MPN-GBB wird später eingegangen.


H. Pathogenese


Das pathomorphologische Bild der ACA-assoziierten Neuropathie entspricht den Veränderungen an peripheren Nerven bei MPN-GBB. Die morphologischen Unterschiede sind lediglich graduell. Die in einem früheren Abschnitt angeführten Überlegungen zur Pathogenese der MPN-GBB können somit auch für die ACA-assoziierte Neuropathie in Erwägung gezogen werden. Abgesehen von der Mitbeteiligung der Meningen, dem klinischen Bild der Radikuloneuritis und der fehlenden chronischen Dermatitis unterscheidet sich die MPN-GBB von der ACA-assoziierten Neuropathie durch einen meistens selbstlimitierenden Krankheitsverlauf. Die Ursachen für die Persistenz der Borrelien in der Haut von Patienten mit ACA und für die Chronizität der ACA-assoziierten Neuropathie sind ungeklärt. Ein von uns vermuteter genetischer Faktor (173) blieb nicht unwidersprochen (263) und bedarf weiterer Untersuchungen. Ähnlich der MPN-GBB scheint auch bei der ACA-assoziierten Neuropathie ein topographischer Zusammenhang zwischen Hautveränderung und Erstmanifestation der Neuropathie von Bedeutung zu sein.


I. Differentialdiagnose


Sobald die ACA diagnostiziert wird - dies kann vor allem im Anfangsstadium Schwierigkeiten bereiten - ist die Diagnose einer

ACA-assoziierten Neuropathie leicht zu stellen. Verwechslungen mit Durchblutungsstörungen, venöser Insuffizienz sowie einem Ekzema hypostaticum sind die häufigsten dermatologischen Fehldiagnosen (18). Die oft nur milde ausgeprägte neurologische Symptomatik wird in diesen Fällen irrtümlicherweise auf die erwähnten dermatologischen Erkrankungen zurückgeführt. So wurden auch neurologische Beschwerden bei bereits bekannter ACA in mehreren Fallberichten älteren Datums als dermatologische Symptome aufgefaßt (zit. bei 136).


J. Therapie


Der günstige Effekt von Penicillin bei ACA wurde erstmals von Svartz (352) beobachtet. Ihre Ergebnisse wurden kurz danach von anderen Untersuchern überprüft und bestätigt (218, 241, 264, 356, 358). Erfahrungen zur antibiotischen Therapie der ACA sind uneinheitlich. Die Behandlung reicht von einer dreiwöchigen peroralen Gabe von 2 bis 3 g Phenoxymethylpenicillin täglich (12) bis zu einer hochdosierten Penicillinbehandlung mit 2 x 10 Millionen I.E. Natrium-Pencillin G i.v. täglich durch 10 bis 14 Tage (1). Die antibiotische Therapie hat nicht nur auf die ACA, sondern auch auf die ACA-assoziierte Neuropathie einen günstigen Effekt. Einen ersten möglichen Hinweis könnte der häufigere klinische Nachweis einer Neuropathie bei unbehandelten Patienten mit ACA als bei behandelten bieten. Bei 11 prospektiv untersuchten Patienten hatten sich wohl die subjektiven neurologischen Beschwerden nach der Therapie signifikant gebessert, während die neurologischen Ausfälle meist weiterhin nachweisbar blieben. Im Gegensatz zu Halperin et al. (113) konnten wir nur zum Teil eine Besserung neurographischer Befunde nach Therapie feststellen. Dies ist nicht unbedingt auf Art und Dosierung des verwendeten Antibiotikums zurückzuführen - unsere Patienten wurden in der Regel mit Benzathin-Benzylpenicillin und Phenoxymethylpenicillin bzw. Doxycyclin behandelt -, sondern könnte auch mit dem höheren Durchschnittsalter unserer Patienten in Zusammenhang stehen. Regenerationsvorgänge im Alter erfolgen bekanntlich langsamer bzw. inkomplett. Bei einigen Patienten mit klinischer Heilung der ACA waren weiterhin neurologische Ausfälle zu beobachten. Somit überdauern nach einer antibiotischen Therapie die peripher neurologischen Ausfälle zeitlich die Hautveränderungen. Ob es sich dabei um einen Defektzustand oder ein noch nicht abgeschlossenes Reparationsstadium der peripheren Neuropathie handelt, bedarf weiterer Untersuchungen nach längeren Intervallen. Es muß vorläufig offen bleiben, ob Neuropathien bei ACA einer höher dosierten antibiotischen Behandlung mit Penicillin oder mit Ceftriaxon bedürfen, wie dies Halperin et al. (113) bei milden peripheren Neuropathien von Fällen mit chronischer Lyme-Erkrankung vorgeschlagen hat.

Unseren bisherigen klinischen Erfahrungen nach war das durchgeführte Therapieregime zur Behandlung der ACA-assoziierten Neuropathie ausreichend, da es in den meisten Fällen zu einer subjektiven Beschwerdefreiheit geführt hatte. Langzeitbeobachtungen und kontrollierte Therapiestudien unter Einschluß hochdosierter Antibiotika sind allerdings zur weiteren Bestätigung dieses klinischen Eindrucks erforderlich.

In den Seren aller 55 Patienten wurden erhöhte borrelienspezifische IgG-Antikörper-Titerwerte nachgewiesen. Bei der zweiten Verlaufskontrolle war lediglich bei einem von 16 untersuchten Patienten der IgG-Antikörpertiter unter den Schwellenwert gesunken. Ein ähnliches Verhalten wurde bei Patienten mit ACA auch von Åsbrink (12) und bei späten Manifestationen der Lyme-Krankheit von Craft et al. (66) berichtet. Da eine Therapie bei der ACA meist erst nach monatelangem Krankheitsverlauf einsetzt, ist eine Normalisierung der erhöhten IgG-Titerwerte, wie dies in ähnlicher Weise auch bei der Syphilis der Fall ist (24, 157, 198), nicht zu erwarten. Wie bereits im Abschnitt über die MPN-GBB hingewiesen, ist ein erhöhter spezifischer Serum-IgG-Wert allerdings nicht immer mit einer erhöhten Krankheitsaktivität gleichzusetzen.

## *Vergleich zwischen Meningopolyneuritis Garin-Bujadoux-Bannwarth und Acrodermatitis chronica atrophicans-assoziierter Neuropathie*

A. Klinischer Vergleich

Die MPN-GBB als Beispiel einer Radikuloneuropathie des Stadiums II der Lyme-Borreliose geht klinisch mit einer um vieles ausgeprägteren Symptomatik als die ACA-assoziierte Neuropathie, die dem Stadium III zuzuzählen ist, einher. Ähnlich wie bei der Polyradikulitis Guillain-Barré sind bei der MPN-GBB nicht nur die Nervenwurzeln, sondern auch die peripheren Nerven vom entzündlichen Erkrankungsprozeß betroffen, wie dies mehrmals bioptisch bestätigt werden konnte (60, 77, 79, 80, 194, 214, 363, 375). Die Schmerzen sind intensiv und zeigen wie die Paresen häufig einen unscharf abzugrenzenden radikulären Verteilungstyp. Die Patienten werden von der Intensität der bohrenden, brennenden Schmerzen oder von den Paresen stark beeinträchtigt und suchen rasch ärztliche Hilfe auf. Unbehandelt sind die Beschwerden in der Regel innerhalb von 6 Monaten abgeklungen. Übergänge in länger dauernde Verlaufsformen sind in Ausnahmefällen möglich (40, 392, 413, 414).

Von der ACA-assoziierten peripheren Neuropathie werden die Patienten nur mäßig beeinträchtigt. Die Schmerzen sind milde und werden häufig als ziehend oder mäßig brennend beschrieben. Auch die Paresen waren bei unseren Patienten mit ACA nur leicht ausgeprägt und unterschritten in keinem Fall den Kraftgrad IV gemäß der Einteilung des British Medical Research Councils (zit. nach 227).

Keiner unserer Patienten mit ACA-assoziierter Neuropathie suchte wegen seiner Beschwerden primär einen Neurologen auf. Auch wurden uns - abgesehen von dieser Untersuchungsreihe -

während einer zehnjährigen neurologischen Tätigkeit niemals Patienten mit ACA wegen neurologischen Komplikationen zugewiesen. Schmerzen, sensible und motorische Ausfälle waren in der Regel bei unseren Patienten mit ACA nicht radikulär verteilt. Ein radikuläres Ausfallmuster wurde auch von Hopf (136) bei ACA-assoziierter Neuropathie nur selten angetroffen.

Im Gegensatz zur MPN-GBB, bei der neurologische Ausfälle in gleicher Häufigkeit proximal und distal auftreten, waren proximale motorische Ausfälle bei der ACA nur in einem einzigen Fall, bei dem zusätzlich der Verdacht auf eine abklingende MPN-GBB bestand, bei der klinischen Untersuchung nachzuweisen. Ebenso konnten Schmerzen im Rumpfbereich bei Patienten mit ACA nie beobachtet werden.

Verlaufsbeobachtungen an unbehandelten Patienten mit ACA-assoziierter Neuropathie wurden von uns nicht durchgeführt, da zum Zeitpunkt der Studie der Erreger der ACA bereits entdeckt war und eine antibiotische Therapie daher sofort nach Diagnosestellung begonnen wurde. Die anamnestischen Angaben unserer Patienten sprachen jedoch für einen chronischen neurologischen Krankheitsprozeß. Dies steht auch in Übereinstimmung mit den Berichten von Hopf (136), der hinsichtlich der Dynamik der peripheren Neuropathien bei ACA von einer "ausgesprochenen Chronizität" spricht. Selbstlimitierende Neuropathien bei unbehandelter ACA, wie dies bei der MPN-GBB der Fall ist, wurden von uns nicht beobachtet und sind uns auch aus der Literatur nicht bekannt.

B. Laborbefunde

Vergleicht man die Blutsenkungsreaktion von Patienten mit ACA und MPN-GBB, so findet man diese bei Patienten mit ACA häufiger und ausgeprägter beschleunigt als bei solchen mit MPN-GBB. Hauser (121) hat ausführlich auf die beschleunigte Blutsenkungsreaktion und Hypergammaglobulinämie bei ACA hingewiesen und diese in Zusammenhang mit der Dauer des Krankheitsprozesses gestellt. Die beschleunigte Blutsenkungsreaktion ist auf die Hypergammaglobulinämie zurückzuführen, die auf einer ausgeprägten Plasmazellproliferation im Bereich der Haut, der regionalen Lymphknoten und des Knochenmarkes beruht (121). Die Hypergammaglobulinämie spiegelt sich im quantitativen Verhalten der Immunglobuline wider.

Die Werte für die Serumimmunglobuline G und A waren bei Patienten mit ACA und auch bei solchen mit ACA-assoziierter Neuropathie statistisch signifikant höher als bei MPN-GBB, die des Komplementfaktors C3 niedriger (Tab. 44). Ob diese Verminderung einer vermehrten Aktivierung des Komplementsystems bei MPN-GBB oder einem vermehrten Verbrauch bei ACA entspricht, ist ungeklärt. Dieser Verbrauch, der bei der Bildung von Immunkomplexen oder bei der Elimination von Borrelien (163) zu beobachten ist,

Tabelle 44 - Serum-Immunglobuline (IgG, IgA und IgM) und Komplementfaktoren (C3, C4) bei Patienten mit MPN-GBB und Patienten mit ACA. Alle Patienten unbehandelt. Angaben in mg/dl.

|     | Patienten mit MPN-GBB | | | Patienten mit ACA mit/ohne Neurop. | | | | |
| --- | --- | --- | --- | --- | --- | --- | --- | --- |
|     | n | $\bar{x}$ | s | n | $\bar{x}$ | s | t* | |
| IgG | 43 | 1230 +- 295 | | 30 | 1515 +- 445 | | 3.297 | $p < 0.01$ |
| IgA | 43 | 231 +- 137 | | 30 | 327 +- 153 | | 2.811 | $p < 0.01$ |
| IgM | 43 | 224 +- 132 | | 30 | 273 +- 152 | | 1.476 | n.s. |
| C3  | 17 | 145 +- 59 | | 30 | 103 +- 31 | | 3.190 | $p < 0.01$ |
| C4  | 17 | 47 +- 20 | | 30 | 40 +- 16 | | 1.272 | n.s. |
|     | Patienten mit MPN-GBB | | | Patienten mit ACA mit Neuropathie | | | | |
|     | n | $\bar{x}$ | s | n | $\bar{x}$ | s | t* | |
| IgG | 43 | 1230 +- 295 | | 20 | 1567 +- 477 | | 3.451 | $p < 0.01$ |
| IgA | 43 | 231 +- 137 | | 20 | 343 +- 158 | | 2.871 | $p < 0.01$ |
| IgM | 43 | 224 +- 132 | | 20 | 276 +- 161 | | 1.362 | n.s. |
| C3  | 17 | 145 +- 59 | | 20 | 99 +- 35 | | 2.937 | $p < 0.01$ |
| C4  | 17 | 47 +- 20 | | 20 | 40 +- 18 | | 1.119 | n.s. |

* t-Test für unabhängige Stichproben

wird sich im Blut eher bei Patienten mit ACA als bei solchen mit MPN-GBB, deren Krankheit überwiegend im Liquorraum abläuft, manifestieren.

Die hohen spezifischen IgG-Titerwerte bei ACA stehen unseres Erachtens mit der Chronizität des Krankheitsprozesses in Zusammenhang. Allerdings hatte der Unterschied zwischen den Werten bei MPN-GBB und ACA bzw. ACA-assoziierter Neuropathie in unseren Untersuchungen keine statistische Signifikanz erreicht (Tab. 45). Ein signifikanter Unterschied in der Häufigkeit des Nachweises von zirkulierenden Immunkomplexen bei Patienten mit unbehandelter MPN-GBB und ACA bzw. ACA-assoziierter Neuropathie war nicht festzustellen (Tab. 45).

Tabelle 45 - Zirkulierende Immunkomplexe und spezifische Serum-IgG-Titer bei Patienten mit MPN-GBB und bei Patienten mit ACA. Alle Patienten unbehandelt. EE = ELISA Einheiten.

|  |  | Patienten mit MPN-GBB | Patienten mit ACA mit/ohne Neurop. |  |
|---|---|---|---|---|
| Zirkulierende Immunkomplexe | pos. | 4 | 12 | n.s.* |
|  | neg. | 9 | 18 |  |
| Spezifischer IgG-Titer | >9 EE | 3 | 16 | n.s. |
|  | <=9 EE | 8 | 10 |  |

|  |  | Patienten mit MPN-GBB | Patienten mit ACA mit Neuropathie |  |
|---|---|---|---|---|
| Zirkulierende Immunkomplexe | pos. | 4 | 5 | n.s. |
|  | neg. | 9 | 15 |  |
| Spezifischer IgG-Titer | >9 EE | 3 | 10 | n.s. |
|  | <=9 EE | 8 | 6 |  |

* Exakter Test nach FISHER

Unterschiede zur MPN-GBB betreffen sowohl Patienten mit ACA als auch Fälle mit ACA-assoziierter Neuropathie in nahezu gleicher Weise.

HLA-DR2-Antigen ist bei Patienten mit ACA häufiger als bei gesunden Kontrollpersonen anzutreffen (173). Dieser Unterschied war auch zwischen Patienten mit ACA und solchen mit MPN-GBB nachzuweisen (Tab. 46). Da das HLA-DR2-Antigen auch bei chroni-

Tabelle 46 - HLA-DR2 bei Patienten mit MPN-GBB und bei Patienten mit ACA (nach Kristoferitsch et al., Lancet II: 287 (1986)).

|  |  | Patienten mit MPN-GBB | Patienten mit ACA |  |
|---|---|---|---|---|
| HLA-DR2 | positiv | 3 | 12 | p = 0.048* |
|  | negativ | 13 | 11 |  |

* Exakter Test nach FISHER

scher Lyme-Arthritis gehäuft vorkommt (331, 332), könnte ihm eine Bedeutung für die Chronifizierung des Krankheitsprozesses zukommen.

Ein weiterer Unterschied zur MPN-GBB ist das Fehlen entzündlicher Liquorveränderungen bei ACA-assoziierter Neuropathie (121, 136).

C. Elektroneurographische Befunde

Bei Patienten mit MPN-GBB und ACA-assoziierter Neuropathie waren in jenen Fällen, in denen mehrere Nerven elektroneurographisch untersucht wurden, pathologische Befunde nicht systemisch, sondern im Sinne einer Mononeuritis multiplex anzutreffen. Vergleicht man die max. mot. Nervenleitgeschwindigkeit, Summenpotentialamplitude und distale Latenz von auschließlich denjenigen Nerven, die in diesen Parametern abnorme Befunde aufwiesen, so fanden wir bei der MPN-GBB am häufigsten eine verzögerte max. mot. Nervenleitgeschwindigkeit. Bei der ACA hingegen fand sich am häufigsten eine verminderte Summenpotentialamplitude (Tab. 47).

Tabelle 47 - Relative Häufigkeit pathologischer neurographischer Detailergebnisse bei Patienten mit MPN-GBB und Patienten mit ACA. Es wurden ausschließlich die Meßwerte von Nerven mit pathologischen Befunden herangezogen. NLG = Nervenleitgeschwindigkeit; SPA = Summenpotentialamplitude.

|  | Patienten mit MPN-GBB | Patienten mit ACA |
|---|---|---|
| max. mot. NLG | 15 / 17 (88.2%) | 6 / 26 (23.1%) |
| SPA | 11 / 17 (64.7%) | 14 / 26 (53.8%) |
| dist. Latenz | 11 / 17 (64.7%) | 10 / 26 (38.5%) |

Wie bereits erwähnt, standen nur in einem unserer Fälle mit MPN-GBB die am N. peronaeus erhobenen elektroneurographischen Befunde in Einklang mit einer primären Demyelinisierung. Auch sprechen, abgesehen von einem einzigen Fall (80), alle bisher in der Literatur erwähnten nervenbioptischen Untersuchungen bei MPN-GBB sowie die eigenen Untersuchungen bei ACA für das Vorliegen einer axonalen Neuropathie. Somit ist die bei der MPN-GBB häufiger als bei der ACA anzutreffende Verlangsamung der motorischen Nervenleitgeschwindigkeit wohl als Ausdruck der ausgeprägteren Nervenschädigung aufzufassen, da bei leichten Neuropathien des axonalen Typs eine Verlangsamung der Nervenleitgeschwindigkeit fehlen kann. Erst wenn eine größere Anzahl großkalibriger, schnell leitender Nervenfasern geschädigt wird, setzt eine Verlangsamung der Erregungsleitung ein.

D. Nervenbioptische Untersuchungen

Wir haben von Nervenbiopsien bei Patienten mit MPN-GBB Abstand genommen, da einerseits darüber mehrfach und ausführlich in der Literatur berichtet wurde, und andererseits die Erkrankung keinerlei diagnostische Probleme mit sich bringt. Wir müssen daher unsere Resultate von Nervenbiopsien bei ACA mit den Befunden bei MPN-GBB von anderen Autoren (60, 77, 79, 80, 194, 214, 363, 375) vergleichen. Die Nervenveränderungen bei MPN-GBB und bei der ACA-assoziierten Neuropathie beinhalten zahlreiche Gemeinsamkeiten. In beiden Fällen findet man eine ausgeprägte Infiltration von Lymphozyten und Plasmazellen im Epineurium vor allem um die epineuralen Gefäße. Eine nekrotisierende Vaskulitis oder Hinweise auf eine Immunkomplexvaskulitis konnten weder bei der MPN-GBB noch in unseren Fällen mit ACA-assoziierter Neuropathie nachgewiesen werden. Beiden Erkrankungen war eine deutliche Verminderung von markhaltigen Fasern bei axonaler Degeneration gemeinsam. Zum Unterschied von einzelnen Berichten über MPN-GBB konnten wir bei der ACA-assoziierten Neuropathie keine monozytären Infiltrate um die endoneuralen Blutgefäße finden. Wohl aber waren bei den schweren Krankheitsverläufen vereinzelt Lymphozyten im Endoneurium oder subperineural zu beobachten.

Der Vergleich unserer Biopsieresultate mit den Befunden bei MPN-GBB zeigt somit, daß beiden Krankheiten ein gemeinsamer Pathomechanismus einer vaskulitischen Neuropathie zugrunde liegen dürfte. Die pathomorphologischen Unterschiede sind lediglich graduell und korrelieren mit dem Schweregrad der klinischen Symptomatik.

## *Zusammenfassung*

Der MPN-GBB wie auch der ACA-assoziierten Neuropathie liegt ein gemeinsamer Krankheitserreger - B. burgdorferi - zugrunde. Nach Steere et al. (328, 337) ist die MPN-GBB den Manifestationsformen des Stadiums II der Lyme-Borreliose zuzuzählen. Ihre Symptome sistieren meistens spontan nach einigen Monaten. Die ACA-assoziierte Neuropathie hingegen ist in Folge ihrer Chronizität als eine neurologische Erkrankung des Stadiums III aufzufassen.

Aufgrund des topographischen Zusammenhanges zwischen Zeckenstich und radikulären Initialsymptomen muß bei der MPN-GBB neben der hämatogenen und lymphogenen Streuung auch eine transneurale Erregerausbreitung vermutet werden, die bisher allerdings nicht nachgewiesen werden konnte. Ebenso besteht zwischen den Hautmanifestationen der ACA und der ACA-assoziierten Neuropathie ein topographischer Zusammenhang. Die ACA-assoziierte Neuropathie tritt im weiteren Krankheitsverlauf allerdings nicht ausschließlich in topographischer Abhängigkeit von den Hautveränderungen auf. Die Hautveränderungen sind nicht Folge der Neuropathie.

Klinisch stehen bei der MPN-GBB die Symptome der von den entzündeten Meningen umgebenen Hirnnerven und spinalen Nervenwurzeln im Vordergrund und überlagern die bioptisch nachgewiesenen, distal lokalisierten Neuritiden. Ist die Erkrankung voll ausgeprägt, besteht das klinische Bild einer schmerzhaften polytopen Radikuloneuritis mit zusätzlichem Hirnnervenbefall. Bei der ACA-assoziierten Neuropathie hingegen fehlen in der Regel die klinisch-neurologischen Symptome einer Radikulitis und entzündliche Liquorsyndrome sind kaum anzutreffen. Der Krankheitsverlauf der ACA-assoziierten Neuropathie erscheint nicht so dramatisch wie der der MPN-GBB. Da klinisch die beeindrückenden Symptome der Meningoradikulitis fehlen, findet sich bei der ACA lediglich eine milde distal betonte "kutane", asymmetrische oder symmetrische Neuropathie.

Bei beiden Erkrankungen sind unterschiedliche, den Nerven benachbarte Strukturen betroffen und dienen als Leitsymptome. Im Falle der MPN-GBB ist dies die meningeale Entzündung, die sich als schmerzhafte Meningoradikulitis und mit einem charakteristischen Liquorsyndrom manifestiert, im Falle der ACA ist dies die chronische Dermatitis. MPN-GBB und ACA-assoziierte Neuropathie bessern sich auf eine entsprechende antibiotische Therapie. Trotz klinischer Besserung können die spezifischen IgG-Antikörpertiter-Werte noch lange Zeit erhöht bleiben und müssen nicht in Zusammenhang mit einer Krankheitsaktivität stehen.

Trotz ausgeprägter klinischer Unterschiede ist beiden Erkrankungen das pathomorphologische Bild einer axonalen Degeneration mit Verlust markhaltiger Fasern bei "lympho-plasmazellulärer Vaskulitis" gemeinsam, so daß für beide ein identer oder ähnlicher Pathomechanismus angenommen werden kann. Sie können somit als zwei Varianten eines gleichartigen neurologischen Krankheitsprozesses aufgefaßt werden.

Die Kenntnis der charakteristischen und nahezu identen nervenbioptischen Befunde bei MPN-GBB und ACA-assoziierter Neuropathie kann nun in Zukunft gemeinsam mit serologischen Befunden gezielt eingesetzt werden, um auch nach Neuropathien zu fahnden, die wohl durch eine Infektion mit B. burgdorferi hervorgerufen werden, jedoch ohne meningeale oder kutane Mitbeteiligung ablaufen, wie dies bereits von Klöter et al. (162) vermutet wurde.

Die Diagnose und Abklärung von Neuropathien bei Lyme-Borreliose ist insoferne von Bedeutung, als dadurch eine weitere Erkrankung aus der großen Gruppe der chronischen Neuropathien abgegrenzt und einer erfolgreichen Therapie zugeführt werden kann.

Farbtafel I

Abb. 1 - Florides Erythema migrans.

Abb. 2 - Älteres ringförmiges Erythema migrans mit zentraler Abblassung.

Abb. 3 - Acrodermatitis chronica atrophicans (Stadium infiltrativum) am linken Bein.

Abb. 4 - Thermographie beider unterer Extremitäten (Patient von
Abb. 3 ). Erhöhte Hauttemperatur im Bereiche des von der ACA betroffenen Beines.

Abb. 23 - "Kutane Neuropathie" bei ACA (Stadium infiltrativum) am rechten Bein. Die Begrenzung der fleckförmigen Hypästhesie ist gekennzeichnet.

Abb. 24 - Distal-symmetrische Polyneuropathie bei ACA. Die proximale Grenze der strumpfförmigen Hypästhesie ist gekennzeichnet.

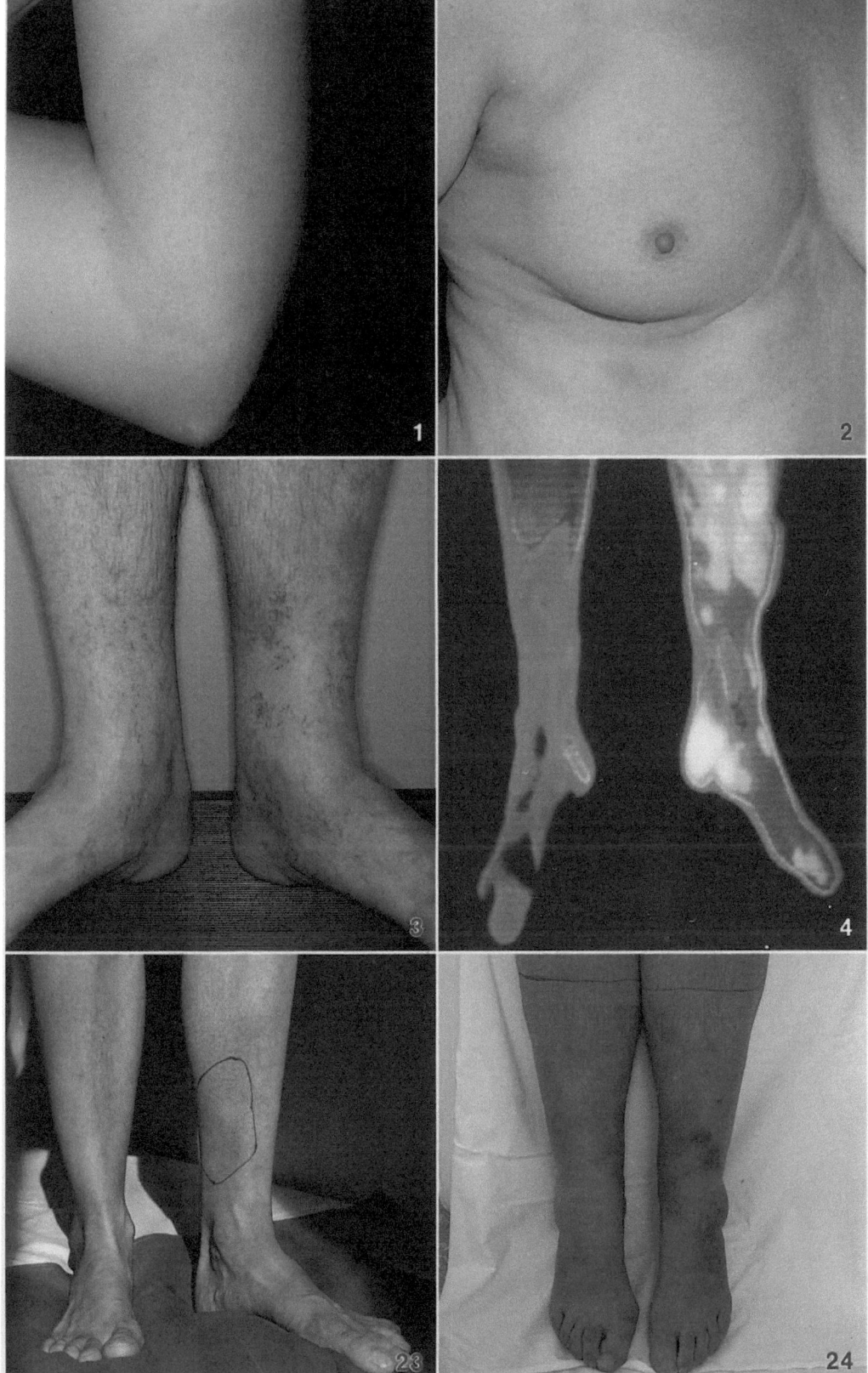

Farbtafel II - Suralis-Biopsie bei ACA-assoziierter Neuropathie
------------------------------------------------------------

Abb. 25 - Lymphozytäre Infiltrate im Epineurium mit Schwerpunkt um die epineuralen Gefäße (Hämatoxylin-Eosin, Vergr. 63:1).

Abb. 27 - (Ausschnitt aus Abb. 25). Nahezu vollständig von lymphozytären Infiltraten obliteriertes, kleines epineurales Gefäß (Hämatoxylin-Eosin, Vergr. 630:1).

Abb. 29 - Subperineural gelegene IgM-positive Zellen. Immunfluoreszenz, Vergr. 630:1.

Abb. 30 - Deutliche Verminderung der Markfasern in mehreren Nervenfaszikeln. Ausgeprägte perivaskuläre Infiltration epineuraler Gefäße. Semidünnschnitt, Toluidinblau, Vergr. 70:1.

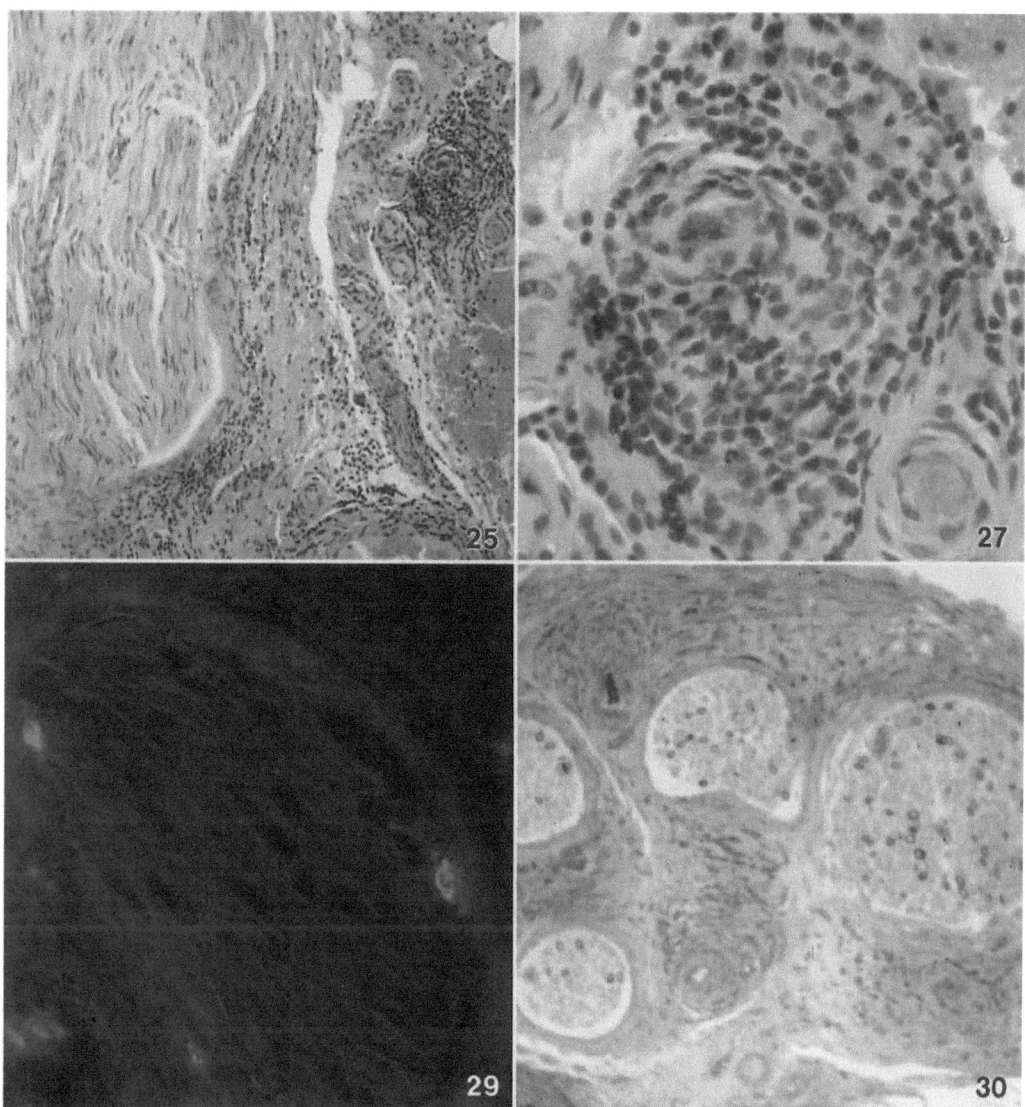

# *Literatur*

1. Aberer, E.: persönl. Mitteilung (1988).
2. Aberer, E., Neumann, R., Klade, H., Stanek, G.: Antibodies against Borrelia burgdorferi: Serological Screening of Dermatological Patients (abstract). Lyme Borreliosis Update Europe, Baden, Austria, June 2-4 (1987).
3. Ackermann, R.: Erythema chronicum migrans und durch Zecken übertragene Meningopolyneuritis (Garin-Bujadoux-Bannwarth): Borrelien-Infektionen ? Dtsch. Med. Wschr. 108: 577-580 (1983).
4. Ackermann, R., Boisten, H. P., Kabatzki, J., Runne, U., Krüger, K., Herrmann, W. P.: Serumantikörper gegen Ixodes-ricinus Spirochäte bei Acrodermatitis chronica atrophicans (Herxheimer). Dtsch. Med. Wschr. 109: 6-10 (1984 A).
5. Ackermann, R., Gollmer, E., Rehse-Küpper, B.: Progressive Borrelien-Enzephalomyelitis. Dtsch. Med. Wschr. 110: 1039-1042 (1985).
6. Ackermann, R., Kabatzki, J., Boisten, H. P., Steere, A. C., Grodzicki, R. L., Hartung, S., Runne, U.: Spirochäten-Ätiologie der Erythema-chronicum-migrans-Krankheit. Dtsch. Med. Wschr. 109: 92-97 (1984 B).
7. Ackermann, R., Runne, U., Klenk, W., Dienst, C.: Erythema chronicum migrans mit Arthritis. Dtsch. Med. Wschr. 105: 1779-1781 (1980).
8. Aeschlimann, A., Gern, L., Zhioua, E., Frossard, E., Walter, A., Fahrer, H., Sauvain, M. J., van den Linden, S., Gerber, N.: Observation of 2 High Risk Populations from the Swiss Plateau, a Region Heavily Infested with Ixodes ricinus/Borrelia burgdorferi Complex (abstract). International Conference on Lyme Disease and Related Disorders, New York, September 14-16 (1987).

9. Afzelius, A.: Verhandlungen der dermatologischen Gesellschaft zu Stockholm, 1909. Arch. Dermatol. Syph. 101: 404 (1910).
10. Ambrozi, L., Quatember, R.: Der Einsatz psychologischer Testmethoden bei hirntraumatischen Folgezuständen. Wien. Z. Nervenheilk. 27: 288-293 (1969).
11. Arnold, O. H., Kohlmann, Th.: Leistungspsychologische Untersuchungen zum Demenzproblem. Wien. Z. Nervenheilk. 6: 91-121 (1952).
12. Asbrink, E.: Erythema Chronicum Migrans Afzelius and Acrodermatitis Chronica Atrophicans. Early and late manifestations of Ixodes ricinus-borne Borrelia spirochetes. Acta Derm. Venereol. (Stockh.) Suppl. 118: 1-63 (1985).
13. Asbrink, E., Brehmer-Andersson, E., Hovmark, A.: Acrodermatitis chronica atrophicans - a Spirochetosis. Clinical and Histopathological Picture Based on 32 Patients. Am. J. Dermatopathol. 8: 209-219 (1986 A).
14. Asbrink, E., Hederstedt, B., Hovmark, A.: The Spirochetal Etiology of Erythema Chronicum Migrans Afzelius. Acta Derm. Venereol. (Stockh.) 64: 291-295 (1984 A).
15. Asbrink, E., Hovmark, A.: Successful Cultivation of Spirochetes from Skin Lesions of Patients with Erythema Chronicum Migrans Afzelius and Acrodermatitis Chronica Atrophicans. Acta Path. Microbiol. Immunol. Scand. Sect. B 93: 161-163 (1985).
16. Asbrink, E., Hovmark, A., Hederstedt, B.: The Spirochetal Etiology of Acrodermatitis chronica atrophicans Herxheimer. Acta Derm. Venereol. (Stockh.) 64: 506-512 (1984 B).
17. Asbrink, E., Hovmark, A., Hederstedt, B.: Serologic Studies of Erythema Chronicum Migrans Afzelius and Acrodermatitis Chronica Atrophicans with Indirect Immunofluorescence and Enzyme-Linked Immunosorbent Assays. Acta Derm. Venereol. (Stockh.) 65: 509-514 (1985).
18. Asbrink, E., Hovmark, A., Olsson, I.: Clinical Manifestations of Acrodermatitis Chronica Atrophicans in 50 Swedish Patients. Zbl. Bakt. Hyg. A 263: 253-261 (1986 B).
19. Asbrink, E., Olsson, I.: Clinical Manifestations of Erythema chronicum migrans Afzelius in 161 Patients. Acta Derm. Venereol. (Stockh.) 65: 43-52 (1985).

20. Asbury, A. K.: Ischemic Disorders of Peripheral Nerve. In: Handbook of Clinical Neurology (Vinken, P. J., Bruyn, G. W., eds.), vol. VIII, part II, pp. 154-164. Amsterdam-New York: North-Holland Publ. Company. 1970.

21. Atlas, E., Novak, S. N., Duray, P. H., Steere, A. C.: Lyme Myositis: Muscle Invasion by Borrelia burgdorferi. Ann. Intern. Med. 110: 245-246 (1988).

22. Bäfverstedt, B.: Über Lymphadenosis benigna cutis. Eine klinische und pathologisch-anatomische Studie. Stockholm: P.A. Norstedt & Söner. 1943.

23. Baer, J. G., Berger, E., Brodhage, H., Garrod, L. P., Geigy, R., Gsell, O., Seeliger, H. P. R.: Infektionskrankheiten und ihre Erreger. Documenta Geigy, Wissenschaftliche Tabellen, Suppl. II. Basel: Geigy AG. 1967.

24. Baker-Zander, S. A., Roddy, R. E., Handsfield, H. H., Lukehart, S. A.: IgG and IgM Antibody Reactivity to Antigens of Treponema pallidum After Treatment of Syphilis. Sex. Transm. Dis. 13: 214-220 (1986).

25. Bammer, H. G.: Meningomyeloradikulitis nach Zeckenbiß mit Erythem. In: Neurologie in Praxis und Klinik (Hopf, H. Ch., Poeck, K., Schliack, H., Hrsg.), Bd. II, S. 4.233-4.235. Stuttgart-New York: Thieme. 1981.

26. Bammer, H., Schenk, K.: Meningo-Myelo-Radiculitis nach Zeckenbiß mit Erythem. Dtsch. Zschr. Nervenheilk. 187: 25-34 (1965).

27. Bannwarth, A.: Chronische lymphocytäre Meningitis, entzündliche Polyneuritis und "Rheumatismus". Ein Beitrag zum Problem "Allergie und Nervensystem". Arch. f. Psychiatr. 113: 284-376 (1941).

28. Bannwarth, A.: Zur Klinik und Pathogenese der "chronischen lymphocytären Meningitis". I. Mitteilung. Arch. f. Psychiatr. 117: 161-185 (1944 A).

29. Bannwarth, A.: Zur Klinik und Pathogenese der "chronischen lymphocytären Meningitis". II. Mitteilung. Ein Beitrag zum Thema: Seröse und lymphocytäre Phasen bei den entzündlichen Erkrankungen des peripheren Nervensystems mit infektionsallergischer Pathogenese. Arch. f. Psychiatr. 117: 682-717 (1944 B).

30. Barbour, A. G., Hayes, S. F.: Biology of Borrelia Species. Microbiol. Rev. 50: 381-400 (1986).

31. Barbour, A. G., Hayes, S. F., Heiland, R. A., Schrumpf, M. E., Tessier, S. L.: A Borrelia-Genus-Specific Monoclonal Antibody Binds to a Flagellar Epitope. Infect. Immun. 52: 549-554 (1986).
32. Barbour, A. G., Heiland, R. A., Howe, T. R.: Heterogeneity of Major Proteins in Lyme Disease Borreliae. J. Infect. Dis. 152: 478-484 (1985).
33. Barbour, A. G., Schrumpf, M. E.: Polymorphisms of Major Surface Proteins of Borrelia burgdorferi. Zbl. Bakt. Hyg. A 263: 83-91 (1986).
34. Barbour, A. G., Tessier, S. L., Hayes, S. F.: Variation in a Major Surface Protein of Lyme Disease Spirochetes. Infect. Immun. 45: 94-100 (1984).
35. Barbour, A. G., Tessier, S. L., Todd, W. J.: Lyme Disease Spirochetes and Ixodid Tick Spirochetes Share a Common Surface Antigenic Determinant Defined by a Monoclonal Antibody. Infect. Immun. 41: 795-804 (1983).
36. Barret-Connor, C.: Current Status of the Treatment of Syphilis. West. J. Med. 122: 7-11 (1975).
37. Baumhackl, U., Kristoferitsch, W., Sluga, E., Stanek, G.: Neurological Manifestations of Borrelia burgdorferi-Infections: The Enlarging Clinical Spectrum. Zbl. Bakt. Hyg. A 263: 334-336 (1986).
38. Beck, G., Habicht, G. S., Benach, J. L., Coleman, J. L.: Chemical and Biologic Characterization of a Lipopolysaccharide Extracted from the Lyme Disease Spirochete (Borrelia burgdorferi). J. Infect. Dis. 152: 108-117 (1985).
39. Beck, G., Habicht, G. S., Benach, J. L., Coleman, J. L., Lysik, R. M., O'Brien, R. F.: A Role for Interleukin-1 in the Pathogenesis of Lyme Disease. Zbl. Bakt. Hyg. A 263: 133-136 (1986).
40. Behringer, A., Wirbatz, A.: Chronische Borrelien-Erkrankung des Zentralen Nervensystems. Nervenarzt 58: 564-567 (1987).
41. Benach, J. L., Bosler, E. M., Hanrahan, J. P., Coleman, J. L., Habicht, G. S., Bast, T. F., Cameron, D. J., Ziegler, J. L., Barbour, A. G., Burgdorfer, W., Edelman, R., Kaslow, R. A.: Spirochetes Isolated from the Blood of Two

Patients with Lyme Disease. New Engl. J. Med. 308: 740-742 (1983).

42. Benach, J. L., Coleman, J. L., Habicht, G. S., MacDonald, A., Grunwaldt, E.: Serological Evidence for Simultaneous Occurrences of Lyme Disease and Babesiosis. J. Infect. Dis. 152: 473-477 (1985).

43. Berger, B. W.: Erythema chronicum migrans of Lyme Disease. Arch. Dermatol. 120: 1017-1021 (1984).

44. Berry, C. D., Hooton, T. M., Collier, A. C., Lukehart, S. A.: Neurologic Relapse After Benzathine Penicillin Therapy for Secondary Syphilis in a Patient with HIV Infection. New Engl. J. Med. 316: 1587-1589 (1987).

45. Bianchi, G. E.: Die Penicillinbehandlung der Lymphozytome. Dermatologica 100: 270-273 (1950).

46. Bickford, R. G.: Activation Procedures and Special Electrodes. In: Current Practice in Clinical Electroencephalography (Klass, D. W., Daly, D. D., eds.), pp. 269-305. New York: Raven Press. 1979.

47. Binder, E., Doepfmer, R., Hornstein, O.: Experimentelle Übertragung des Erythema chronicum migrans von Mensch zu Mensch. Hautarzt 6: 494-496 (1955).

48. Bonatti, G. P., Huber, R., Gostner, P., Simeoni, J.: Lyme Disease: CT and MR Appearances. Fortschr. Röntgenstr. 147: 97-98 (1987).

49. Bonduelle, M., Giroud, P., Lormeau, G., Acar, J., Zalzal, P.: Polyradiculonevrite avec hyperalbuminorachie et pleiocytose apres piqure d'insecte. Reactions positives pour Rickettsia conori. Rev. Neurol. 119: 224-247 (1968).

50. Bouche, P., Leger, J. M., Travers, M. A., Cathala, H. P., Castaigne, P.: Peripheral Neuropathy in Systemic Vasculitis: Clinical and Electrophysiologic Study of 22 Patients. Neurology 36: 1598-1602 (1986).

51. Boudouresques, J., Khalil, R., Vigouroux, R. A., Daniel, F., Gosset, A.: Infectious Diseases of Nerves. In: Handbook of Clinical Neurology (Vinken, P. J., Bruyn, G. W., eds.), vol. VII, part I, pp. 473-493. Amsterdam-New York: North-Holland Publ. Company. 1969.

52. Broderick, J. P., Sandok, B. A., Mertz, L. E.: Focal Encephalitis in a Young Woman 6 Years After the Onset of

Lyme Disease: Tertiary Lyme Disease ? Mayo Clin. Proc. 62: 313-316 (1987).

53. Brouwer, O. F.: Neuroborreliosis: Bannwarth Syndrome and Lyme Disease. In: Handbook of Clinical Neurology (Vinken, P. J., Bruyn, G. W., Klawans, H. L., eds.), vol. 51 (rev. ser. 7), pp. 199-213. Amsterdam: Elsevier Science Publ. 1987.

54. Bryndum, B., Marquardsen, J.: The Tendon Reflexes in Old Age. Geront. clin. 6: 257-265 (1964).

55. Buchwald, A.: Ein Fall von diffuser idiopathischer Hautatrophie. Vjschr. Derm. 15: 553-556 (1883).

56. Burgdorfer, W.: The Enlarging Spectrum of Tick-Borne Spirochetoses: R.R. Parker Memorial Address. Rev. Infect. Dis. 8: 932-940 (1986).

57. Burgdorfer, W., Barbour, A. G., Hayes, S. F., Benach, J. L., Grunwaldt, E., Davis, J. P.: Lyme Disease - A Tick-Borne Spirochetosis ? Science 216: 1317-1319 (1982).

58. Burgdorfer, W., Barbour, A. G., Hayes, S. F., Peter, O., Aeschlimann, A.: Erythema chronicum migrans - a Tickborne Spirochetosis. Acta Tropica 40: 79-83 (1983).

59. Caflisch, U., Tönz, O., Schaad, U. B., Aeschlimann, A., Burgdorfer, W.: Die Zecken-Meningoradikulitis - eine Spirochätose. Schweiz. med. Wschr. 114: 630-634 (1984).

60. Camponovo, F., Meier, C.: Neuropathy of Vasculitic Origin in a Case of Garin-Bujadoux-Bannwarth Syndrome with Positive Borrelia Antibody Response. J. Neurol. 233: 69-72 (1986).

61. Christen, H.-J., Bartlau, N., Hanefeld, F., Wassmann, K., Thomssen, R.: Lyme Borreliosis in Children - a Prospective Clinical-epidemiological Study (abstract). International Conference on Lyme Disease and Related Disorders, New York, September 14-16 (1987).

62. Christen, H.-J., Hanefeld, F.: Neurologic Complications of Erythema-Migrans-Disease in Childhood - Clinical Aspects. Zbl. Bakt. Hyg. A 263: 337-342 (1986).

63. Coleman, J. L., Benach, J. L.: Isolation of Antigenic Components from the Lyme Disease Spirochete: Their Role in Early Diagnosis. J. Infect. Dis. 155: 756-765 (1987).

64. Conrad, B., Aschoff, J. C., Fischler, M.: Der diagnostische Wert der F-Wellen-Latenz. J. Neurol. 210: 151-159 (1975).
65. Cook, S. D., Dowling, P. C.: The Role of Autoantibody and Immune Complexes in the Pathogenesis of Guillain-Barre-syndrome. Ann. Neurol. 9, Suppl.: 70-79 (1981).
66. Craft, J. E., Grodzicki, R. L., Steere, A. C.: Antibody Response in Lyme Disease: Evaluation of Diagnostic Tests. J. Infect. Dis. 149: 789-795 (1984 A).
67. Craft, J. E., Grodzicki, R. L., Shrestha, M., Fischer, D. K., Garcia-Blanco, M., Steere, A. C.: The Antibody Response in Lyme Disease. Yale J. Biol. Med. 57: 561-565 (1984 B).
68. Cuddy, P. G.: Benzathin Penicillin G in the Treatment of Neurosyphilis. Drug Intell. Clin. Pharm. 16: 205-210 (1982).
69. Dattwyler, R. J., Halperin, J. J., Pass, H., Luft, B. N.: Ceftriaxone as Effective Therapy in Refractory Lyme Disease. J. Infect. Dis. 155: 1322-1324 (1987 A).
70. Dattwyler, R. J., Halperin, J. J., Volkman, D. J., Luft, B. J.: Treatment of Late Lyme Borreliosis - Randomised Comparison of Ceftriaxone and Penicillin. Lancet i: 1191-1194 (1988).
71. Dattwyler, R. J., Thomas, J. A., Benach, J. L., Golightly, M. G.: Cellular Immune Response in Lyme Disease. The Response to Mitogens, Live Borrelia burgdorferi, NK Cell Function and Lymphocyte Subsets. Zbl. Bakt. Hyg. A 263: 151-159 (1986).
72. Dattwyler, R. J., Volkman, D. J., Golightly, M. G., Falldorf, P. A., Thomas, J.: T and B Cell Immune Responses in Borrelia burgdorferi Infection (abstract). International Conference on Lyme Disease and Related Disorders, New York, September 14-16 (1987 B).
73. Dattwyler, R. J., Volkman, D. J., Luft, B. J., Halperin, J. J.: Lyme Disease in Europe and North America (letter). Lancet i: 681 (1987 C).
74. de Koning, J., Hoogkamp-Korstanje, J. A. A.: Diagnosis of Lyme Disease by Demonstration of Spirochetes in Tissue Biopsies. Zbl. Bakt. Hyg. A 263: 179-188 (1986).

75. Delpech, B., Lichtblau, E.: Etude quantitative des immunoglobulines G et de l'albumine du liquide cephalo rachidien. Clin. Chim. Acta 37: 15-23 (1972).
76. Diringer, M. N., Halperin, J. J., Dattwyler, R. J.: Lyme-Meningoencephalitis - Report of a Severe, Penicillin-resistant Case. Arthritis Rheum. 30: 705-708 (1987).
77. Duray, P. H.: The Surgical Pathology of Human Lyme Disease. An Enlarging Picture. Am. J. Surg. Pathol. 11, Suppl. 1: 47-60 (1987).
78. Duray, P. H., Kusnitz, A., Ryan, J.: Demonstration of the Lyme Disease Spirochete Borrelia burgdorferi by a Modification of the Dieterle stain. Lab. Med. 16: 685-687 (1985).
79. Engelhardt, A., Grahmann, F., Neundörfer, B.: Vasculitic Neuropathy in a Case of Bannwarth's Syndrome (abstract). Lyme Borreliosis Update Europe, Baden, Austria, June 2-4 (1987).
80. Engelhardt, A., Grahmann, F., Neundörfer, B.: Microvasculitis of the Peripheral Nerve in Borreliosis (abstract). 12th Meeting of Swiss Neuropathologists with International Participation, St. Moritz-Bad, March 26-29, 1988.
81. Erbslöh, F., Kohlmeyer, K.: Über polytope Erkrankungen des peripheren Nervensystems bei lymphozytärer Meningitis. Fortschr. Neurol. Psychiat. 36: 321-342 (1968).
82. Farris, B. K., Webb, R. M.: Lyme Disease and Optic Neuritis. J. Clin. Neuro-Ophthal. 8: 73-78 (1988).
83. Fauci, A. S., Haynes, B. F., Katz, P.: The Spectrum of Vasculitis. Clinical, Pathologic, Immunologic, and Therapeutic Considerations. Ann. Intern. Med. 89 (Part 1): 660-676 (1978).
84. Felgenhauer, K.: Differentiation of the Humoral Immune Response in Inflammatory Diseases of the Central Nervous System. J. Neurol. 228: 223-237 (1982).
85. Felgenhauer, K., Schädlich, H.-J.: The Compartmental IgM and IgA Response Within the Central Nervous System. J. Neurol. Sci. 77: 125-135 (1987).
86. Felgenhauer, K., Wilske, B.: The Nature of the Oligoclonal Immune Response Within the Central Nervous System (letter). J. Neurol. 235: 60-61 (1987).

87. Finkel, M. F.: Lyme Disease and Its Neurologic Complications. Arch. Neurol. 45: 99-104 (1988).
88. Fischer: Lymphadenosis cutis, Acrodermatitis chronica atrophicans. Derm. Z. 59: 122 (1930).
89. Forsberg, P.: Studies on Immunoglobulines and Specific Antibodies in Central Nervous System Infections. Acta Neurol. Scand. 73, Suppl. 105: 1-76 (1986).
90. Freund, H.: Lymphatische Leukämie unter dem Bilde einer Acrodermatitis chronica atrophicans. Zbl. Hautkr. 38: 569 (1931).
91. Fryden, A., Link, H.: Predominance of Oligoclonal IgG Type $\lambda$ in CSF in Aseptic Meningitis. Arch. Neurol. 36: 478-480 (1979).
92. Gans, O., Landes, E.: Acrodermatitis chronica arthropathica. Hautarzt 3: 151-155 (1952).
93. Garin, C. H., Bujadoux, C. H.: Paralysie par les Tiques. J. de Medicine de Lyon 71: 765-767 (1922).
94. Gebhart, W., Lindemayr, W., Partsch, H.: Ulceromutilierende Neuropathie bei Acrodermatitis chronica atrophicans. Z. Haut-Geschl. Kr. 46: 171-178 (1971).
95. Gern, L., Frossard, E., Walter, A., Aeschlimann, A.: Presence of Antibodies Against Borrelia burgdorferi in a Human Population of the Swiss Plateau (abstract). Lyme Borreliosis Update Europe. Baden, Austria, June 2-4 (1987).
96. Gimenez-Roldan, S., Benito, C., Martin, M.: Dementia paralytica: Deterioration from Communicating Hydrocephalus. J. Neurol. Neurosurg. Psychiat. 42: 501-508 (1979).
97. Glickmann, G., Svehag, S.-E., Hansen, E., Hansen, O., Husby, S., Nielsen, H., Farrell, C.: Soluble Immune Complexes in Cerebrospinal Fluid of Patients with Multiple Sclerosis and Other Neurological Diseases. Acta Neurol. Scand. 61: 333-343 (1980).
98. Goebel, K. M., Krause, A., Goebel, H. H.: Lyme-Krankheit mit transitorischer Autoimmunität. Inn. Med. 12: 209-214 (1985).
99. Goellner, M. H., Agger, W. A., Burgess, J. H., Duray, P. H.: Hepatitis Due to Recurrent Lyme Disease (letter). Ann. Intern. Med. 108: 707 (1988).

100. Götz, H.: Die Acrodermatitis chronica atrophicans Herxheimer als Infektionskrankheit. Hautarzt 5: 491-504 (1954).
101. Götz, H.: Die Acrodermatitis chronica atrophicans Herxheimer als Infektionskrankheit. Ergänzung zur I. Mitteilung. Hautarzt 6: 249-252 (1955).
102. Götz, H.: Antigene (Immunogene) und Antigenität (Immunogenität). In: Immunologie. Grundlagen - Klinik - Praxis (Vorlaender, K. O., Hrsg.), S. 42-54. Stuttgart-New York: Thieme. 1983.
103. Gottron, H.: Lymphadenosis cutis circumscripta im Bereich der Mamille bei gleichzeitiger Acrodermatitis chron. atrophicans der Extremitäten. Zbl. Hautkr. 59: 633 (1938).
104. Graf, M., Kristoferitsch, W., Baumhackl, U., Zeitlhofer, J.: Electrophysiologic Findings in Meningopolyneuritis of Garin-Bujadoux-Bannwarth. Zbl. Bakt. Hyg. A 263: 324-327 (1986).
105. Grunwaldt, E., Barbour, A. G., Benach, J. L.: Simultaneous Occurrence of Babesiosis and Lyme Disease (letter). New Engl. J. Med. 308: 1166 (1983).
106. Gsell, O. R.: Leptospiroses and Relapsing Fever. In: Handbook of Clinical Neurology (Vinken, P. J., Bruyn, G. W., eds.), vol. 33, pp. 395-419. Amsterdam-New York-Oxford: North-Holland Publ. Company. 1978.
107. Habicht, G. S., Beck, G., Benach, J. L.: Lyme Disease. Scientific American 257: 60-65 (1987).
108. Habicht, G. S., Beck, G., Benach, J. L., Coleman, J. L.: Borrelia burgdorferi Lipopolysaccharide and Its Role in the Pathogenesis of Lyme Disease. Zbl. Bakt. Hyg. A 263: 137-141 (1986).
109. Habicht, G. S., Beck, G., Benach, J. L., Coleman, J. L., Leichtling, K. D.: Lyme Disease-Spirochetes Induce Human and Murine Interleukin 1 Production. J. Immunol. 134: 3147-3154 (1985).
110. Hänny, P. E., Häuselmann, H. J.: Die Lyme-Krankheit aus der Sicht des Neurologen. Schweiz. Med. Wschr. 117: 901-915 (1987).
111. Hagedorn, H.-J.: Immunologie der Neurosyphilis. Ihre Bedeutung für Diagnostik und Therapie. Stuttgart-New York: Thieme (Thieme Copythek). 1983.

112. Haller, J. S., Fabara, J. L.: Tick Paralysis. Case Report with Emphasis on Neurological Toxicity. Amer. J. Dis. Child. 124: 915-917 (1972).

113. Halperin, J. J., Little, B. W., Coyle, P. K., Dattwyler, R. J.: Lyme disease: Cause of a Treatable Peripheral Neuropathy. Neurology 37: 1700-1706 (1987 A).

114. Halperin, J. J., Pass, H. L., Anand, A. K., Dattwyler, R. J.: Nervous System Abnormalities in Lyme Disease (abstract). International Conference on Lyme Disease and Related Disorders, New York, September 14-16 (1987 B).

115. Hansen, K., Hindersson, P., Strandberg Pedersen, N.: Measurement of Antibodies to the Borrelia burgdorferi Flagellum Improves Serodiagnosis in Lyme Disease. J. Clin. Microbiol. 26: 338-346 (1988).

116. Hansen, K., Rechnitzer, C., Pedersen, N. S., Arpi, M., Jessen, O.: Borrelia Meningitis in Denmark. Zbl. Bakt. Hyg. A 263: 348-350 (1986).

117. Hard, S.: Erythema chronicum migrans (Afzelii) Associated with Mosquito Bite. Acta Derm. Venereol. (Stockh.) 46: 473-476 (1966).

118. Hardin, J. A., Steere, A. C., Malawista, E.: Immune complexes and the Evolution of Lyme Arthritis. Dissemination and Localization of Abnormal C1q Binding Activity. New Engl. J. Med. 301: 1358-1363 (1979 A).

119. Hardin, J. A., Steere, A. C., Malawista, S. E.: The Pathogenesis of Arthritis in Lyme Disease: Humoral Immune Responses and the Role of Intra-Articular Immune Complexes. Yale J. Biol. Med. 57: 589-593 (1984).

120. Hardin, J. A., Walker, L. C., Steere, A. C., Trumble, T. C., Tung, K. S. K., Williams, R. C., jr., Ruddy, S., Malawista, S. E.: Circulating Immune Complexes in Lyme Arthritis. Detection by the 125I-C1q Binding, C1q Solid Phase, and RAJI Cell Assays. J. Clin. Invest. 63: 468-477 (1979 B).

121. Hauser, W.: Zur Kenntnis der Akrodermatitis chronica atrophicans. (Unter besonderer Berücksichtigung der Veränderungen an den hautnahen Lymphknoten, des Knochenmarkes, der Serumeiweißverhältnisse sowie der Ätiologie und der Pathogenese.). Arch. f. Dermat. 199: 350-393 (1955 A).

122. Hauser, W.: Zur Klinik, Ätiologie und Pathogenese der Akrodermatitis chronica atrophicans. Hautarzt 6: 77-80 (1955 B).
123. Hellerström, S.: Erythema chronicum migrans Afzelii. Acta Derm. Venereol. (Stockh.) 11: 315-321 (1930).
124. Henriksson, A.: Immunoglobulin Producing Cells in Nervous System Diseases. Acta Neurol. Scand. 73, Suppl. 104: 1-109 (1986).
125. Henriksson, A., Link, H., Cruz, M., Stiernstedt, G.: Immunglobulin Abnormalities in Cerebrospinal Fluid and Blood over the Course of Lymphatic Meningoradiculitis (Bannwarth's syndrome). Ann. Neurol. 20: 337-345 (1986).
126. Herxheimer, K., Hartmann, K.: Über Acrodermatitis chronica atrophicans. Arch. Dermatol. (Berl.) 61: 57-76 (1902).
127. Herzer, P., Wilske, B.: Lyme Arthritis in Germany. Zbl. Bakt. Hyg. A 263: 268-274 (1986).
128. Herzer, P., Wilske, B., Preac-Mursic, V., Schierz, G., Schattenkirchner, M., Zöllner, N.: Lyme Arthritis: Clinical Features, Serological, and Radiographic Findings of Cases in Germany. Klin. Wochenschr. 64: 206-215 (1986).
129. Hill, H. R., Matsen, J. M.: Enzyme-linked Immunosorbent Assay and Radioimmunoassay in the Serologic Diagnosis of Infectious Diseases. J. Infect. Dis. 147: 258-263 (1983).
130. Hindfelt, B., Jeppsson, P. G., Nilsson, B., Olsson, J.-E., Ryberg, B., Sörnäs, R.: Clinical and Cerebrospinal Fluid Findings in Lymphocytic Meningo-Radiculitis (Bannwarth's Syndrome). Acta Neurol. Scandinav. 66: 444-453 (1982).
131. Hörstrup, P., Ackermann, R.: Durch Zecken übertragene Meningopolyneuritis (Garin-Bujadoux, Bannwarth). Fortschr. Neurol. Psychiat. 41: 583-606 (1973).
132. Hoffmann, H., Heinz, F. X., Dippe, H.: ELISA for IgM and IgG Antibodies Against Tick-borne Encephalitis Virus: Quantification and Standardization of Results. Zbl. Bakt. Hyg. A 255: 448-455 (1983).
133. Hofstad, H., Matre, R., Nyland, H., Ulvestad, E.: Bannwarth's Syndrome: Serum and CSF IgG Antibodies Against Borrelia burgdorferi Examined by ELISA. Acta Neurol. Scand. 75: 37-45 (1987).

134. Hofstad, H., Nyland, H.: Bannwarth's Syndrome and Its Relation to Lyme Disease. Acta Neurol. Scandinav. 70: 381 (1984).
135. Hollström, E.: Successful Treatment of Erythema chronicum migrans Afzelius. Acta Derm. Venereol. (Stockh.) 31: 235-243 (1951).
136. Hopf, H. Ch.: Acrodermatitis chronica atrophicans (Herxheimer) und Nervensystem. In: Monographien aus dem Gesamtgebiete der Neurologie und Psychiatrie, Heft 114. Berlin-Heidelberg-New York: Springer. 1966.
137. Hopf, H. C.: Peripheral Neuropathy in Acrodermatitis chronica atrophicans (Herxheimer). J. Neurol. Neurosurg. Psychiat. 38: 452-458 (1975).
138. Hopf, H. C., Klingmüller, G.: Acrodermatitis chronica atrophicans Herxheimer mit Gelenkbeteiligung und neurologischen Ausfällen. Nervenarzt 36: 364-366 (1965).
139. Hornig, C. R., Busse, O., Dorndorf, W.: Charakteristische Liquorbefunde und Klinik der lymphozytären Meningoradikulitis. Klin. Wochenschr. 62: 30-34 (1984).
140. Hovind-Hougen, K.: Ultrastructure of Spirochetes Isolated from Ixodes ricinus and Ixodes dammini. Yale J. Biol. Med. 57: 543-548 (1984).
141. Hovind-Hougen, K., Asbrink, E., Stiernstedt, G., Steere, A. C., Hovmark, A.: Ultrastructural Differences Among Spirochetes Isolated from Patients with Lyme Disease and Related Disorders, and from Ixodes ricinus. Zbl. Bakt. Hyg. A 263: 103-111 (1986).
142. Hovmark, A., Asbrink, E., Olsson, I.: Joint and Bone Involvement in Swedish Patients with Ixodes ricinus-borne Borrelia Infection. Zbl. Bakt. Hyg. A 263: 275-284 (1986).
143. Hutchinson, E. C.: Ischaemic Neuropathy and Peripheral Vascular Disease. In: Handbook of Clinical Neurology (Vinken, P. J., Bruyn, G. W., eds.), vol. VIII, part II, pp. 149-153. Amsterdam-New York: North-Holland Publ. Company. 1970.
144. Huppertz, H.-I., Sticht-Groh, V., Schwan, T.: Borderline Antibody Response in Initial Stages of Lymphocytic Meningitis Does not Rule out Borreliosis (letter). Lancet ii: 1468-1469 (1986).

145. Jessner, M., Loewenstamm, A.: Bericht über 66 Fälle von Acrodermatitis chronica atrophicans. Dermatol. Wochenschr. 79: 1169-1177 (1924).
146. Johns, D. R., Tierney, M., Felsenstein, D.: Alteration in the Natural History of Neurosyphilis by Concurrent Infection with the Human Immunodeficiency Virus. New Engl. J. Med. 316: 1569-1572 (1987).
147. Johnson, R. C., Kodner, C., Russell, M.: In Vitro and in Vivo Susceptibility of the Lyme Disease Spirochete, Borrelia burgdorferi, to Four Antimicrobial Agents. Antimicrob. Agents Chemother. 31: 164-167 (1987).
148. Johnson, R. C., Schmid, G. P., Hyde, F. W., Steigerwalt, A. G., Brenner, D. J.: Borrelia burgdorferi sp. nov.: Etiologic Agent of Lyme Disease. Int. J. Bact. 34: 496-497 (1984).
149. Johnson, R. T.: Viral Infections of the Nervous System. New York: Raven Press. 1982.
150. Johnston, Y. E., Duray, P. H., Steere, A. C., Kashgarian, M., Buza, J., Malawista, S. E., Askenase, P. W.: Lyme Arthritis. Spirochetes Found in Synovial Microangiopathic Lesions. Am. J. Pathol. 118: 26-34 (1985).
151. Jordan, A.: Über die Ätiologie der idiopathischen progressiven Hautatrophie. Ref. Zbl. Hautkr. 34: 312 (1930).
152. Jorizzo, J. L., McNeely, M. C., Baughn, R. E., Solomon, A. R., Cavallo, T., Smith, E. B.: Role of Circulating Immune Complexes in Human Secondary Syphilis. J. Infect. Dis. 153: 1014-1022 (1986).
153. Kaiser, M.: Neurologische Komplikationen bei Akrodermatitis chronica atrophicans (Herxheimer) und ihre Beeinflussung durch die Penicillintherapie. Göttingen: Inaugural-Dissertation. 1972.
154. Karlsson, M., Möllegard, I., Sköldenberg, B., Stiernstedt, G., Wretlind, B.: Western Blot Analysis of Serum and Cerebrospinal Fluid Antibodies to Borrelia Strains in Patients with Borrelia Meningitis (abstract). International Conference on Lyme Disease and Related Disorders, New York, September 14-16 (1987).
155. Keir, G., Walker, R. W. H., Thompson, E. J.: Oligoclonal Immunoglobulin M in Cerebrospinal Fluid from Multiple Sclerosis Patients. J. Neurol. Sci. 57: 281-285 (1982).

156. Kimura, J.: Electrodiagnosis in Diseases of Nerve and Muscle: Principles and Practice. Philadelphia: F.A. Davis. 1983.
157. King, A., Nicol, C.: Venereal Diseases. London: Bailliere and Tyndall. 1974.
158. Kinnman, J., Link, H.: Intrathecal Production of Oligoclonal IgM and IgG in CNS Sarcoidosis. Acta Neurol. Scand. 69: 97-106 (1984).
159. Kinnman, J., Link, H., Fryden, A.: Characterization of Antibody Activity in Oligoclonal Immunoglobulin G Synthesized Within the Central Nervous System in a Patient with Tuberculous Meningitis. J. Clin. Microbiol. 13: 30-35 (1981).
160. Kissel, J. T., Slivka, A. P., Warmolts, J. R., Mendell, J. R.: The Clinical Spectrum of Necrotizing Angiopathy of the Peripheral Nervous System. Ann. Neurol. 18: 251-257 (1985).
161. Klenk, W., Heitmann, R., Ackermann, R.: Rezidivierende Erythema-Chronicum-Migrans-Krankheit des Nervensystems: Querschnittsmyelitis als Rückfall einer Meningopolyneuritis Garin-Bujadoux-Bannwarth. Akt. Neurol. 12: 20-23 (1985).
162. Klöter, I., Adam, Th., Schabet, M., Wiethölter, H., Pfeiffer, J.: Borrelia-Induced Meningoradiculitis - Two Different Forms of the Disease. Eur. Neurol. 25: 262-268 (1986).
163. Kochi, S. K., Johnson, R. C.: Role of Immunglobulin G in Killing of Borrelia burgdorferi by the Classical Complement Pathway. Infect. Immun. 56: 314-321 (1988).
164. Kohler, J., Kern, V., Kasper, J., Rhese-Küpper, B., Thoden, U.: Chronic Central Nervous System Involvement in Lyme Borreliosis. Neurology 38: 863-867 (1988).
165. Kohlhepp, W., Mertens, H. G., Oschmann, P., Rohrbach, E.: Akute und chronische Erkrankungen bei zeckenvermittelter Borreliose. Nervenarzt 58: 557-563 (1987).
166. Kristoferitsch, W.: Intrathecal IgM Synthesis in Patients with Lyme Disease (letter). Ann. Neurol. 22: 282 (1987 A).
167. Kristoferitsch, W.: Neuropathies in Cases of Acrodermatitis chronica atrophicans (abstract). International

Conference on Lyme Disease and Related Disorders, New York, September 14-16 (1987 B).

168. Kristoferitsch, W., Baumhackl, U., Sluga, E., Stanek, G., Zeiler, K.: High-Dose Penicillin Therapy in Meningopolyneuritis Garin-Bujadoux-Bannwarth. Clinical and Cerebrospinal Fluid Data. Zbl. Bakt. Hyg. A 263: 357-364 (1986 A).

169. Kristoferitsch, W., Baumhackl, U., Zeiler, K., Stanek, G.: Ceftriaxon Therapy in Meningopolyneuritis Garin-Bujadoux-Bannwarth (abstract). Lyme Borreliosis Update Europe. Baden, Austria, June 2-4 (1987).

170. Kristoferitsch, W., Lanschützer, H.: Oligoklonales Immunglobulin M im Liquor cerebrospinalis von Patienten mit Meningopolyneuritis Garin-Bujadoux-Bannwarth. Wien. Klin. Wschr. 98: 386-388 (1986).

171. Kristoferitsch, W., Lanschützer, H., Druml, A.: Agarosegel Elektrophorese und Immunifixation des Liquor cerebrospinalis bei Patienten mit neurologischen Krankheiten. Berichte der ÖGKC 8: 128-132 (1985 A).

172. Kristoferitsch, W., Mayr, W. R.: HLA-DR in meningopolyneuritis of Garin-Bujadoux-Bannwarth: Contrast to Lyme Disease ? J. Neurol. 231: 271-272 (1984).

173. Kristoferitsch, W., Mayr, W. R., Partsch, H., Neumann, R., Stanek, G.: HLA-DR in Lyme borreliosis (letter). Lancet ii: 278 (1986 B).

174. Kristoferitsch, W., Spiel, G., Wessely, P.: Zur Meningopolyneuritis (Garin-Bujadoux, Bannwarth). Klinik und Laborbefunde. Nervenarzt 54: 640-646 (1983).

175. Kristoferitsch, W., Stanek, G., Kunz, Ch.: Doppelinfektion mit Frühsommermeningoenzephalitis-(FSME-)Virus und Borrelia burgdorferi. Dtsch. Med. Wschr. 111: 861-864 (1986 C).

176. Kristoferitsch, W., Steck, A. J., Murray, N.: Specificity of CSF-Antibodies Against Components of Borrelia burgdorferi in Patients with Meningopolyneuritis Garin-Bujadoux-Bannwarth (abstract). J. Neurol. 232, Suppl. 293 (1985 B).

177. Kristoferitsch, W., Steck, A. J., Murray, N., Stanek, G., Lanschützer, H.: Oligoclonal Antibodies in CSF of Patients

with Meningopolyneuritis Garin-Bujadoux-Bannwarth: Ig Class, Light Chain Type and Specificity. Zbl. Bakt. Hyg. A 263: 307-313 (1986 D).

178. Krüger, H., Englert, D., Pflughaupt, K.-W.: Demonstration of Oligoclonal Immunoglobulin G in Guillain-Barre Syndrome and Lymphocytic Meningoradiculitis by Isoelectric Focusing. J. Neurol. 226: 15-24 (1981).

179. Kujala, G. A., Steere, A. C., Davis, J. S., IV: IgM Rheumatoid Factor in Lyme Disease: Correlation with Disease Activity, Total Serum IgM, and IgM Antibody to Borrelia burgdorferi. J. Rheumatol. 14: 772-776 (1987).

180. Kunz, Ch., Radda, A.: Klinisch-epidemiologische Bedeutung der Arboviren in Zentraleuropa. Med. Klin. 71: 2195-2202 (1976).

181. Lachman, T., Shahani, B. T., Young, R. R.: Late Responses as Aids to Diagnosis in Peripheral Neuropathy. J. Neurol. Neurosurg. Psychiat. 43: 156-162 (1980).

182. Lassmann, H., Vass, K., Brunner, C., Wisniewski, H. M.: Peripheral Nervous System Lesions in Experimental Allergic Encephalomyelitis. Acta Neuropathol. (Berl.) 69: 193-204 (1986).

183. Laterre, E. C.: Les proteines du liquide cephalorachidien a l'etat normal et pathologique. Ed. Arscia, Bruxelles 1965.

184. Lavoie, P. E., Wilson, A. J., Tuffanelli, D. L.: Acrodermatitis Chronica Atrophicans with Antecedent Lyme Disease in a Californian. Zbl. Bakt. Hyg. A 263: 262-265 (1986).

185. Lefvert, A. K., Link, H.: IgG Production Within the Central Nervous System: A Critical Review of Proposed Formulae. Ann. Neurol. 17: 13-20 (1985).

186. Link, H.: Reply (letter). Ann. Neurol. 22: 282 (1987).

187. Link, H., Laurenzi, M. A.: Immunoglobulin Class and Light Chain Type of Oligoclonal Bands in CSF in Multiple Sclerosis Determined by Agarose Gel Electrophoresis and Immunofixation. Ann. Neurol. 6: 107-110 (1979).

188. Link, H., Olsson, T., Baig, S., Zachau, A., Cruz, M., Stiernstedt, G.: B Cell Response on the Single Cell Level in CSF and Peripheral Blood (PB) over the Course of Lyme Disease (abstract). International Conference on Lyme Dis-

ease and Related Disorders. New York, September 14-16 (1987).

189. Link, H., Tibbling, G.: Principles of Albumin and IgG Analysis in Neurological Disorders. II. Relation of the Concentration of the Proteins in Serum and Cerebrospinal Fluid. Scand. J. Clin. Lab. Invest. 37: 391-396 (1977 A).

190. Link, H., Tibbling, G.: Principles of Albumin and IgG Analysis in Neurological Disorders. III. Evaluation of IgG synthesis in Multiple Sclerosis. Scand. J. Clin. Lab. Invest. 37: 397-401 (1977 B).

191. Lipschütz, B.: Über eine seltene Erythemform (Erythema chronicum migrans). Arch. Dermatol. Syph. 118: 349-356 (1913).

192. Löwhagen, G.-B., Brorson, J.-E., Kaijser, B.: Penicillin Concentrations in Cerebrospinal Fluid and Serum After Intramuscular, Intravenous, and Oral Administration to Syphilitic Patients. Acta Derm. Venereol. (Stockh.) 63: 53-57 (1983).

193. Lowenthal, A., van Sande, M., Karcher, D.: The Differential Diagnosis of Neurological Diseases by Fractionating Electrophoretically the CSF Gamma Globulins. J. Neurochem. 6: 51-56 (1960).

194. Lubeau, M., Vallat, J. M., Hugon, J., Dumas, M., Desproges-Gotteron, R.: Tick Bite Meningoradiculitis. Ten Cases. Zbl. Bakt. Hyg A 263: 321-323 (1986).

195. Ludin, H. P.: Praktische Elektromyographie. Stuttgart: Enke. 1976.

196. Ludwig, E.: Erythema chronicum migrans im Frühstadium der Acrodermatitis chronica atrophicans. Hautarzt 7: 41-42 (1956).

197. Luft, B. J., Dattwyler, R. J., Halperin, J. J., Volkman, D. J.: New Chemotherapeutic Approaches to the Treatment of Lyme Disease (abstract). International Conference on Lyme Disease and Related Disorders. New York, September 14-16 (1987).

198. Luger, A., Schmidt, B. L., Gschnait, F.: Neue Fortschritte der Syphilisserologie. Wien. Klin. Wschr. 95: 440-443 (1983).

199. Mackworth-Young, C. G., Harris, E. N., Gharavi, A. E., Steere, A. C., Malawista, S. E.: Anticardiolipin Antibodies Detected in the Sera of Patients with Lyme Disease: Relationship to Neurological Features (abstract). Arthritis Rheum. 28: S30 (1985).

200. Magnarelli, L. A., Anderson, J. F.: Early Detection and Persistence of Antibodies to Borrelia burgdorferi in Persons with Lyme Disease. Zbl. Bakt. Hyg A 263: 392-399 (1986).

201. Magnarelli, L. A., Anderson, J. F., Barbour, A. G.: The Etiologic Agent of Lyme Disease in Deer Flies, Horse Flies and Mosquitoes. J. Infect. Dis. 154: 355-358 (1986).

202. Magnarelli, L. A., Anderson, J. F., Johnson, R. C.: Cross-Reactivity in Serological Tests for Lyme Disease and Other Spirochetal Infections. J. Infect. Dis. 156: 183-188 (1987).

203. Maida, E.: Liquorproteinprofile bei entzündlichen Erkrankungen des Nervensystems. Wien-München-Bern: Maudrich. 1983.

204. Maida, E., Kristoferitsch, W., Spiel, G.: Liquorveränderungen bei Meningoradiculitis Garin-Bujadoux-Bannwarth. Nervenarzt 57: 149-152 (1986).

205. Malawista, S. E., Steere, A. C., Hardin, J. A.: Lyme Disease: A Unique Human Model for an Infectious Etiology of Rheumatic Disease. Yale J. Biol. Med. 57: 473-477 (1984).

206. Malin, J.-P.: Zur Ätiologie der Phrenicusparese. Nervenarzt 50: 448-456 (1979).

207. Mamoli, B., Brunner, G.: Elektrophysiologische Untersuchungen bei Neuropathien. Wien. Klin. Wschr. 96, Suppl. 147: 9-14 (1984).

208. Mancini, G., Carbonara, A. O., Heremans, J. F.: Immunochemical Quantitation of Antigens by Single Radial Immunodiffusion. Immunochemistry 2: 235-254 (1965).

209. Marcus, L. C., Steere, A. C., Duray, P. H., Anderson, A. E., Mahoney, E. B.: Fatal Pancarditis in a Patient with Coexistent Lyme Disease and Babesiosis. Ann. Intern. Med. 103: 374-376 (1985).

210. Martin, R., Martens, U., Sticht-Groh, V., Dörries, R., Krüger, H.: Persistent Intrathecal Secretion of Oligo-

clonal, Borrelia burgdorferi-specific IgG in Chronic Meningoradiculomyelitis. J. Neurol. 235: 229-233 (1988).

211. Martin, R., Ortlauf, J., Sticht-Groh, V., Mertens, H. G.: Borrelia burgdorferi as a Trigger for Autoimmune T Cell Reactions Within the Central Nervous System (abstract). International Conference on Lyme Disease and Related Disorders. New York, September 14-16 (1987).

212. Matras, A.: Lymphozytome in atrophischer Haut. Wien. Klin. Wschr. 61: 901-905 (1949).

213. Mayfrank, L., Kohler, J., Arnolds, B., Lücking, C. H.: Lymphomatous meningitis Appearing as Garin-Bujadoux-Bannwarth Meningopolyneuritis (letter). J. Neurol. Neurosurg. Psychiat. 50: 106-107 (1987).

214. Meier, C., Grehl, H.: Vaskulitische Neuropathie bei Garin-Bujadoux-Bannwarth-Syndrom. Dtsch. Med. Wschr. 113: 135-138 (1988).

215. Mertz, L. E., Wobing, G. H., Duffy, J., Katzmann, J. A.: Ticks, Spirochetes and New Diagnostic Tests for Lyme Disease. Mayo Clin. Proc. 60: 402-406 (1985).

216. Meyer-Rienecker, H. J., Hitzschke, B.: Lymphocytic Meningoradiculitis (Bannwarth's syndrome). In: Handbook of Clinical Neurology, vol. 34 (Vinken, P. J., Bruyn, G. W., eds.), pp. 571-586. Amsterdam-New York-Oxford: North-Holland. 1977.

217. Midgard, R., Hofstad, H.: Unusual Manifestations of Nervous System Borrelia burgdorferi Infection. Arch. Neurol. 44: 781-783 (1987).

218. Miescher, G.: Neuere in- und ausländische Ergebnisse auf dem Gebiet der Therapie der Haut- und Geschlechtskrankheiten. Arch. Derm. 189: 14-48 (1949).

219. Migliorini, P., Trovatello, G., Cuntarelli, S., Bombadieri, S., Celada, F.: An Enzymatically Active Antigen-Antibody Probe to Measure Circulating Immune-complexes. II. E. coli-beta-Galactosidase in the Probe and C1q as the Recognition Unit. J. Immunol. Methods 59: 245-254 (1983).

220. Moffat, C. M., Sigal, L. H., Steere, A. C., Freeman, D. H., Dwyer, J. M.: Cellular Immune Findings in Lyme Disease. Correlation with Serum IgM and Disease Activity. Am. J. Med. 77: 625-632 (1984).

221. Moll, J. M. H., Haslo, I., MacRae, I. F., Wright, V.: Associations Between Ancylosing Spondylitis, Psoriatic Arthritis, Reiter's Disease, the Intestinal Arthropathies, and Behcet's Syndrome. Medicine (Baltimore) 53: 343-364 (1974).
222. Moore, P. M., Cupps, T. R.: Neurological Complications of Vasculitis. Ann. Neurol. 14: 155-167 (1983).
223. Moore, P. M., Fauci, A. S.: Neurologic Manifestation of Systemic Vasculitis: A Retrospective and Prospective Study of the Clinicopathologic Features and Responses to Therapy in 25 Patients. Am. J. Med. 71: 517-524 (1981).
224. Mühlendahl, K. E. v.: Borrelien-Infektion (Lyme-Krankheit): Was besagt eine positive Serologie ? Dtsch. Med. Wschr. 111: 77-78 (1986).
225. Münchhoff, P., Wilske, B., Preac-Mursic, V., Schierz, G.: Antibodies Against Borrelia burgdorferi in Bavarian Forest Workers. Zbl. Bakt. Hyg. A 263: 412-419 (1986).
226. Muhlemann, M. F., Wright, D. J. M.: Emerging Pattern of Lyme Disease in the United Kingdom and Irish Republic. Lancet i: 260-262 (1987).
227. Mumenthaler, M.: Neurologie, 7. Aufl. Stuttgart-New York: Thieme. 1982.
228. Mumenthaler, M.: Neurologische Differentialdiagnose. Stuttgart-New York: Thieme. 1983.
229. Murray, N., Kristoferitsch, W., Stanek, G., Steck, A. J.: Specificity of CSF Antibodies Against Components of Borrelia burgdorferi in Patients with Meningopolyneuritis Garin-Bujadoux-Bannwarth. J. Neurol. 233: 224-227 (1986).
230. Mursic, V. P., Wilske, B., Schierz, G., Holmburger, M., Süß, E.: In Vitro and in Vivo Susceptibility of Borrelia burgdorferi. Eur. J. Clin. Microbiol. 6: 424-426 (1987).
231. Nelson, R. A., Mayer, M. M.: Immobilisation of Treponema pallidum in vitro by Antibody Produced in Syphilitic Infection. J. Exp. Med. 89: 369-393 (1949).
232. Neubert, U.: Zur Ätiologie von Erythema-migrans-Krankheit und Lyme-Erkrankung. Übersicht und eigene Untersuchungsergebnisse. Hautarzt 35: 563-570 (1984).
233. Neubert, U., Krampitz, H. E., Engl, H.: Microbiological Findings in Erythema (chronicum) migrans and Related Disorders. Zbl. Bakt. Hyg. A 263: 237-252 (1986).

234. Neumann, R., Aberer, E., Stanek, G.: Treatment and Course of Erythema chronicum migrans. Zbl. Bakt. Hyg. A 263: 372-376 (1986).
235. Neundörfer, B., Schimrigk, K., Soyka, D. (Hrsg.): Praktische Neurologie, Bd. 2. Polyneuritiden und Polyneuropathien (von Neundörfer, B., mit Beiträgen von Schröder, J. M., und Claus, D.). Weinheim: edition medizin, VCH Verlagsgesellschaft. 1987.
236. Nordal, H. J., Vandvik, B., Norrby, E.: Demonstration of Electrophoretically Restricted Virus-specific Antibodies in Serum and Cerebrospinal Fluid by Imprint Electroimmunofixation. Scand. J. Immunol. 7: 381-388 (1978).
237. Nossal, G. J. V., Ada, G. L., Austin, C. M.: Antigens in immunity: II. Immunogenic Properties of Flagella, Polymerized Flagellin and Flagellin in the Primary Response. Aust. J. Exp. Biol. Med. Sci. 42: 283-294 (1964).
238. Oehmichen, M.: Cerebrospinal Fluid Cytology - An Introduction and Atlas. Stuttgart: Thieme. 1976.
239. Oksanen, V.: Neurosarcoidosis: Clinical Presentations and Course in 50 Patients. Acta Neurol. Scand. 73: 283-290 (1986).
240. Olchovsky, D., Pines, A., Sadeh, M., Kaplinsky, N., Frankl, O.: Multifocal Neuropathy and Vocal Cord Paralysis in Relapsing Fever. Eur. Neurol. 21: 340-342 (1982).
241. Olin, T. E.: zit. nach Götz H. (1954).
242. Omasits, M., Brainin, M., Stanek, G.: Neuroborreliosis: Clinical, Serological and CSF Results of Early Versus Late Treatment (abstract). Lyme Borreliosis Update Europe. Baden, Austria, June 2-4 (1987).
243. Ovcinnikov, N. M., Delektorskij, V. V.: Treponema pallidum in Nerve Fibres. Brit. J. Vener. Dis. 51: 10-18 (1975).
244. Oxelius, V., Rorsman, H., Laurell, C. B.: Immunoglobulins of Cerebrospinal Fluid in Syphilis. Br. J. Vener. Dis. 45: 121-125 (1969).
245. Pachner, A. R.: Spirochetal Diseases of the CNS. Neurol. Clinics 4: 207-222 (1986).
246. Pachner, A. R., Steere, A. C.: The Triad of Neurologic Manifestations of Lyme Disease: Meningitis, Cranial Neuritis, and Radiculoneuritis. Neurology 35: 47-53 (1985).

247. Pachner, A. R., Steere, A. C.: CNS Manifestations of Third Stage Lyme Disease. Zbl. Bakt. Hyg. A. 263: 301-306 (1986).
248. Pachner, A. R., Steere, A. C., Sigal, L. H., Johnson, C. J.: Antigen-specific Proliferation of CSF Lymphocytes in Lyme Disease. Neurology 35: 1642-1644 (1985).
249. Pal, G. S., Baker, J. T., Humphrey, P. R. D.: Lyme Disease Presenting as Recurrent Acute Meningitis (letter). Br. Med. J. 295: 367 (1987).
250. Palmieri, J. R., La Chance, M. A., Connor, D. H.: Parasitic Infection of the Peripheral Nervous System. In: Peripheral Neuropathy (Dyck, P. J., Thomas, P. K., Lambert, E. H., Bunge, R., eds.), vol. II, pp. 1988-2009. Philadelphia-London-Toronto-Mexico City-Rio de Janeiro-Sydney-Tokyo: W. B. Saunders. 1984.
251. Paschoud, J. M.: Die Lymphadenosis benigna cutis als übertragbare Infektionskrankheit. I. Mitteilung. Hautarzt 8: 197-211 (1957).
252. Paschoud, J. M.: Die Lymphadenosis benigna cutis als übertragbare Infektionskrankheit. II. Mitteilung. Hautarzt 9: 153-165 (1958 A).
253. Paschoud, J. M.: Die Lymphadenosis benigna cutis als übertragbare Infektionskrankheit. III. Mitteilung. Hautarzt 9: 263-269 (1958 B).
254. Paschoud, J. M.: Die Lymphadenosis benigna cutis als übertragbare Infektionskrankheit. IV. Mitteilung. Hautarzt 9: 311-315 (1958 C).
255. Paul, H., Ackermann, R., Gerth, H. J.: Infection and Manifestation Rate of European Lyme Borreliosis (abstract). Lyme Borreliosis Update Europe, Baden, Austria, June 2-4, 1987.
256. Paul, H., Gerth, H.-J., Ackermann, R.: Infectiousness for Humans of Ixodes ricinus Containing Borrelia burgdorferi. Zbl. Bakt. Hyg. A 263: 473-476 (1986).
257. Pearn, J.: Neuromuscular Paralysis Caused by Tick Envenomation. J. Neurol. Sci. 34: 37-42 (1977).
258. Pedersen, K. K., Sorensen, P. S., Ankerhus, J., Danielsen, U. T.: Syphilitic Normal Pressure Hydrocephalus. Acta Neurochir. (Wien) 48: 35-39 (1979).

259. Pfister, H. W., Einhäupl, K., Garmer, C., Haderl, R.: Corticosteroids Versus Penicillin in the Treatment of Meningoradiculitis of Bannwarth (Bannwarth syndrome) (abstract). J. Neurol. 232, Suppl.: 293 (1985 A).

260. Pfister, H. W., Einhäupl, K., Preac-Mursic, V., Wilske, B., Schierz, G.: The Spirochetal Etiology of Lymphocytic Meningoradiculitis of Bannwarth (Bannwarth's syndrome). J. Neurol. 231: 141-144 (1984).

261. Pfister, H. W., Einhäupl, K., Preac-Mursic, V., Wilske, B.: Similarity of Neurologic Manifestations of Borrelia burgdorferi Infections in America and Europe. Neurology 35: 1393-1394 (1985 B).

262. Pfister, H.-W., Einhäupl, K. M., Wilske, B., Preac-Mursic, V.: Bannwarth's Syndrome and the Enlarged Neurological Spectrum of Arthropod-Borne Borreliosis. Zbl. Bakt. Hyg. A 263: 343-347 (1986).

263. Pflueger, K. H., Reimers, C. C., Neubert, U., Voelker, B., Meisel, C., Trapp, B., Leititis, J., Holthausen, H., Muenchhoff, P., Litzenberger, J., Pongratz, E.: Erythema migrans borreliosis - a HLA Associated Disease ? (abstract). International Conference on Lyme Disease and Related Disorders. New York, September 14-16 (1987).

264. Pirilä, V.: The Penicillin-treatment of Acrodermatitis chronica atrophicans. Acta Derm. Venereol. (Stockh.) 31: 576-591 (1951).

265. Porter, K. G., Sinnamon, D. G., Gillies, R. R.: Cryptococcus neoformans-Specific Oligoclonal Immunoglobulins in Cerebrospinal Fluid in Cryptococcal Meningitis (letter). Lancet i: 1262 (1977).

266. Poulsen, A., Kobayasi, T., Secher, L., Weismann, K.: Treponema pallidum in Macular and Papular Secondary Syphilitic Skin Eruptions. Acta Derm. Venereol. (Stockh.) 66: 251-258 (1986 A).

267. Poulsen, A., Kobayasi, T., Secher, L., Weismann, K.: Treponema pallidum in Human Chancre Tissue: An Electron Microscopic Survey. Acta Derm. Venereol. (Stockh.) 66: 423-430 (1986 B).

268. Preac-Mursic, V., Schierz, G., Pfister, H.-W., Einhäupl, K., Wilske, B., Weber, K.: Isolierung einer Spirochäte aus

Liquor cerebrospinalis bei Meningoradiculitis-Bannwarth. Münch. Med. Wschr. 126: 275-276 (1984 A).

269. Preac-Mursic, V., Wilske, B., Herzer, P., Schierz, G., Bauer, M.: Acrodermatitis chronica atrophicans - Eine Borreliose. Hautarzt 36: 691-693 (1985).

270. Preac-Mursic, V., Wilske, B., Schierz, G., Pfister, H.-W., Einhäupl, K.: Repeated Isolation of Spirochetes from the Cerebrospinal Fluid of a Patient with Meningoradiculitis Bannwarth. Eur. J. Clin. Microbiol. 3: 564-565 (1984 B).

271. Prohaska, E., Obererlacher, J., Hawel, R., Petershofer, H.: Achsenskelettbefall bei chronischem Reitersyndrom. Z. Rheumatol. 45: 155-160 (1986).

272. Prohaska, E., Stanek, G., Kristoferitsch, W.: Achsenskelettbefall bei Lyme-Borreliose. Therapiewoche Österreich 11: 1124-1129 (1987).

273. Putkonen, T., Mustakallio, K. K., Salminen, A.: Erythema Chronicum Migrans with Meningitis: a Rare Coincidence of Two Tick-Borne Diseases ? Dermatologica 125: 184-188 (1962).

274. Queisser, H.: Beobachtungen über einige Fälle von Zeckenenzephalitis in Deutschland. Münch. Med. Wschr. 104: 2288-2293 (1962).

275. Radl, B., Ladurner, G., Lechner, H., Stunzer, D.: Klinik und Verlauf der Frühsommermeningoenzephalitis (FSME, TBE). Neuropsychiatr. Clin. 2: 131-135 (1983).

276. Razavi-Encha, F., Fleury-Feith, J., Gherardi, R., Bernaudin, J.-F.: Cytologic Features of Cerebrospinal Fluid in Lyme Disease. Acta Cytologica 31: 439-440 (1987).

277. Rehse-Küpper, B., Ackermann, R.: Demonstration of Locally Synthesized Borrelia Antibodies in Cerebrospinal Fluid. Zbl. Bakt. Hyg. A 263: 407-411 (1986).

278. Reiber, H., Felgenhauer, K.: Protein Transfer at the Blood Cerebrospinal Fluid Barrier and the Quantitation of the Humoral Immune Response Within the Central Nervous System. Clin. Chim. Acta 163: 319-328 (1987).

279. Reik, L., jr., Burgdorfer, W., Donaldson, J. O.: Neurologic Abnormalities in Lyme Disease Without Erythema Chronicum Migrans. Am. J. Med. 81: 73-78 (1986).

280. Reik, L., jr., Smith, L., Khan, A., Nelson, W.: Demyelinating Encephalopathy in Lyme Disease. Neurology 35: 267-269 (1985).

281. Reik, L., jr., Steere, A. C., Bartenhagen, N. H., Shope, R. E., Malawista, S. E.: Neurologic Abnormalities of Lyme Disease. Medicine 58: 281-294 (1979).

282. Reimers, C. D., Müller, W., Neubert, U., Pongratz, D. E.: Focal Nodular Myositis: Treatable Complication in Stage 3 of B. burgdorferi - Infection ? (abstract). Lyme Borreliosis Update Europe, Baden, Austria, June 2-4, 1987.

283. Reisner, H.: Die akute Polyradikulitis. Wien. Z. Nervenheilk. 27: 269-276 (1969).

284. Reisner, H.: Clinic and Treatment of tick-borne Encephalitis (TBE). Introduction. In: Tick-Borne Encephalitis. International Symposium, Baden/Wien 1979 (Kunz, C., ed.), pp. 1-5. Wien: Facultas. 1981.

285. Ritter, G., Prange, H. W.: Klinik, Diagnostik und Therapie der Neurosyphilis. Nervenarzt 58: 265-271 (1987).

286. Rohmer, F., Collard, M., Jesel, M., Warter, J. M., Coquillat, G., Class, J. J.: Les meningoradiculites: donnees cliniques, electromyographiques et etiologiques a propos de 36 observations. Limites nosologiques. Rev. Neurol. 130: 415-431 (1974).

287. Rudick, R. A., Peter, D. R., Bidlack, J. M., Knutson, D. W.: Multiple Sclerosis: Free Light Chains in Cerebrospinal Fluid. Neurology 35: 1443-1449 (1985).

288. Rufli, Th.: Zwischen einem Frühstadium der Lyme-Krankheit und dem Erythema chronicum migrans Afzelii liegt der Atlantik. Schweiz. Rundschau Med. (Praxis) 74: 1183-1186 (1985).

289. Rufli, Th., Lehner, S., Aeschlimann, A., Chamot, E., Gigon, F., Jeanneret, J.-P.: Zum erweiterten Spektrum zeckenübertragener Spirochätosen. Hautarzt 37: 597-602 (1986).

290. Russell, H., Sampson, J. S., Schmid, G. P., Wilkinson, H. W., Plikaytis, B.: Enzyme-linked Immunosorbent Assay and Indirect Immunofluorescence Assay for Lyme Disease. J. Infect. Dis. 149: 465-470 (1984).

291. Ryberg, B., Hindfelt, B., Nilsson, B., Olsson, J.-E.: Antineural Antibodies in Guillain-Barre Syndrome and

Lymphocytic Meningoradiculitis (Bannwarth's Syndrome). Arch. Neurol. 41: 1277-1281 (1984).

292. Ryberg, B., Nilsson, B., Burgdorfer, W., Barbour, A. G.: Antibodies to Lyme-Disease Spirochaete in European Lymphocytic Meningoradiculitis (Bannwarth's syndrome) (letter). Lancet ii: 519 (1983).

293. Satz, N., Ackermann, G., Gern, L., Aeschlimann, A., Ott, A., Knoblauch, M.: Zur Epidemiologie der Infektion mit Borrelia burgdorferi. Eine Pilotstudie aus der Gegend von Männedorf. Schweiz. Med. Wschr. 118: 422-426 (1988).

294. Sayk, J.: Ergebnisse neuer Liquor-cytologischer Untersuchungen mit dem Sedimentierkammerverfahren. Ärztl. Wschr. 9: 1042-1049 (1954).

295. Schaltenbrand, G.: Radiculomyelomeningitis nach Zeckenbiß. Münch. Med. Wschr. 104: 829-834 (1962).

296. Schaltenbrand, G.: Durch Arthropoden übertragene Erkrankungen der Haut und des Nervensystems. Verh. Dtsch. Ges. Inn. Med. 72: 975-1005 (1967).

297. Schechter, St. L.: Lyme Disease Associated with Optic Neuropathy. Am. J. Med. 81: 143-145 (1986).

298. Schilling, F.: Seronegative Spondarthritiden - eine neue rheumatologische Krankheitsbezeichnung - und eine neue Spondarthritis. Therapiewoche Österreich 1: 18-28 (1986).

299. Schlegel, U.: Neurosarkoidose: Diagnostik und Therapie. Fortschr. Neurol. Psychiat. 55: 1-15 (1987).

300. Schmidt, R., Ackermann, R.: Durch Zecken übertragene Meningo-Polyneuritis (Garin-Bujadoux, Bannwarth). Erythema-chronicum-migrans-Krankheit des Nervensystems. Fortschr. Neurol. Psychiat. 53: 145-153 (1985).

301. Schmidt, R., Kabatzki, J., Hartung, S., Ackermann, R.: Erythema-Chronicum-Migrans in the Federal Republic of Germany. Zbl. Bakt. Hyg. A 263: 435-441 (1986).

302. Schmutzhard, E., Pohl, P., Stanek, G.: Failure to demonstrate Borrelia burgdorferi as an Etiologic Agent in Multiple Sclerosis (abstract). Lyme Borreliosis Update Europe, Baden, Austria, June 2-4 (1987).

303. Schmutzhard, E., Stanek, G., Pohl, P.: Polyneuritis cranialis Associated with Borrelia burgdorferi. J. Neurol. Neurosurg. Psychiat. 48: 1182-1184 (1985).

304. Schmutzhard, E., Willeit, J., Gerstenbrand, F.: Meningopolyneuritis Bannwarth with Focal Nodular Myositis. Klin. Wochenschr. 64: 1204-1208 (1986).
305. Schneider, H., Vogt, A., Pelz, K.: Lymphocyte Proliferation and Identification of the Responding Subpopulation after in vitro Stimulation with Borrelia burgdorferi (abstract). Lyme Borreliosis Update Europe, Baden, Austria, June 2-4, 1987.
306. Scrimenti, R. J.: Erythema chronicum migrans. Arch. Dermatol. 102: 104-105 (1970).
307. Scully, R. E., Mark, E. J., McNeely, B. U.: Case Records of the Massachusetts General Hospital. Case 29-1984. New Engl. J. Med. 311: 172-181 (1981).
308. Secher, L., Weismann, K., Kobayasi, T.: Treponema pallidum in Peripheral Nerve Tissue of Syphilitic Chancres. Acta Dermatovener. (Stockholm) 62: 407-411 (1982).
309. Shrestha, M., Grodzicki, R. L., Steere, A. C.: Diagnosing Early Lyme Disease. Am. J. Med. 78: 235-240 (1985).
310. Sigal, L. H.: Response of Mononuclear Cells to Borrelia burgdorferi (letter). Ann. Intern. Med. 103: 808-809 (1985).
311. Sigal, L. H., Steere, A. C., Freeman, D. H., Dwyer, J. M.: Proliferative Responses of Mononuclear Cells in Lyme Disease. Arthritis Rheum. 29: 761-769 (1986).
312. Sigal, L. H., Tatum, A. H.: IgM in the Sera of Patients with Lyme Neurologic Disease Bind to Cross-reacting Neuronal (NAg) and Borrelia burgdorferi (BAg) Antigens (abstract). International Conference on Lyme Disease and Related Disorders. New York, September 14-16 (1987).
313. Sindic, C. J. M., Depre, A., Bigaignon, G., Goubau, P. F., Hella, P., Laterre, C.: Lymphocytic Meningoradiculitis and Encephalomyelitis Due to Borrelia burgdorferi: a Clinical and Serological Study of 18 Cases. J. Neurol. Neurosurg. Psychiat. 50: 1565-1571 (1987).
314. Sköldenberg, B., Stiernstedt, G., Garde, A., Kolmodin, G., Carlström, A., Nord, C. E.: Chronic Meningitis Caused by a Penicillin-sensitive Microorganism ? Lancet ii: 75-78 (1983).

315. Sluga, E.: Polyneuropathien. Typen und Differenzierung. Ergebnisse bioptischer Untersuchungen. Schriftenreihe Neurologie, Band 14. Berlin-Heidelberg-New York: Springer. 1974.
316. Sluga, E., Litzka, K., Soukop, W., Kristoferitsch, W.: Veränderungen der T-Zellsubpopulationen bei MS, Polyneuritis und Polymyositis. In: Aktuelles aus der klinischen Neuroimmunologie (Sluga, E., Kristoferitsch, W., Hrsg.), S. 33-51. Wien: Facultas. 1986.
317. Snydman, D. R., Schenkein, D. P., Berardi, V. P., Lastavica C. C., Pariser, K. M.: Borrelia burgdorferi in Joint Fluid in Chronic Lyme Arthritis. Ann. Intern. Med. 104: 798-800 (1986).
318. Sonck, C. E.: Erythema chronicum migrans with Multiple Lesions. Acta Derm. Venereol. 45: 34-36 (1965).
319. Southern, P. M., jr., Sanford, J. P.: Relapsing Fever. A Clinical and Microbiological Review. Medicine 48: 129-149 (1969).
320. Stalberg, E., Antoni, L.: Computer-aided EMG Analysis. In: Computer-aided Electromyography. Prog. Clin. Neurophysiol., vol. 10 (Desdemedt, J. E., ed.), pp. 186-234. Basel: Karger. 1983.
321. Stanek, G.: Persönl. Mitteilung (1988).
322. Stanek, G., Flamm, H.: Borrelia-Infektionen bei Kindern in Mitteleuropa. Pädiatrie Grenzg. 25: 133-146 (1986).
323. Stanek, G., Flamm, H., Groh, V., Hirschl, A., Kristoferitsch, W., Neumann, R., Schmutzhard, E., Wewalka, G.: Epidemiology of Borrelia Infections in Austria. Zbl. Bakt. Hyg. A 263: 442-449 (1986 A).
324. Stanek, G., Hirschl, A., Kristoferitsch, W.: IIFT und ELISA in der serologischen Diagnose der Lyme-Borreliose. Mitt. Österr. Ges. Tropenmed. Parasitol. 8: 1-6 (1986 B).
325. Stanek, G., Kristoferitsch, W., Hirschl, A., Wewalka, G.: Borrelia-Infektionen in Österreich 1984. Mitt. Österr. Ges. Tropenmed. Parasitol. 7: 55-62 (1985 A).
326. Stanek, G., Wewalka, G., Groh, V., Neumann, R., Kristoferitsch, W.: Differences Between Lyme Disease and European Arthopod-borne Borrelia Infections (letter). Lancet i: 401 (1985 B).

327. Stanek, G., Wewalka, G., Groh, V., Neumann, R.: Isolation of Spirochetes from the Skin of Patients with Erythema chronicum migrans in Austria. Zbl. Bakt. Hyg. A 260: 88-90 (1985 C).
328. Steere, A. C., Bartenhagen, N. H., Craft, J. E., Hutchinson, G. J., Newman, J. H., Pachner, A. R., Rahn, D. W., Sigal, L. H., Taylor, E., Malawista, S. E.: Clinical Manifestations of Lyme Disease. Zbl. Bakt. Hyg. A 263: 201-205 (1986 A).
329. Steere, A. C., Batsford, W. P., Weinberg, M., Alexander, J., Berger, H. J., Wolfson, S., Malawista, S. E.: Lyme Carditis: Cardiac Abnormalities of Lyme Disease. Ann. Intern. Med. 93: 8-16 (1980).
330. Steere, A. C., Broderick, T. F., Malawista, S. E.: Erythema chronicum migrans and Lyme Arthritis: Epidemiologic Evidence for a Tick Vector. Am. J. Epidemiol. 108: 312-321 (1978).
331. Steere, A. C., Gibofsky, A., Hardin, J. A., Winchester, R. J., Malawista, S. E.: Lyme arthritis: Immunologic and Immunogenetic Markers (abstract). Arthritis Rheum. 22: 662-663 (1979 A).
332. Steere, A. C., Gibofsky, A., Patarroyo, M. E., Winchester, R. J., Hardin, J. A., Malawista, S. E.: Chronic Lyme Arthritis. Clinical and Immunogenetic Differentiation from Rheumatoid Arthritis. Ann. Intern. Med. 90: 896-901 (1979 B).
333. Steere, A. C., Grodzicki, R. L., Kornblatt, A. N., Craft, J. E., Barbour, A. G., Burgdorfer, W., Schmid, G. P., Johnson, E., Malawista, S. E.: The Spirochetal Etiology of Lyme Disease. New Engl. J. Med. 308: 733-740 (1983 A).
334. Steere, A. C., Hardin, J. A., Ruddy, S., Mummaw, J. G., Malawista, S. E.: Lyme Arthritis. Correlation of Serum and Cryoglobulin IgM with Activity, and Serum IgG with Remission. Arthritis Rheum. 22: 471-483 (1979 C).
335. Steere, A. C., Hutchinson, G. J., Rahn, D. W., Sigal, L. H., Craft, J. E., DeSanna, E. T., Malawista, S. E.: Treatment of the Early Manifestations of Lyme Disease. Ann. Intern. Med. 99: 22-26 (1983 B).

336. Steere, A. C., Malawista, S. E.: Cases of Lyme Disease in the United States: Locations Correlated with Distribution of Ixodes dammini. Ann. Intern. Med. 91: 730-733 (1979).

337. Steere, A. C., Malawista, S. E., Bartenhagen, N. H., Spieler, P. N., Newman, J. H., Rahn, D. W., Hutchinson, G. J., Green, J., Snydman, D. R., Taylor, E.: The Clinical Spectrum and Treatment of Lyme Disease. Yale J. Biol. Med. 57: 453-461 (1984).

338. Steere, A. C., Malawista, S. E., Hardin, J. A., Ruddy, S., Askenase, P. W., Andiman, W. A.: Erythema Chronicum Migrans and Lyme Arthritis. The Enlarging Clinical Spectrum. Ann. Intern. Med. 86: 685-698 (1977 A).

339. Steere, A. C., Malawista, S. E., Snydman, D. R., Shope, R. E., Andiman, W. A., Ross, M. R., Steele, F. M.: Lyme arthritis: An Epidemic of Oligoarticular Arthritis in Children and Adults in Three Connecticut Communities. Arthritis Rheum. 20: 7-17 (1977 B).

340. Steere, A. C., Pachner, A. R., Malawista, S. E.: Neurologic Abnormalities of Lyme Disease: Successful Treatment with High-Dose Intravenous Penicillin. Ann. Intern. Med. 99: 767-772 (1983 C).

341. Steere, A. C., Schoen, R. T., Taylor, E.: The Clinical Evolution of Lyme Arthritis. Ann. Intern. Med. 107: 725-731 (1987).

342. Steere, A. C., Taylor, E., Wilson, M. L., Levine, J. F., Spielman, A.: Longitudinal Assessment of the Clinical and Epidemiological Features of Lyme Disease in a Defined Population. J. Infect. Dis. 154: 295-300 (1986 B).

343. Sterman, A. B., Nelson, S., Barclay, P.: Demyelinating Neuropathy Accompanying Lyme Disease. Neurology 32: 1302-1305 (1982).

344. Stern, B. J., Krumholz, A., Johns, C., Scott, P., Nissim, J.: Sarcoidosis and Its Neurological Manifestations. Arch. Neurol. 42: 909-917 (1985).

345. Sticht-Groh, V., Martin, R.: Possible Pitfalls of an Indirect Immunofluorescence Assay as the Sole Serological Test in the Diagnosis of Lyme Disease (letter). Eur. J. Clin. Microbiol. Infect. Dis. 7: 84-85 (1988).

346. Stiernstedt, G.: Tick-Borne Borrelia Infection in Sweden. Scand. J. Infect. Dis. Suppl. 45: 1-70 (1985).
347. Stiernstedt, G. T., Granström, M., Hederstedt, B., Sköldenberg, B.: Diagnosis of Spirochetal Meningitis by Enzyme-Linked Immunosorbent Assay and Indirect Immunofluorescence Assay in Serum and Cerebrospinal Fluid. J. Clin. Microbiol. 21: 819-825 (1985).
348. Stiernstedt, G. T., Sköldenberg, B. R., Vandvik, B., Hederstedt, B., Garde, A., Kolmodin, G., Jörbäck, H., Svenungsson, B.: Chronic Meningitis and Lyme Disease in Sweden. Yale J. Biol. Med. 57: 491-497 (1984).
349. Stöckli, H. R.: Neurosyphilis heute. Dermatologica 165: 232-248 (1982).
350. Strandberg Pedersen, N., Kam-Hansen, S., Link, H., Mavra, M.: Specificity of Immunoglobulins Synthesized within the Central Nervous System in Neurosyphilis. Acta Path. Microbiol. Immunol. Scand. Sect. C. 90: 97-104 (1982).
351. Suchanek, G., Kristoferitsch, W., Stanek, G., Bernheimer, H.: Anti-Myelin Antibodies in Cerebrospinal Fluid and Serum of Patients with Meningopolyneuritis Garin-Bujadoux-Bannwarth and Other Neurological Diseases. Zbl. Bakt. Hyg. A 263: 160-168 (1986).
352. Svartz, N.: Penicillinbehandling vid dermatitis atrophicans Herxheimer. Nord. Med. 32: 2783 (1946).
353. Swartz, M. N.: "Chronic Meningitis" - Many Causes to Consider. New Engl. J. Med. 317: 957-959 (1987).
354. Tachovsky, E. G., Lisak, R. P., Koprowsky, H., Theofilopoulus, A. N., Dixon, F. J.: Circulating Immune Complexes in Multiple Sclerosis and Other Neurological Diseases. Lancet ii: 997-999 (1976).
355. Takayama, K., Rothenberg, R. J., Barbour, A. G.: Absence of Lipopolysaccharide in the Lyme Disease Spirochete, Borrelia burgdorferi. Infect. Immun. 55: 2311-2313 (1987).
356. Thyresson, N.: The Penicillin Treatment of Acrodermatitis atrophicans chronica (Herxheimer). Acta Derm. Venereol. (Stockh.) 29: 572-621 (1949).
357. Tibbling, G., Link, H., Öhman, S.: Principles of Albumin and IgG Analysis in Neurological Disorders. I. Establish-

ment of Reference Values. Scand. J. Clin. Lab. Invest. 37: 385-390 (1977).

358. Touraine, A.: Maladie de Pick-Herxheimer. Bull. Soc. Franc. Derm. 57: 304-305 (1950).
359. Tourtelotte, W. W., Staugaitis, S. M., Walsh, M. J., Shapshak, P., Baumhefner, R. W., Potvin, A. R., Syndulko, K.: The Basis of Intra Blood-Brain-Barrier IgG Synthesis. Ann. Neurol. 17: 21-27 (1985).
360. Travers, R. L., Allison, D. J., Brettle, R. P., Hughes, G. R. V.: Polyarteritis nodosa: a Clinical and Angiographic Analysis of 17 Cases. Semin. Arthritis Rheum. 8: 184-199 (1979).
361. Uldry, P. A., Steck, A. J., Regli, F.: Manifestations neurologiques des infections a Borrelia burgdorferi. Schweiz. med. Wschr. 116: 135-142 (1986).
362. Vakaet, A., Thompson, E. J.: Free Light Chains in the Cerebrospinal Fluid: an Indicator of Recent Immunological Stimulation. J. Neurol. Neurosurg. Psychiat. 48: 995-998 (1985).
363. Vallat, J. M., Hugon, J., Lubeau, M., Leboutet, M. J., Dumas, M., Desproges-Gotteron, R.: Tick-Bite Meningoradiculoneuritis: Clinical, Electrophysiologic, and Histologic Findings in 10 Cases. Neurology 37: 749-753 (1987).
364. Vallat, J. M., Leboutet, M. J., Loubet, A., Dumas, P., Hugon, J., Corvisier, N.: Tick Bite Neuropathy: an Analysis of Nerve Biopsies from Seven Cases. Neurology 34, Suppl. 1: 180-181 (1984).
365. van Doorn, P. A., Brand, A., Vermeulen, M., Wokke, J. H. J.: Antibodies Against Neural Tissue and DR2 Antigen in Patients with Bannwarth's Syndrome (abstract). Lyme Borreliosis Update Europe. Baden, Austria, June 2-4 (1987).
366. Vandvik, B.: Oligoclonal IgG and Free Light Chains in the Cerebrospinal Fluid of Patients with Multiple Sclerosis and Infectious Diseases of the Central Nervous System. Scand. J. Immunol. 6: 913-922 (1977).
367. Vandvik, B.: Clinical and Immunological Observations in 59 Norwegian Patients with Neuroborreliosis (abstract). International Conference on Lyme Disease and Related Disorders. New York, September 14-16 (1987).

368. Vandvik, B., Nilsen, R. E., Vartdal, F., Norrby, E.: Mumps meningitis: Specific and Non-specific Antibody Responses in the Central Nervous System. Acta Neurol. Scand. 65: 468-487 (1982 A).
369. Vandvik, B., Nordal, H.: Local Synthesis in the Central Nervous System of Diclonal IgM-kappa and Homogeneous Free kappa Light Chain Proteins in a Case of Chronic Meningoencephalitis. Eur. Neurol. 17: 23-31 (1978).
370. Vandvik, B., Norrby, E., Nordal, H., Degre, M.: Oligoclonal Measles-Virus IgG Antibodies Isolated from Cerebrospinal Fluid, Brain Extracts, and Sera from Patients with Subacute Sclerosing Panencephalitis and Multiple Sclerosis. Scand. J. Immunol. 5: 979-992 (1976).
371. Vandvik, B., Norrby, E., Steen-Johnsen, J., Stensvold, K.: Mumps Meningitis: Prolonged Pleocytosis and Occurrence of Mumps Virus-specific Oligoclonal IgG in the Cerebrospinal Fluid. Eur. Neurol. 17: 13-22 (1978).
372. Vandvik, B., Sköldenberg, B., Forsgren, M., Stiernstedt, G., Jeansson, S., Norrby, E.: Long-term Persistence of Intrathecal Virus-specific Antibody Responses After Herpes simplex Virus Encephalitis. J. Neurol. 231: 307-312 (1985).
373. Vandvik, B., Sköldenberg, B., Stiernstedt, G.: Tick-borne Spirochaetal Meningitis, Meningoradiculitis and Meningoencephalitis. A Report on 15 Cases Identified by Demonstration of Intrathecal Spirochaete-specific IgG Antibody Responses (abstract). Acta Neurol. Scand. 70: 379-380 (1984).
374. Vandvik, B., Vartdal, F., Norrby, E.: Herpes simplex Virus Encephalitis: Intrathecal Synthesis of Oligoclonal Virus-specific IgG, IgA and IgM Antibodies. J. Neurol. 228: 25-38 (1982 B).
375. Vital, C., Vallat, J. M.: Ultrastructural Study of the Human Diseased Peripheral Nerve. New York: Masson Publ. 1980.
376. Waksman, B. H., Adams, R. D.: A Comparative Study of Experimental Allergic Neuritis in Rabbit, Guinea Pig, and Mouse. J. Neuropath. Exp. Neurol. 15: 293-314 (1956).

377. Wallis, R. C., Brown, S. E., Kloter, K. O., Main, A. J., jr.: Erythema chronicum and Lyme Arthritis: Field Study of Ticks. Am. J. Epidemiol. 108: 322-327 (1978).
378. Walsh, M. J., Tourtelotte, W. W., Roman, J., Dreyer, W.: Immunoglobulin G, A, and M - Clonal Restriction in Multiple Sclerosis Cerebrospinal Fluid and Serum - Analysis by Two-dimensional Electrophoresis. Clin. Immunol. Immunopathol. 35: 313-327 (1985).
379. Wassmann, K., Borg, M., Zimmermann, O., Stadler, M., Thomssen, R.: Determination of Immunoglobulin M Antibody against Borrelia burgdorferi for Differentiation of acute and past Infections (abstract). Lyme Borreliosis Update Europe, Baden, Austria, June 2-4 (1987).
380. Weber, K.: Erythema-chronicum-migrans-Meningitis - eine bakterielle Infektionskrankheit ? Münch. med. Wschr. 116: 1993-1998 (1974).
381. Weber, K.: Erythema-chronicum-migrans-Meningitis - eine bakterielle Infektionskrankheit ? (letter). Münch. med. Wschr. 117: 1356 (1975).
382. Weber, K.: Treatment of Lyme Disease (letter). Ann. Intern. Med. 94: 137 (1981).
383. Weber, K.: Bericht über das 1. Internationale Lyme-Symposium. Hautarzt 35: 481-482 (1984 A).
384. Weber, K.: Jarisch-Herxheimer-Reaktion bei Erythema-migrans-Krankheit. Hautarzt 35: 588-590 (1984 B).
385. Weber, K.: Die Lyme-Borreliose. Hautarzt 37: 583-586 (1986 A).
386. Weber, K.: Remarks on the Infectious Disease Caused by Borrelia burgdorferi. Zbl. Bakt. Hyg. A 263: 206-208 (1986 B).
387. Weber, K., Neubert, U.: Clinical Features of Early Erythema Migrans Disease and Related Disorders. Zbl. Bakt. Hyg. A 263: 209-228 (1986).
388. Weber, K., Puzik, A., Becker, Th.: Erythema-migrans-Krankheit. Dtsch. Med. Wschr. 108: 1182-1190 (1983).
389. Weber, K., Schierz, G., Wilske, B., Preac-Mursic, V.: European Erythema Migrans Disease and Related Disorders. Yale J. Biol. Med. 57: 463-471 (1984 A).

390. Weber, K., Schierz, G., Wilske, B., Preac-Mursic, V.: Zur Klinik und Ätiologie der Acrodermatitis chronica atrophicans. Hautarzt 35: 571-577 (1984 B).
391. Weber, T., Jürgens, S., Lüer, W.: Cerebrospinal Fluid Immunoglobulins and Virus-specific Antibodies in Disorders Affecting the Facial Nerve. J. Neurol. 234: 308-314 (1987).
392. Weder, B., Wiedersheim, P., Matter, L., Steck, A., Otto, F.: Chronic Progressive Neurological Involvement in Borrelia burgdorferi Infection. J. Neurol. 234: 40-43 (1987).
393. Wees, S. J., Sunwoo, I. N., Oh, S. J.: Sural Nerve Biopsy in Systemic Necrotizing Vasculitis. Am. J. Med. 71: 525-532 (1981).
394. Weiner, H. L., Hauser, S. L.: Neuroimmunology I: Immunoregulation in Neurological Disease. Ann. Neurol. 11: 437-449 (1982).
395. Weiss, A. F., Streifler, M., Weiser, H. J.: Motor Lesions in Herpes zoster: Incidence and Special Features. Eur. Neurol. 13: 332-338 (1975).
396. Wenig, Ch.: Chronische lymphozytäre Meningitis mit polytoper Beteiligung des Nervensystems (nach Zeckenbiß ?). Psychiat. Neurol. Med. Psychol. Leipzig 27: 592-600 (1975).
397. Wieck, H. H.: Zur Klinik der sogenannten symptomatischen Psychosen. Dtsch. Med. Wschr. 81: 1345-1349 (1956).
398. Wieck, H. H.: Zur klinischen Stellung des Durchgangs-Syndroms. Schweiz. Arch. Neurol. Neurochir. Psychiat. 88: 409-419 (1961).
399. Wieck, H. H.: Akut verlaufende Polyneuritiden und ihre Behandlung. Med. Welt 15: 946-951 (1964).
400. Wieczorek, V., Schmidt, R. M., Olischer, R. M.: Zur Standardisierung der Liquorzelldiagnostik. Dtsch. Ges.-Wesen 29: 423-426 (1974).
401. Williamson, P. K., Calabro, J. J.: Lyme Disease - A Review of the Literature. Semin. Arthritis Rheum. 13: 229-234 (1984).
402. Wilkinson, H. W.: Immunodiagnostic Tests for Lyme Disease. Yale J. Biol. Med. 57: 567-572 (1984).

403. Wilkinson, H. W., Russell, H., Sampson, J. S.: Caveats on Using Nonstandardized Serologic Tests for Lyme Disease (letter). J. Clin. Microbiol. 21: 291-292 (1985).

404. Wilske, B.: Serodiagnostik der Lyme-Borreliose. Z. Hautkr. 63: 511-514 (1988).

405. Wilske, B., Münchhoff, P., Schierz, G., Preac-Mursic, V., Roggendorf, M., Zoulek, G.: Zur Epidemiologie der Borrelia burgdorferi-Infektion. Münch. Med. Wschr. 127: 171-172 (1985 A).

406. Wilske, B., Preac-Mursic, V., Schierz, G.: Antigenic Heterogeneity of European Borrelia burgdorferi Strains Isolated from Patients and Ticks (letter). Lancet i: 1099 (1985 B).

407. Wilske, B., Preac-Mursic, V., Schierz, G., Busch, K. v.: Immunochemical und Immunological Analysis of European Borrelia burgdorferi Strains. Zbl. Bakt. Hyg. A 263: 92-102 (1986 A).

408. Wilske, B., Preac-Mursic, V., Schierz, G., Gueye, W., Herzer, P., Weber, K.: Immunochemische Analyse der Immunantwort bei Spätmanifestationen der Lyme-Borreliose. Zbl. Bakt. Hyg. A 267: 549-558 (1988).

409. Wilske, B., Preac-Mursic, V., Schierz, G., Kramer, M.: Antigenic variability of borrelia burgdorferi (abstract). International Conference on Lyme Disease and Related Disorders. New York, September 14-16 (1987 A).

410. Wilske, B., Schierz, G., Preac-Mursic, V., von Busch, K., Kühbeck, R., Pfister, H.-W., Einhäupl, K.: Intrathecal Production of Specific Antibodies Against Borrelia burgdorferi in Patients with Lymphocytic Meningoradiculitis (Bannwarth's Syndrome). J. Infect. Dis. 153: 304-314 (1986 B).

411. Wilske, B., Schierz, G., Preac-Mursic, V., Weber, K., Pfister, H.-W., Einhäupl, K.: Serological Diagnosis of Erythema migrans Disease and Related Disorders. Infection 12: 331-337 (1984).

412. Wilske, B., Steinhuber, R., Bergmeister, H., Fingerle, V., Schierz, G., Preac-Mursic, V., Vanek, E., Lorbeer, B.: Lyme-Borreliose in Süddeutschland. Dtsch. med. Wschr. 112: 1730-1736 (1987 B).

413. Wokke, J. H. J., de Koning, J., Stanek, G., Jennekens, F. G. I.: Chronic Muscle Weakness Caused by Borrelia Burgdorferi Meningoradiculitis. Ann. Neurol. 22: 389-392 (1987 A).
414. Wokke, J. H. J., van Gijn, J., Elderson, A., Stanek, G.: Chronic Forms of Borrelia burgdorferi Infection of the Nervous System. Neurology 37: 1031-1034 (1987 B).
415. Wolf, G.: Über die chronische lymphozytäre Meningitis unter dem Bilde der Polyneuritis (Bannwarth). Fortschr. Neurol. Psychiat. 38: 221-234 (1970).
416. Wulff, C. H., Hansen, K., Strange, P., Trojaborg, W.: Multiple Mononeuritis and Radiculitis with Erythema, Pain, Elevated CSF Protein and Pleocytosis (Bannwarth's Syndrome). J. Neurol. Neurosurg. Psychiat. 46: 485-490 (1983).

# Sachverzeichnis

ACA (Acrodermatitis chronica atrophicans
-, Ätiologie 2, 4, 146
-, Gelenksbeteiligung 99, 124
-, Geschichte 2f
-, Geschlechtsverteilung 96, 123
-, Hirnnervenaffektionen 99f, 125
-, Histologie 2
-, klinisches Bild 2, 100f
-, Serodiagnostik 4, 86, 113f, 122, 134f, 138, 142
-, Vorkrankheiten 97f, 104, 124f

ACA-assoziierte Neuropathie
-, Altersabhängigkeit 107, 123
-, Differentialdiagnose 136f
-, ENG 107f, 121, 143f
-, Erregernachweis 117, 135
-, Geschichte 2f
-, klinisches Bild 102f, 126f, 139f, 146f
-, Komplementfaktoren 111, 117, 141f
-, Krankheitsverlauf 140, 146
-, - unter Therapie 118f, 137f
-, Liquorbefunde 114, 135
-, Morphologie 115f, 135f, 144f
-, Paresen 103f, 127f, 139
-, Pathogenese 136
-, Sehnenreflexe 104, 127f
-, sensible Ausfälle 105f, 127
-, Serodiagnostik 142
-, Serumimmunglobuline 111, 133 140f
-, subjektive Beschwerden 102, 120f, 126
-, subklinische Neuropathie 111 132
-, Therapie 118f, 137f
-, zirkulierende Immunkomplexe 111, 133, 141
-, Zusammenhang mit Hautveränderungen 129f

Antimyelinäre Antikörper 45, 81, 84f, 90, 133
Antineuronale Antikörper 85, 133
Antinukleäre Antikörper 45, 84, 113
Arthralgie 21, 62, 74, 99, 124
Arthritis 21, 74, 83f, 93, 124
Arthropodenstich
-, ACA 98f, 124
-, EM 13, 15
-, MPN-GBB 11f, 23, 51, 69f, 71
Axonale Neuropathie 87, 131, 144

Bannwarth-Syndrom siehe Meningopolyneuritis Garin-Bujadoux-Bannwarth

Blasenlähmung 28
Borrelia burgdorferi 4, 146

C-reaktives Protein 43, 82
Computertomographie 50f, 87

Demyelinisierende Neuropathie
 87, 90, 131
Distale Latenz 49, 108f, 143f
Doppelinfektion
- mit FSME 9, 91
- mit Babesia microti 91

EEG 50, 87
Elektromyographie 48f
Elektroneurographie (ENG) 48f,
 62, 87, 107f, 121, 131f,
 143f
ELISA 46
Enthesitis 21, 54
Epicondylitis 99
Erythema chronicum migrans (ECM)
 1, 15, 70
Erythema migrans (EM)
-, Erregernachweis 4
-, Geschichte 1
-, Histologie 1
-, klinisches Bild 13, 20
-, Lokalisation 14
-, multiples EM 14, 70, 98
-, rezidivierendes EM 14
-, Schmerzen 20, 73
-, Serodiagnostik 4, 85
-, Vorläufer von ACA 98, 124
-, Vorläufer von MPN-GBB 1,
 7f, 13, 70
-, zirkulierende Immunkomplexe
 83f

Fibröse Knoten 101
Fieber 89, 98, 124
Flagellin 80f
Frühsommermeningoenzephalitis
 (FSME) 9, 78, 79, 91
F-Wellen-Latenz 49, 108f, 132

Hepatitis 98f
Histokompatibilitäts
 (HLA)-Antigene 45f, 74, 85,
 113, 124, 134, 143
Horner-Syndrom 28
H-Reflex 49
Hydrocephalus internus 50f

IIFT 46
Interleukin I 71, 80, 89
Ixodes dammini 3, 4
Ixodes ricinus 1, 2, 3

Jarisch Herxheimer-Reaktion 58

Kardiolipin 84
Kutane Neuropathie 105, 128,
 147

Leptospirose 79, 92
Lipopolysaccharide 71, 80, 89
Liquor cerebrospinalis
-, Albuminratio 30, 36, 64, 77,
 86, 114
-, Differentialzellbild 29,
 34f, 77
-, Elektrophorese 31, 38f, 79f
-, Gesamteiweiß 29, 35f, 55f,
 63f, 77, 93, 114
-, IgG-Index 30, 37, 55f, 64,
 78, 114

-, lokale Immunglobulinsynthese 30, 37, 55f, 64, 78f, 86, 94
-, oligoklonale Banden 31, 38f, 48, 78f, 114
-, Veränderungen im Krankheitsverlauf 31f
-, - nach Therapie 63f
-, Zellzahl 29, 34, 55f, 77, 93
Lyme 3
Lyme-Arthritis 3, 74, 78, 83f, 89, 134
Lyme-Borreliose 4f, 69, 83f
Lyme-Krankheit 4f, 69, 70, 73, 78, 83f, 130
Lymphadenosis benigna cutis (LABC) 3, 96, 98, 124
Lymphadenitis 98
Lymphozytensubpopulationen 43, 77, 82, 90
Meningitis 2, 10, 91, 92
Meningopolyneuritis Garin-Bujadoux-Bannwarth (MPN-GBB)
-, Ätiologie 4, 146
-, Altersabhängigkeit 10
-, Blutsenkungsgeschwindigkeit 42, 82, 140f
-, Differentialdiagnose 90f
-, ENG 48f, 87, 143f
-, Extremitätenparesen 21f, 52f, 62, 74f, 139f
-, Geschichte 1f
-, Hirnnervenparesen 25f, 51f, 75
-, jahreszeitliche Abhängigkeit 12
-, klinisches Bild 15f, 51f, 58f, 71f, 139f, 146
-, Komplementfaktoren 44, 83, 141f

-, Krankheitsverlauf 51f, 93f, 139, 146
-, - unter Therapie 58f, 94f
-, Liquorbefunde 29f, 55f, 63f, 77f, 93f, 147
-, - und Schweregrad der Symptome 41f, 82
-, Meningismus 20, 72f
-, Morphologie 84, 88, 144f
-, psychopathologische Auffälligkeiten 28f, 76
-, Residualzustand 54f, 61f, 93
-, Rezidiverkrankung 93
-, Rumpfparesen 24f, 53f, 74
-, Schmerztypen 16f, 51f, 71f, 139
-, sensible Ausfälle 27f, 75f
-, Serodiagnostik 4, 8f, 46f, 58, 68, 85f, 92, 142
-, Serumimmunglobuline 43f, 57f, 68, 62f, 141
-, vegetative Symptome 28, 76
-, zirkulierende Immunkomplexe 44f, 83f, 141
Maximale motorische NLG 48f, 87, 107f, 143
Mononeuritis 23, 75
Mononeuritis multiplex 14, 88, 131f, 143
Muskelatrophie 13, 104
Myositis 74, 91

Phrenikusparese 24
Plexusparese 75
Prolymphozytenleukämie 114
Polyradikulitis Guillain-Barré 75, 84, 91f

Raynaud'sches Syndrom 101
Reiter-Syndrom 74

Sakroiliitis 21, 54
Sensible NLG 48f, 108f
Sensibles Nervenaktionspotential 49, 108f
Serumelektrophorese 43, 82, 111, 133
Serumtransaminasen 98
Summenaktionspotentialamplitude 49, 87, 107f, 143f
Syphilis 9, 69, 72, 78, 83, 84, 92, 135

Therapie
-, Benzathin-Benzylpenicillin 119, 137
-, Ceftriaxon 11, 58f, 94f, 138
-, Doxycyclin 95, 120, 137
-, Erythromycin 95
-, Na-Penicillin-G 11, 24, 28 58f, 94f, 137
-, Phenoxymethylpenicillin 120, 137
T-Zell-Linien 77, 90

Vaskulitis 84, 88f, 105, 128, 131, 135, 145, 147
VDRL-Test 8, 45, 112

Waller'sche Degeneration 88, 90
Western-blot-Analyse 9, 47, 86

Zeckenparalyse 91
Zeckenstich siehe Arthropodenstich

Georg Goldenberg

# Neurologische Grundlagen bildlicher Vorstellungen

1987. 11 Abbildungen. IX, 148 Seiten.
Geheftet DM 39,—, öS 275,—. ISBN 3-211-82004-3

*Preisänderungen vorbehalten*

**Inhaltsübersicht:** Einleitung — Bildliche Vorstellungen im episodischen Gedächtnis — Bildliche Vorstellungen im semantischen Gedächtnis — Bildliche Vorstellungen in einer visuospatialen Aufgabe — Störungen des bildlichen Vorstellens bei Patienten mit zerebralen Läsionen — Schlußfolgerungen — Literatur.

Aus kognitiv psychologischen Modellen ergeben sich neue Ansätze für die Erforschung der neurologischen Grundlagen bildlicher Vorstellungen. Die Aufteilung des Vorstellens in verschiedene Komponenten und Erkenntnisse über ihre Zusammenhänge mit Sprache, Gedächtnis und visueller Wahrnehmung führen zu differenzierten Annahmen über die neurologischen Prozesse, die bildliche Vorstellungen produzieren. Das vorliegende Buch ist der erste Versuch, die auf diesem Weg gewonnenen Erkenntnisse systematisch zusammenzufassen und ihre Bedeutung für die psychologische Theoriebildung zu diskutieren. Es basiert auf mehrjährigen Forschungsarbeiten. Dabei wurde die Fragestellung einerseits experimentell, andererseits klinisch angegangen. Experimentell wurden Messungen der Hirndurchblutung mit der Methode der Emissions-Computer-Tomographie durchgeführt. Klinisch wurden rund 200 Patienten systematisch untersucht, um Störungen des bildlichen Vorstellens zu finden. Es ist dies die erste Untersuchung dieses Ausmaßes zur Frage der Störung bildlicher Vorstellungen bei Läsionen des Gehirns.

## Springer-Verlag Wien New York

Mölkerbastei 5, Postfach 367, A-1011 Wien
Heidelberger Platz 3, D-1000 Berlin 33
175 Fifth Avenue, New York, NY 10010, USA
37-3 Hongo 3-chome, Bunkyo-ku, Tokyo 113, Japan

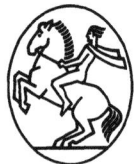

Wolfgang Grisold

# Neuromuskuläre Läsionen bei Malignomen

1989. Etwa 170 Seiten.
Brosch. DM 48,—, öS 340,—. ISBN 3-211-82104-X

*Preisänderungen vorbehalten*

**Inhaltsübersicht:** Hirnnerven — Meningealkarzinosen — Plexus- und Rumpfnervenläsionen — Periphere Nervenläsionen (Neuropathien) — Störungen des neuromuskulären Überganges — Erkrankungen der Muskulatur bei Malignompatienten — Literatur — Sachverzeichnis.

Das Buch behandelt die Auswirkungen von bösartigen Tumoren (solide Tumore und hämatologische Systemerkrankungen) auf das periphere Nervensystem. Die Gliederung umfaßt die einzelnen Abschnitte des PNS (Hirnnerven, Spinalwurzel, Plexus, Rumpfnerven, periphere Nerven), den neuromuskulären Übergang und die Muskulatur. In jedem Kapitel werden verschiedene Ursachen von Läsionsmöglichkeiten erörtert und mit eigenen Erfahrungen, die an etwa 1000 neuroonkologischen Patienten gewonnen wurden, verglichen. Darstellung und Gliederung sind für das periphere Nervensystem neu. Besondere Aufmerksamkeit wird der Ursache, Klinik und klinischen Bedeutung von „paraneoplastischen" Syndromen gewidmet. Der Aufbau und die Gliederung des Buches sollen der praktischen und klinischen Anwendung dienen. Ziel ist es, dem Leser die verschiedenen Möglichkeiten und die Wahrscheinlichkeit des Auftretens von PNS-Läsionen bei bösartigen Tumoren zu vermitteln.

## Springer-Verlag Wien New York

Mölkerbastei 5, Postfach 367, A-1011 Wien
Heidelberger Platz 3, D-1000 Berlin 33
175 Fifth Avenue, New York, NY 10010, USA
37-3 Hongo 3-chome, Bunkyo-ku, Tokyo 113, Japan

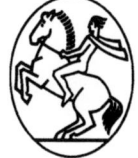

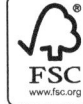

If you have any concerns about our products,
you can contact us on
**ProductSafety@springernature.com**

In case Publisher is established outside the EU,
the EU authorized representative is:
**Springer Nature Customer Service Center GmbH
Europaplatz 3, 69115 Heidelberg, Germany**

Printed by Libri Plureos GmbH
in Hamburg, Germany